Alexandra Eideloth

Der Nahrungs- **WAHN-SINN**

Vergiftest du dich noch – oder lebst du schon gesund?

© 2017 Alexandra Eieloth
1. Auflage 2017
2. Auflage 2022
Autor: Alexandra Eideloth
Umschlaggestaltung, Illustration: canva.de, tredition
Umschlagfoto: canva.de
Alle Fotos im Buch: Alexandra Eideloth

Druck und Destribution im Auftrag der Autorin:
tredition GmbH, Halenreie 40-44, 22359 Hamburg, Germany

Bibliografische Information der Deutschen Nationalbibliothek: Die Deutsche Nationalbibliothek verzeichnet diese Publikation in der Deutschen Nationalbibliografie; detaillierte bibliografische Daten sind im Internet über http://dnb.d-nb.de abrufbar.

ISBN Hardcover: 978-3-96051-954-6
ISBN Paperback: 978-3-96051-953-9
ISBN e-Book: 978-3-96051-955-3

Das Werk, einschließlich seiner Teile, ist urheberrechtlich geschützt. Für die Inhalte ist die Autorin verantwortlich. Jede Verwertung ist ohne ihre Zustimmung unzulässig. Dies gilt insbesondere für die elektronische oder sonstige Vervielfältigung, Übersetzung, Verbreitung und sonstige Veröffentlichungen. Die Publikation und Verbreitung erfolgen im Auftrag der Autorin, zu erreichen unter: tredition GmbH, Abteilung "Impressumservice", Halenreie 40-44, 22359 Hamburg, Deutschland.

Haftungsausschluss:
Dieses Buch dient der Information und Wissensvermittlung. Die vorgestellten Anwendungen und Methoden ersetzen keine medizinische Diagnose oder Therapie. Die Autorin übernimmt keinerlei Haftung für Schäden irgendeiner Art, die sich direkt oder indirekt aus dem Gebrauch der hier vorgestellten Anwendungen ergeben. Die Grenzen der Selbstbehandlung sind zu beachten und bei Krankheitssymptomen professionelle Hilfe durch einen ganzheitlichen Heilpraktiker oder Arzt hinzuzuziehen. Sollten Sie unter Erkrankungen leiden/Medikamente einnehmen und unter schulmedizinischer Betreuung stehen, sollten Sie mit ihrem Arzt/Heilpraktiker sprechen, wenn Sie Ihre Ernährung umstellen oder verschiedene Anwendungen in Anspruch nehmen.

Inhaltsverzeichnis

Vorwort — Seite 8
Teil 1: Was ist Detox — Seite 11

Was sagt die Schulmedizin dazu? — 12
Was belastet deinen Körper? — 17
Was sind belastende Toxine die du aufnimmst? — 19
Brauchst du Superfoods und Smoothies? — 21

**Teil 2: Die Powerwerke in deinem Körper:
deine Entgiftungsorgane** — Seite 23

Die Leber – deine Entgiftungsfabrik — 24
Dein Darm – Gradmesser für deine Gesundheit — 28
Deine Nieren – zu zweit für dein Wohlbefinden — 32
Deine Haut – das größte Organ deines Körpers — 35
Deine Lunge – Luft für dein Leben — 38
Das Lymphsystem – die Kläranlage in deinem Körper — 40

Teil 3: Was dir die Nahrungsmittelindustrie nicht erzählt — Seite 44

Zusatzstoffe – eine Portion Gift auf deinem Teller — 47
Ohne Aromastoffe ungenießbar — 49
Geschmacksverstärker – die unterschätzte Gefahr — 50
Zitronensäure – nicht so gesund wie es sich anhört — 51
Aspartam – Süßstoff mit Nebenwirkungen — 51
Bunt, bunter – Farbstoffe — 52
Schwermetalle – auch in deinen Nahrungsmitteln? — 52
Wie vermeidest du Zusatzstoffe? — 53

Teil 4: Genussmittel – kein Genuss für deinen Körper — Seite 55

Die Droge Zucker
Welche Zuckermenge ist unbedenklich? — 57
Dein Blutzuckerspiegel spielt verrückt — 59
Serotonin, der Botenstoff für dein Glück — 62
Versteckspiel Zucker — 64
Verschiedene Zuckerarten unter der Lupe — 66
Und womit süßt du jetzt? — 72

Die Fette – wirklich so schlecht wie ihr Ruf?   Seite 74

Eine kleine Exkursion in das Thema Fett   75
Beispiel einer Margarineherstellung   78
Entzündungshemmende Ernährung   79
Vorsicht – Transfette   80
Finger weg von Lightprodukten   81
Das Märchen vom bösen Cholesterin   84

Tägliche Konserve Auszugsmehl   Seite 87

Macht Getreide uns krank?   87
Unser tägliches Giftbrot gib uns heute – was ist wirklich drin im Brot?   89
Die Weizenhysterie – dick, krank und dumm durch Weizen?   96

Milch – wirklich lebensnotwendig?   Seite 100

Und wie deckst du deinen Eiweißbedarf?   103
Osteoporose – was ist die wirkliche Ursache?   105

Wer Fleisch isst, stirbt früher   Seite 109

Wie gesund ist Vegan?   113

Koffein – das legale Suchtmittel   Seite 116

Energydrinks – Wachmacher oder gefährlicher Mix?   120

Teil 5: Du bist, was du (nicht) isst! – Was ist eigentlich gesunde Ernährung?   Seite 125

Stress – und dein Körper flippt aus   127
Energiebooster für deinen Körper   129
Nahrungsergänzungsmittel – nötig oder sinnlos?   132
Macht roh froh?   134
Wasser – dein Lebenselixier   135
Bio – muss das sein?   137
Wie gesund möchtest du sein?   141

Teil 6: Deine Detox-Kur – in vier Wochen mit Alltagsdetox zu Leichtigkeit und Lebensfreude Seite 143

Vorbereitungswoche 143
Ein Beispieltag 147

Woche 1 – Weglassen 148
Kühlschrankcheck 149
Fragen für dein Detox-Tagebuch 150
Zusatzbausteine: Massage/Lebermassage 150
     Bäder 151
     Heilerde 152
     Lebensmittel, die deine Entgiftung unterstützen 154
     Rezeptideen 157

Woche 2 – Innehalten 162
Fragen für dein Detox-Tagebuch 162
Deine Ziele 163
3 Schritte, um Gewohnheiten in deinen Alltag zu integrieren 164
Zusatzbausteine: Kräuter zur Unterstützung 166
     Bewegung 169
     Rezeptideen 170

Woche 3 – Tu dir gut 173
Fragen für dein Detox-Tagebuch 173
Aufräumen im Seelenhaushalt 174
Zusatzbausteine: Atmung 176
     Entspannung 177
     Pflegeprodukte 179
     Rezeptideen 180

Woche 4 – Loslassen + Feiern 182
Fragen für dein Detox-Tagebuch 182
Achtsamkeit und Genuss 183
Stress und wie du damit umgehst 184
Zusatzbausteine: Anwendungen aus der Aromatherapie 186
     Rezeptideen aus der Aromaküche 188
Abschluss 190

Anhang 192
Teilnehmerstimmen 192
Aromatherapie – Einführung in die Welt der Düfte 196
Ernährungsbedingte Zivilisationskrankheiten 202
Quellenangaben, empfehlenswerte Bücher + Links 203
Danke 205
Weitere Veröffentlichungen 207

VORWORT

Entgiften ohne Präparate?
Nur mit natürlichen heimischen Lebensmitteln - geht das so einfach?
JA!
Es ist alles DA was du brauchst. Alleine wenn du weglässt, was dich schlapp, müde, energielos und letztendlich krank macht, entlastest du deinen Körper! Denn alles was du ihm zuführst an Nahrung, Emotion oder Suchtstoff, bildet eine Resonanz in dir, ob positiv oder negativ. Wenn du ihn jetzt noch unterstützt durch vitalstoffreiche frische Lebensmittel, hast du die besten Voraussetzungen für deine Gesundheit geschaffen.

Dass du krank bist, wenn du älter wirst, ist kein natürlicher Zustand – wie krank oder gesund du bist, entscheidest DU SELBST – und zwar dreimal am Tag. Mit nichts kannst du stärker auf dein Wohlbefinden einwirken, als mit dem, was du isst. Deine tägliche Nahrung sollte so hochwertig, wertvoll und natürlich wie möglich sein, nur dann kann sie dich gesund erhalten!

Es ist mir ein Herzensanliegen, mit diesem Buch aufzuzeigen, wie einfach es ist, wirklich gesund zu leben. Es gibt unzählige Bücher zum Thema Ernährung und Gesundheit, sehr viele davon empfehlen aber wieder Präparate oder verarbeitete Nahrungsmittel, preisen diverse Süßmittel und Ersatzprodukte an, die dir doch wieder schaden oder es wird Angst gemacht vor Lebensmitteln, wie z.B. naturbelassenen Kohlenhydraten (Getreide, Brot, sogar Obst).

Durch meine über 25-jährige berufliche Tätigkeit als holistische Gesundheits- und Ernährungsberaterin, durch eigene Erfahrungen und durch unzählige Kursteilnehmer (live und online) weiß ich, dass es auch ohne das alles funktioniert. Dass du mit Spaß und Freude den Weg zu Gesundheit gehen kannst, nur mit natürlichen Lebensmitteln und dem Loslassen von Gewohnheiten, die dir schaden. Ich möchte dir zeigen, dass es leicht ist, gesund zu leben.

Grundlage des Buches ist mein Detox-Kurs, den ich seit Jahren mit vielen Teilnehmerinnen durchgeführt habe. Alle konnten große Erfolge erzielen, nur durch eine Veränderung ihrer ungesunden Gewohnheiten. Ob Gewichtsabnahme, Nachlassen von Wechseljahrsbeschwerden, mehr Energie und Fitness, Verschwinden von Ekzemen, schönere Haut, weniger Schmerzen usw. - und das alles innerhalb von nur wenigen Wochen! Ohne Druck und mit viel Freude!

Mit meiner Strategie des „Alltags-Detox" gehst du in vier Wochen den Weg hin zu einem energie- und genussvollen Leben! Schritt für Schritt erkennst du deinen Ist-Zustand, klärst wo du im Innen und Außen aufräumen willst und was deine Gesundheit belastet. Du lernst nicht nur die Grundlagen einer gesunden Ernährung, sondern v.a. eine Achtsamkeit und Selbstfürsorge dir selbst gegenüber kennen. Und das ist die Voraussetzung deiner Gesundheit:

Die Wertschätzung deines einzigartigen Körpers!

Wie sehr pflegst du ihn von außen mit Anti-Aging-Cremes und teuren Ampullen für die Haut. Nimmst Nahrungsergänzungsmittel oder machst regelmäßig Sport - aber seine wirklichen Hilferufe hörst du nicht. Je mehr du dich mit deinem Körper beschäftigst, ihm zuhörst, ihn respektierst, wie er ist und deine Beziehung zu ihm verbesserst, desto eher nimmst du seine Signale wahr und kannst dich gut um ihn - und damit um dich - kümmern.

Ich gebe dir viele Anregungen, wie du deinen ganz eigenen Weg gestalten kannst und eine Auswahl an Möglichkeiten und Motivation, wie du deine Ziele erreichst. Mit verschiedenen Zusatzbausteinen, z.B. aus dem Bereich der Aromatherapie, Kräuter, Bewegung und Entspannung, findest du Ideen für dein Wohlbefinden. Du bekommst viele Tipps und leckere Rezepte.

Im ausführlichen Theorieteil erhältst du einen Grundstock von Wissen an die Hand, der aufrüttelt und dich aufmerksam machen soll. Damit es dir leicht fällt, deine Ernährung zu optimieren und das für DICH Richtige in deinen Einkaufswagen zu legen. Die Informationen sind spannend und wichtig, hier hast du sie kompakt in einem Buch zum Nachschlagen und als Alltagsbegleiter. Danach geht es ums Tun und Umsetzen. Ich nehme dich an die Hand und begleite dich vier Wochen, während du Schritt für Schritt deine Ernährung umstellst.

Gesunde Ernährung ist weder langweilig, noch schwer – ganz im Gegenteil.
Und auch eine Entgiftungskur sollte nicht kompliziert und mit vielen Präparaten verbunden sein. Meine Detox-Kur ist für den Alltag gedacht und du brauchst dafür keine extra Auszeit nehmen. Du kannst sie jederzeit starten, auf deine Bedürfnisse auslegen, deine Familie mit einbeziehen und langsam deine Gewohnheiten verändern. Mit jeder Woche wirst du spürbar mehr Lebendigkeit und Power bekommen.

So einfach?
JA!

Ich wünsche dir eine erkenntnisreiche Zeit und viel Freude auf deinem Weg,
♥ -lich Alexandra Eideloth

Rott, November 2017

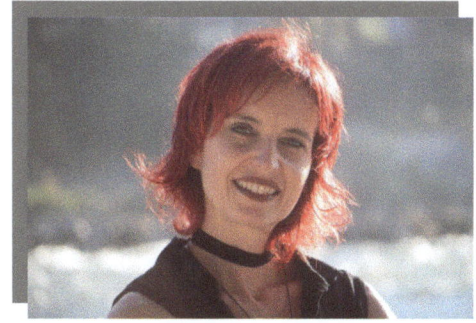

Vorwort zur neuen Auflage

Liebe Leserin, lieber Leser,

ich Danke dir und euch allen ganz herzlich, dass mein Buch so gut angenommen wird und ich die letzten Jahre nur begeisterte Zuschriften bekommen habe von euren Erfolgen und der Umsetzung im Alltag.

Um es euch noch leichter zu machen, wirklich wirklich etwas zu verändern an euren Gewohnheiten, habe ich meinen Detoxkurs – so wie er auch in diesem Buch beschrieben ist – als Onlinekurs aufgenommen.
In meinem **Onlinekurs "Detox for you"** begleite ich dich über 5 Wochen mit Videos, Audios und ebooks und du hast in dieser Zeit auch die Möglichkeit mich per Mail zu kontaktieren für deine Fragen. Das ist dann "fast wie live".

Außerdem gibt es seit April 2021 auch meinen Podcast, wo ich dir in vielen Folgen das Thema Gesundheit, Ernährung, Gewohnheiten verändern, Detox, Abnehmen, Beschwerden, dich selbst wichtig nehmen und noch vielem mehr näher bringe. Meinen **Podcast "Deine Gesundheit ist Deine Entscheidung"** findest du auf allen gängigen Podcastkanälen und auf meiner Website.

Auch das Thema Stress spielt eine so große Rolle beim Entgiften und in unserem Alltag. Auch dazu gibt es nun meinen **Online-Kurs "Adieu Stress",** wo ich dir viele verschiedene Tools zeige, wie du dem Stress in deinem Alltag gut begegnen und dich innerlich stärken kannst.

Denn es geht doch immer um dasselbe:
DU musst dein Leben und deine Gesundheit in die Hand nehmen und etwas verändern!
Das kann dir niemand abnehmen!
Und das ist leichter als du denkst –
das möchte ich dir mit meinen Angeboten zeigen!

Ich wünsche dir viel Freude beim Umsetzen,
alles Liebe
Alexandra Eideloth

Rott, August 2022

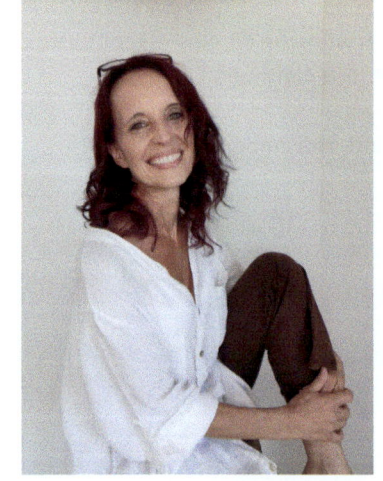

Teil 1: Was ist Detox?

„Detox" ist in aller Munde bzw. allen Medien aktuell:
die Wunderkur die entsäuert und entgiftet, die in kurzer Zeit den Körper fit machen soll, die Kilos purzeln lässt, die deinen Körper reinigt und „entschlackt", die Organe entlastet und aus der du wie neugeboren herauskommst. Die Grundsätze sind jeweils dieselben: es gilt alle säurebildenden Nahrungsmittel wegzulassen und Genussmittel wie Koffein und Alkohol für diese Zeit zu streichen. So weit, so gut.

Was jedoch fast allen Detox-Kuren gemeinsam ist:
es werden zusätzlich viele Präparate und Pülverchen empfohlen und das Gefühl vermittelt, ohne diese ist eine Entgiftung oder gar anhaltende Gesundheit nicht möglich! Ob Vitaminmischungen, Mineralstoffpulver, Superfoods, Antioxidantien- oder Vitalstoffpräparate, Booster für die Haut, gegen Stress, zur Stärkung von Leber und Galle, für deinen Darm oder deine Knochen – für alles gibt es die entsprechende Packung mit der idealen Ergänzung – und für teures Geld!

Das gibt dir ein gutes Gefühl – schließlich investierst du viel Geld in deine Gesundheit und die Werbung für die Präparate ist sehr überzeugend. Die Inhaltsstoffe sind oft natürlichen Ursprungs: Artischockenextrakt, Brokkoliextrakt, Ingwer-, Mariendistel- oder Löwenzahnextrakt, unzählige Vitamine und Mineralstoffe, Obst und Gemüse, ganz frisch pulverisiert – und das alles in 1 Kapsel! Perfekt!

Oder doch nicht? Ist der natürliche Verbund der Vitalstoffe in einem frischen naturbelassenen Lebensmittel nicht die beste Verpackung? Ohne dass das Gemüse oder Obst vorher verarbeitet, konserviert, pulverisiert wurde? Sind die natürlichen Vitamine und Mineralstoffe nicht besser, als synthetisch hergestellte?

Ich kenne die Argumente dagegen:
- die Böden sind ausgelaugt,
- keiner kann so viel Gemüse essen, um diesen Mangel auszugleichen,
- der Körper kann das nicht mehr aufnehmen usw.

Und weißt du was? Ich glaube das nicht.
Ja, die Umweltsituation ist heute eine andere als vor 50 oder 100 Jahren.
Ja, sehr viele Menschen essen nicht so viel Gesundes, wie sie brauchen.
Und Ja, die Grundgesundheit von uns und unseren Kindern ist auf jeden Fall schlechter, als die unserer Großeltern.

Und genau deswegen ist es höchste Zeit, etwas dafür zu tun.

Aber nicht in dem Sinne, dass du für ein paar Wochen unzählige Nahrungsergänzungsmittel einwirfst und dich gesund ernährst und danach wieder genauso isst wie vorher. Und schon gar nicht, indem du dir täglich und jahrelang Vitamine zuführst, wie das von entsprechenden Firmen und auch vielen Ärzten und Gesundheitsberatern empfohlen wird.

Du musst an die Grundursache gehen – an deine Gewohnheiten!
Und unsere Lebensmittel wieder schätzen lernen, als das was sie sind:
nämlich Heilmittel.

Von daher ist „Detox" nichts Neues, sondern es sind die Grundsätze einer vitalstoffreichen Vollwertkost, die schon Bircher-Benner (*1867 – 1939, Pionier der Vollwertkost*) und Dr. Max-Otto Bruker (*1909 – 2001, Lehre der vitalstoffreichen Vollwertkost, Aufdeckung der Schädlichkeit von Fabrikzucker*) gelehrt haben. Eine Lebensweise, die du dauerhaft durchführen solltest, nicht nur ein paar Wochen. Dadurch bekommst du mehr Energie, mehr Wohlbefinden und beugst den ernährungsbedingten Zivilisationskrankheiten vor. Zusätzliche Kapseln brauchst du da nicht.

Was sagt die Schulmedizin dazu?
Laut Schulmedizin und wissenschaftlichen Erkenntnissen kann man einen Körper mit einer gezielten Ernährung und diversen Anwendungen nicht entgiften, die sog. „Schlacken" gibt es nicht. *„Ein gesunder Körper entgiftet sich selbst von Stoffen, die er mit der Ernährung aufnimmt"*, sagen Experten aus dem medizinischen Bereich, *„und wenn ein Körper tatsächlich vergiftet ist, hilft auch Detox nicht."*

Wem sollst du jetzt glauben?
Grundsätzlich hilft es, generell kritisch zu sein. Gerade im Bereich Ernährung gibt es unzählige Empfehlungen und Versprechen. Bei Heilsversprechen und Wundermitteln (für teures Geld) lässt du am besten die Finger davon. Suche, wer hinter den Empfehlungen steckt (solange du es überhaupt durchschauen kannst, die Zuckerindustrie ist meist gut getarnt). Wenn die Schulmedizin oder die Wissenschaft jedoch generell daran zweifeln, dass Fabrikzucker, Zusatzstoffe und z.B. Chemikalien wie Glyphosat, nicht harmlos sind und uns schaden, braucht man diese natürlich auch nicht entgiften.

Ein gesunder Körper hat Selbstheilungskräfte und kann sich gut regulieren, wenn er über die Stränge geschlagen hat, z.B. bei einem Fest oder einem Urlaub. Er entgiftet jeden Tag von selbst über Urin, Schweiß, Atmung und Verdauung.

Aber kann er das auch noch, wenn er TÄGLICH belastete Nahrungsmittel zu sich nimmt und Stoffe, die sich im Körper ablagern und gar nicht mehr ausgeschieden werden können, wie manche Zusatzstoffe? Kann er das noch, wenn wir täglich viel zu viel essen von der Menge und uns täglich Essen zuführen, was übersäuert und träge macht?
Ich denke nicht.

Dass unsere stark verarbeiteten Nahrungsmittel uns krank machen, ist kein Geheimnis mehr. Das sog. „Gesundheitssystem" hat an unserer Gesundheit kein Interesse, wir werden gezielt zu Patienten gemacht, z.B. durch Grenzwerte, die nach Belieben verändert werden.

Laut statistischem Bundesamt sind in Deutschland 62 % der Männer und 43 % der Frauen übergewichtig (*Pressemitteilung vom 05.11.2014*). Das entspricht 52 % der Gesamtbevölkerung. Die Krankheiten nehmen nicht nur ständig zu, es trifft v.a. immer Jüngere. Der Berufsverband der Kinder- und Jugendärzte warnt, dass die Zahl der chronisch kranken Kinder und Jugendlichen in Deutschland steigt (*Landsberger Tagblatt, 06/2017*).

Bei Jugendlichen hat sich die Übergewichtsrate in den letzten 10 Jahren verdoppelt. Jeder 5. Jugendliche ist zu dick; damit steigt das Risiko für Bluthochdruck, Herzinfarkt, Gallensteine, Erkrankungen des Bewegungsapparates und Diabetes. Ursache für zu viel Gewicht bei Kindern ist der hohe Verzehr von Fast Food, Süßigkeiten und Softgetränken

30 % der Deutschen haben Bluthochdruck, 50 % der Herz-Kreislauferkrankungen wären durch eine Verbesserung des Lebensstils vermeidbar (*Deutsche Hochdruckliga e.V.*). Dazu brauchst du keine Wundermittel, keine teuren Präparate und keine Pseudo-Alternativen, die zwar dein Gewissen beruhigen, aber nichts verändern. Sondern es braucht klare und v.a. wahre Informationen. Denn trotz der vielen Aufklärung überall, fehlt es den Menschen an konkreten Umsetzungsideen. Jemanden der sie an die Hand nimmt und zeigt, wie einfach es ist, in jeder Lebenssituation gesund zu essen und zu leben. Unsere Lebensmittelsituation ist katastrophal, ein Umdenken dringend nötig.

Warum solltest du trotzdem eine Detox-Kur machen?

Die Entscheidung für eine Detox-Kur legt einen STOPP in deinen Alltag ein. Du fällst die Entscheidung **JETZT** etwas zu verändern in deinem Leben, JETZT gezielt für vier Wochen den Fokus auf deinen Körper zu richten: nicht nur deine Ernährung, sondern auch deine Lebenssituation anzuschauen, deinen Tagesablauf, dein Befinden und deine Gewohnheiten. Und dich dann trauen, diese zu verändern.

Zum Beispiel Bewegung und Entspannung wieder ins Bewusstsein zu holen. Dich insgesamt neu ausrichten auf das, was wesentlich ist, dir gut tut und hilft, wieder in Balance zu kommen. Einmal innehalten und dir Gedanken machen, wie du die nächsten Jahre leben willst. Ob es nicht vielleicht den Wunsch in dir gibt, fitter, gesünder, gelassener zu sein und wie du dieses Ziel erreichen kannst.

Brauchst du dazu irgendwelche Präparate und Produkte?

Natürlich nicht. Darum ist meine Detox-Kur eine „Vollwert-Detox-Kur", weil ich auf die Naturbelassenheit großen Wert lege. Dazu brauchst du keine Präparate und keine exotischen Superfoods.

Wir möchten immer gerne die Wunderpille, die uns alles abnimmt bzw. dass wir nichts verändern müssen in unserem Leben. Aber das funktioniert nicht, damit belügst du dich nur selbst. Damit dein Körper funktioniert und Körper, Geist und Seele in Einklang kommen, braucht er Power für die Zellen. Die erlangst du durch eine natürliche Nahrung, frische Luft, Ruhe und Bewegung. Unterstützen kannst du das mit natürlichen Heilmitteln, wie Aromatherapie, Kräuter, Bäder, Wickel usw.

Deine Gesundheit stützt sich auf die 4 Säulen:

Gesunde Ernährung
Bewegung
Entspannung
Seelische Gesundheit

Aber v.a. braucht es eine Entscheidung, DEINE Entscheidung, wirklich etwas verändern zu wollen. Erstmal nur für diese vier Wochen – und dann für immer! Das hört sich jetzt vielleicht radikal an, aber du wirst sehen, das funktioniert schließlich von alleine. Du merkst, wie gut es dir tut, weil deine Energie und Kraft zurückkommen und weil du in der Zeit erkennst, was du verändern willst in deinem Leben. Dich erinnerst, was dir einmal wichtig war.

Und damit zur Ausgangsfrage: Was IST Detox?
Das ist die Nahrung, wie sie schon deine Großmutter zu sich genommen hat, nur „aufgehübscht", neu verpackt und mit einem schicken Namen versehen. Damals gab es nur natürliche Nahrungsmittel frisch vom Garten, vom Bauern oder vom Markt. Zusatzstoffe waren unbekannt, Zucker wurde selten verwendet, Fleisch gab es nur Sonntag und Kaffee war etwas Besonderes für Festtage.

Heute werden unsere Nahrungsmittel in der Fabrik hergestellt, die Rohstoffe sind isolierte Chemikalien, Wirkstoffe aus dem Labor. Die Nahrungsmittel, die es im Supermarkt gibt, sind zu mind. 70 % stark verarbeitet, also Müll für deinen Körper. Bewegt haben sich die Menschen damals viel, aber nicht mit Zumba im Fitnessstudio. Sie saßen nicht den ganzen Tag im Büro am PC und fuhren dann mit dem Auto nach Hause, wo sie den Abend auf der Couch vor dem Fernseher verbrachten. Die Wege wurden zu Fuß oder mit dem Rad zurückgelegt, es wurde viel körperlich gearbeitet.

Da gab es gemeinsame Mahlzeiten am Tisch und nicht an jeder Ecke einen Imbissstand, die Mahlzeit war die verdiente Pause und sie wurde genossen – und nicht zwischen zwei Meetings schnell noch ein Snack verspeist, der dann schwer im Magen liegt. Die Kinder spielten im Wald und im Dreck und nicht mit ihren Smartphones. In der Schule war ein „Wandertag" wirklich noch ein Wander-Tag und kein Besuch im Kino, im Café oder shoppen in der Stadt. Auf die Idee, Vitamine als Dragees einzunehmen kam niemand und sich Fleisch und Wurst aus gepresstem Soja mit viel Chemie nachzubasteln, auch nicht.

War deswegen alles besser? Sicher nicht, nur anders. Aber du kannst dir heute vieles abschauen, dich erinnern und gerade in Puncto Ernährung darauf zurückbesinnen, was die Einfachheit und Natürlichkeit betrifft. V.a. weil die Situation heutzutage eine völlig andere ist und das Tempo und die Eindrücke von außen extremer als damals und der Stress oft ins Unermessliche steigt. Umso wichtiger ist es, einen STOPP einzulegen, Achtsamkeit und Entspannung zu lernen, um diesen ganzen modernen Lifestyle nicht mit dem Leben bzw. Herz-Kreislaufkrankheiten zu bezahlen.

Um gesund und fit zu sein, den Körper zu erneuern und zu entgiften, musst du etwas loslassen:

Gewohnheiten, die dir und deinem Körper nicht gut tun.

Nicht nur Ess-, sondern auch Lebensgewohnheiten, Bewegungs- und vielleicht sogar Denkgewohnheiten und dafür andere, neue Gewohnheiten lernen, die dich wacher, gesünder und fitter machen.

Dass das nicht einfach ist, weißt du sicher, wenn du schon einmal abnehmen oder das Rauchen aufgeben wolltest. Gewohnheiten sind fest verankert in deinem Unterbewusstsein. Du hast dich an die bekannten Speisen über viele Jahre hinweg gewöhnt, oft von Kindheit an. Die Cornflakes zum Frühstück, die Schokocreme aufs Brot, der Kaffee am Nachmittag, die Schokolade oder die Gummibärchen in der Schreibtischschublade und das Glas Wein am Abend.

Das alles sind Rituale, die dir ein Gefühl der Vertrautheit und des Geborgenseins geben. Sie entspannen dich, geben dir ein „Kuschel-Feeling" und du fühlst dich wohl. Und es bedarf einiger Anstrengung, solche Gewohnheiten abzulegen oder zu verändern.

Doch dafür ist eine Detox-Kur gedacht, um sich seiner selbst bewusst zu werden, innezuhalten und zu schauen:
„Wo stehe ich gerade, wo will ich hin, was sind meine Ziele?"
„Wie will ich mich in 10 oder 20 Jahren körperlich und gesundheitlich fühlen?"

Du hast die Wahl, jeden Tag, bei jeder Kaufentscheidung, bei jedem Essen, das du zu dir nimmst. Entwickle ein neues Gesundheitsbewusstsein, Dir zuliebe! Natürlich kannst du in vier Wochen nicht reparieren, was du in 30 oder 40 Jahren an Schaden in deinem Körper angerichtet hast. Aber es ist der Startschuss, endlich loszugehen!
Bist du dafür bereit?

Bevor wir loslegen, lernst du deinen Körper zuerst ein bisschen besser kennen. Denn wenn du Gifte loswerden möchtest, musst du wissen, wie sie überhaupt in deinen Körper gelangen!

Was belastet deinen Körper?

Detox steht für die Entgiftung deines Körpers. Das kannst du erreichen, indem du ihn darin unterstützt, Schadstoffe und Giftstoffe auszuscheiden und sich zu regenerieren. Dies dient dazu, eine Übersäuerung - verursacht durch unsere vitalstoffarme und industriell hergestellte Nahrung - zu lindern.

Eine Übersäuerung im Körper ist oft die Ursache für das Verlangen nach ungesundem Essen, für die zu vielen Kilos auf den Hüften, schlechte Laune, Müdigkeit, Kopfschmerzen, Heißhungerattacken usw. Im Laufe der Jahre ist sie damit ursächlich beteiligt an Beschwerden wie Bluthochdruck, Allergien, Durchblutungsstörungen, Intoleranzen usw.

Wenn du auf ungesunde und säurebildende Nahrungsmittel verzichtest, entlastest du damit deinen Körper. Die Entgiftungsorgane Leber, Galle, Niere, Darm, Haut und Lymphsystem und allgemein dein Immunsystem werden gestärkt und der Stoffwechsel kommt in Schwung. Du bekommst dadurch mehr Energie, die Haut wird frischer, das Bindegewebe straffer und selbst geistig findet eine Reinigung statt: Überflüssiges und Altes kann losgelassen werden und damit entsteht viel Raum für neue Sichtweisen, Ideen und Pläne.

Wenn du übersäuert bist, kann dein Körper das über eine lange Zeit kompensieren. Wie lange, hängt von der individuellen Konstitution, dem Lebensstil und den persönlichen Reserven ab. Irgendwann tauchen die ersten Symptome auf, meistens fühlst du dich anfangs "nur" ein wenig müde und energielos. Im Laufe der Zeit kommen verschiedenste gesundheitliche Störungen dazu. Daraufhin werden Medikamente eingenommen, die die bestehende Übersäuerung noch verstärken, ein Teufelskreis entsteht.

Wie kommt es zu einer Übersäuerung in deinem Körper?

Das fängt schon damit an WIE du isst, neben dem WAS du isst.

Oft hast - oder eher nimmst – du dir viel zu wenig Zeit zum Essen und v.a. keine Zeit mehr zum Kochen. Alles muss schnell gehen: du isst schnell zwischendurch und nebenher, im Auto, bei der Arbeit, beim Lesen, Bügeln oder Fernsehen. Und das, was du isst, sind starke Säurebildner wie Zucker, Fleisch, Milch und Kaffee.
Kennst du das?

Zusätzlich trägt die allgemeine ungesunde Lebensweise zu einem Säureüberschuss bei:

- du kannst dich noch so gesund ernähren, wenn du Dauerstress hast, ist dein Körper auch übersäuert;
- wenn du dich zu wenig bewegst, können die Stresshormone nicht abgebaut werden;
- schläfst du zu wenig, können die Gifte nicht ausgeschieden werden, da deine Entgiftungsorgane gerade im Schlaf hochaktiv sind;
- du bist Umweltgiften ausgesetzt, isst Zusatzstoffe in Lebensmitteln, Weichmacher, Farbstoffe, Pestizide etc.

Du siehst, die Einflüsse sind vielfältig! In gewissem Maße kann sich dein Körper selbst reinigen, wenn die Giftstoffe aber überhand nehmen, gelingt das nicht mehr.

Deshalb nimmst du am besten ausschließlich Lebensmittel zu dir, die deinen Organismus ausreichend mit Vitalstoffen versorgen, damit er lange gesund bleibt. Die Grundnahrungsmittel einer vitalstoffreichen Ernährung sind Gemüse und Salate, ein großer Teil davon am besten in Form von Rohkost. Achte hier auf Abwechslung und Saisongemüse. Obst, Vollkornprodukte und echte Getränke (d.h. Wasser und Kräutertee) gehören zu einer gesunden Versorgung deines Körpers dazu. Wasser hilft dem Körper, Schadstoffe und Stoffwechselrückstände auszuscheiden und regt den Stoffwechsel an (siehe Seite 135).

Dann fallen bei der Verdauung der Nahrung nur einige wenige unbrauchbare Stoffe an. Diese können von deinem Körper neutralisiert und ausgeschieden werden. Eine gesunde Ernährungs- und Lebensweise wird nie im Übermass schädliche Stoffe produzieren. Dein Körper bleibt im Gleichgewicht, gesund und leistungsfähig.

Nachfolgend eine Liste mit Toxinen, die du fast täglich unbewusst zu dir nimmst.

Was sind belastende Toxine, die du aufnimmst?

- **Fast Food**
  In Fast Food hast du alles vereint was dir schadet: Fabrikzucker, Weißmehl, Zusatzstoffe, Chemie. Wer täglich Fast Food isst, belastet seine Leber.

- **Fabrikzucker**
  Im Schnitt isst jeder Deutsche fast 50 Kilo Zucker pro Jahr. Das lähmt den Stoffwechsel, fördert Darmbeschwerden und ist die Hauptursache aller unserer ernährungsbedingten Zivilisationskrankheiten (siehe Seite 202). Zucker ist das „Crystal Meth" der Nahrungsmittel-Industrie, er ist eine Droge.

  Prof. Sclafani, Prof. der Psychologie am Brooklyn College in New York sagt: *„Zucker erzeugt im Gehirn die gleichen Aktivitätsmuster wie süchtig machende Drogen".*

  Und vor allem: Zucker macht Appetit auf MEHR, er ist ein Suchtstoff! Und er macht dich richtig krank (siehe Seite 55).

- **Lebensmittelzusätze**
  Pro Jahr isst jeder ca. 1,5 kg Zusatzstoffe, die u.a. auch Auswirkungen haben auf die Gehirnentwicklung, z.B. Glutamat und Aspartam (siehe Seite 50/51).

- **Alkohol**
  Viele sind gewohnt am Abend ein Glas Wein oder Bier zu trinken. Bereits ein Glas Wein (0,2 l) pro Tag kann der Leber schaden und den Blutdruck erhöhen.

- **Nikotin**
  Wer freiwillig raucht nimmt mehr als 4800 chemische Substanzen wie Teerstoffe, Chrom, Arsen und Blei auf, die das Herz schädigen, die Lunge, Atemwege und Blutgefäße. Als Passivraucher gilt das auch.

- **Medikamente**
  Nahezu jede chemische Arznei belastet deine Leber, v.a. gehören dazu Rheuma- und Schmerzmittel, Antibiotika, auch Abführmittel usw.

- **Pestizide**
  Wir haben unzählige Pestizide in unseren konventionellen Nahrungsmitteln. In der EU sind 400 chemische Gifte zugelassen, die bei Menschen als Nervengift wirken oder das Hormonsystem stören.

- **Chemische Substanzen**
  Diese sind nicht nur in Nahrungsmitteln, sondern auch in der Verpackung, z.B. in Plastikflaschen. Neben Weichmachern ist in PET-Flaschen z.B. das Halbmetall Antimon enthalten. Es gilt als krebserregend und kann schädigend auf die Herzgesundheit wirken. In einer Plastikflasche sind bis zu 30-mal höhere Antimon-Werte als in Glasflaschen. Außerdem stellten die Forscher fest, dass der Antimongehalt stieg, je länger das Wasser in den Plastikflaschen aufbewahrt wurde (*Institut für Umwelt-Geochemie der Uni Heidelberg*).

- **Haushaltsreiniger/Putzmittel**
  Durch Verwendung von chemischen Haushaltsreinigern atmest du einen Mix aus vielen giftigen Substanzen ein, z.B. Chlor, das Haut und Lungen schädigt.

- **Elektrosmog**
  Handy, PC und TV senden elektromagnetische Strahlen aus und können die Hormonproduktion stören und das Nervensystem schädigen. Dem kannst du fast nicht mehr entgehen.

- **Umweltstaub**
  Schon 10 Mikrogramm mikroskopisch feine Stäube pro Kubikmeter Luft können die Lungenfunktion einschränken. Durch den Autoverkehr gelangen jedes Jahr in Deutschland 932 Tonnen Kupfer, 2000 Tonnen Zink und 80 Tonnen Blei in die Umwelt.

Wie du diese Toxine minimieren kannst, erfährst du im Laufe des Buches!

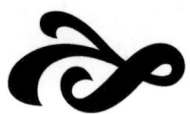

Brauchst du Superfoods und Smoothies?

Liest man die neuesten Ernährungs- und Kochbücher oder Artikel über Detox, glaubt man, dass ohne Matchatee, Moringapulver, Hanf- und Chiasamen oder Gojibeeren und diversen Algen nichts mehr geht. Kein Rezept, ohne diese exotischen neuen Lebensmittel, die Wunder bewirken sollen. Stimmt das? Ja, sie sind wirklich sehr nährstoffreich, enthalten viele Vitalstoffe und sind Powerlebensmittel.

Aber: das hast du in unseren normalen heimischen Lebensmitteln auch alles. Tatsächlich gibt es hier bei uns ebenfalls "Superfoods" - die hören sich nur nicht so cool an, sie heißen "Apfel, Mohrrübe, Petersilie, Paprika" usw. (siehe Seite 154). Diese sind heimisch, haben nicht tausende von Kilometern hinter sich und bewirken dasselbe.

Die besten und einfachsten Superfoods findest du, wenn du in die Natur gehst. Wildkräuter sind mit ihrem hohen Chlorophyllgehalt und ihren wertvollen Inhaltsstoffen das Powerfood schlechthin. Ein bisschen Erfahrung gehört natürlich dazu, aber mit einem guten Buch oder dem Besuch einer Wildkräuterwanderung kannst du sehr viel lernen.

Der absolute Renner im Moment sind Smoothies! Bei manchen Detox- oder Fastenkuren werden nur Smoothies empfohlen, wahre Heilwunder werden davon versprochen. Aber auch im normalen Alltag hat der Smoothie Einzug gehalten und ersetzt manche Mahlzeit. Smoothies bestehen aus grünem Blattgemüse, Obst, evtl. Trockenfrüchten und Wasser.

Natürlich ist es wesentlich besser, einen Smoothie zu trinken und damit in dieser Form überhaupt Gemüse zu sich zu nehmen, als gar keines. Um die vielen Nähr- und Vitalstoffe aufnehmen zu können, muss der Smoothie unbedingt Schluck für Schluck **gekaut** und nicht schnell getrunken werden. Auch hier brauchst du keine exotischen Zutaten, sondern nur heimische Gemüse und Früchte, die genauso gehaltvoll sind und damit "Superfoods".

Das allerhochwertigste Superfood kannst du dir einfach selbst in deiner Küche ziehen, frischer gehts nicht mehr: **Sprossen!** Sie enthalten eine reiche Vielfalt an Vitaminen, Mineralstoffen, Aminosäuren, sekundäre Pflanzenstoffe, Antioxidantien und Enzyme! Du kannst sie über deinen Salat streuen, aufs Brot essen, Aufstriche damit machen, sie in die Suppe oder dein Gemüse geben usw. Sprossensamen bekommst du in jedem Bioladen, z.B. von Radieschen, Linsen, Mungobohnen, Rettich, Sesam, Kamut, Alfalfa usw. Es gibt günstige spezielle Keimgläser oder du nimmst ein normales großes Einmachglas für deine ersten Versuche.

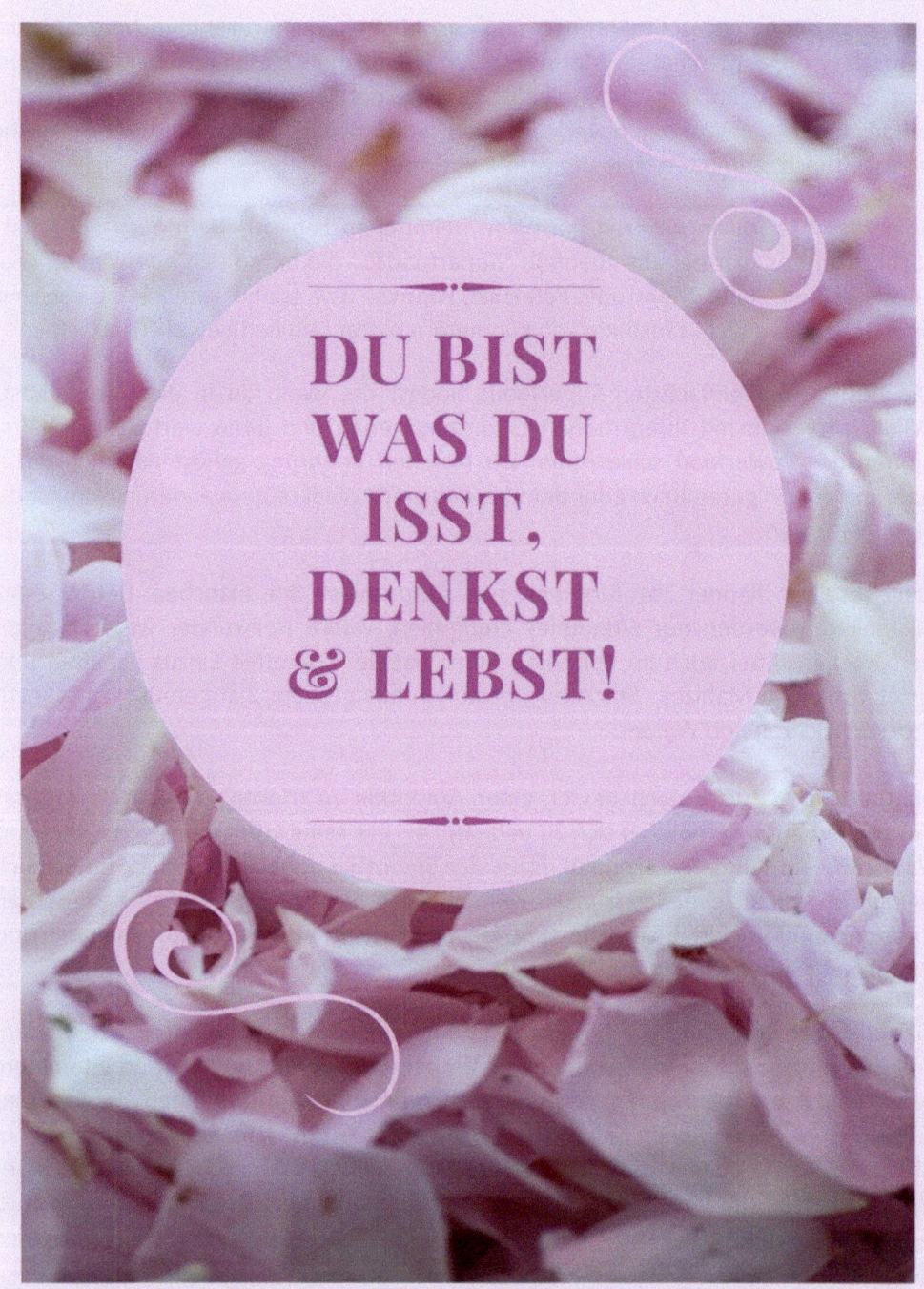

Teil 2: Die Powerwerke in deinem Körper: deine Entgiftungsorgane und ihre Aufgaben

Dein Körper hat mehrere Möglichkeiten zu entgiften.
Das Hauptentgiftungsorgan ist die Leber, aber auch dein Darm, die Nieren, die Haut, die Lunge und das Lymphsystem gehören dazu. Entgiftungsmaßnahmen laufen im Körper ständig ab, doch irgendwann kann es deinen Entgiftungsorganen auch zu viel werden.

Du machst es deinem Körper unglaublich schwer, wenn du täglich Gifte und schädliche Nahrungsmittel zu dir nimmst, wie Zucker, Alkohol, Medikamente etc. Selbst für gesunde Organe bedeutet die tägliche Auseinandersetzung mit ständig neuen Giften Schwerstarbeit, v.a. für die Leber. Experten schätzen, dass die Organe heute 80 % ihrer Energie für die Entgiftung aufwenden müssen. Dein Körper versucht – oft über viele Jahrzehnte hinweg – das auszugleichen. Wie lange das gelingt, hängt von der individuellen Konstitution, deinem Lebensstil und den persönlichen Reserven ab.

Warnsignale deines Körpers
Krankheiten kommen nicht aus heiterem Himmel, sie machen sich lange vorher bemerkbar. Das fängt mit kleineren Beschwerden an, z.B. du fühlst dich oft schlapp, müde, erschöpft, hast eine fahle Haut, bist antriebslos. Später kommt vielleicht eine Infektanfälligkeit dazu, Magen-Darmprobleme, Gewichtsschwankungen, Schlafstörungen usw. Mit der Zeit entwickeln sich Erkrankungen wie

- Allergien, Nahrungsmittelunverträglichkeiten
- hoher Blutdruck
- chronische Müdigkeit
- Haar- und Hautprobleme, Hautreizungen
- ständige Kopfschmerzen
- Kreislaufprobleme

Das alles können Zeichen sein, dass dein Körper überfordert und überlastet ist. Im Laufe der Jahre, wenn du nicht darauf reagierst, entwickeln sich die ernährungsbedingten Zivilisationskrankheiten (siehe Seite 202). Ich finde es unheimlich spannend, einzelne Organe und ihre Aufgaben anzuschauen. Wenn du dir bewusst machst, was dein Körper täglich für dich leistet, hilft dir das, achtsamer mit ihm umzugehen.

Nachfolgend stelle ich dir die einzelnen Entgiftungsorgane vor. Die Ausführungen sind in keinster Weise vollständig, darüber könnte man ein ganzes Buch schreiben! Auch meine Ideen für ganzheitliche Maßnahmen sind nur ein Bruchteil von dem, was noch alles möglich ist. Aber sie sollen dich anregen, über andere Möglichkeiten nachzudenken, anstatt sofort auf synthetische Arzneimittel zurück zu greifen.

Generell ist die Grundbasis jeder ganzheitlichen Behandlung eine naturbelassene Ernährung, wie ich sie noch ausführlich im Buch beschreiben werde.

Die Leber – deine Entgiftungsfabrik

Deine Leber ist das Mega-Entgiftungsorgan in deinem Körper und besteht aus über 300 Milliarden Zellen! Was für eine unglaubliche Zahl! Was die Leber leistet, kannst du dir veranschaulichen, wenn du weißt, dass du jedes Jahr mehrere Kilogramm an Schadstoffen aufnimmst, die die Leber verarbeiten muss. Alles was du zu dir nimmst, muss die Leber passieren. Dabei kommen nicht nur brauchbare Nährstoffe an (wie Kohlenhydrate, Fette, Aminosäuren, Vitamine), sondern ebenfalls viele Schadstoffe (wie Alkohol, Zusatzstoffe, Medikamente, synthetische Hormone, Rückstände von Chemikalien, Auspuffgase, Tabak, Farbstoffe usw.)

D.h. sie unterscheidet zwischen den guten Stoffen (die weiter transportiert werden in den Körper, wo Energie benötigt wird) und schädlichen Stoffen (die herausgefiltert werden). Damit sie diese Arbeit gut verrichten kann, braucht sie genügend powervollen „Treibstoff" - woher? Natürlich aus der Nahrung, die du täglich zu dir nimmst.

Noch ein paar Daten und Fakten:

Lage:
Deine Leber liegt im rechten Oberbauch, direkt unter dem Zwerchfell. Sie besteht aus einem größeren rechten und einem kleineren linken Lappen. Sie wiegt ca. 1,5 – 2 kg. An der Unterseite der Leber befindet sich die Gallenblase, mit der von der Leber produzierten Gallenflüssigkeit.

Das Lebergewebe besteht aus zahlreichen Leberläppchen (1-2 mm groß und sechseckig). In jedes dieser Läppchen führen drei Kanäle (von der Pfortader, der Leberarterie und vom Gallengang), so dass die Versorgung in jedem Leberläppchen gewährleistet ist. Über die Pfortader (dies ist eine Vene, die sauerstoffarmes Blut aus dem Magen-Darmtrakt zur Leber bringt) gelangen die Nährstoffe und Mikronährstoffe (wie Vitamine, Mineralstoffe, Spurenelemente usw.) zur Leber. Sie werden dort verwertet und weitergeleitet oder gespeichert (z.B. Vitamine). Die unbrauchbaren Stoffe werden unschädlich gemacht, abgebaut und abtransportiert.

Das Erstaunliche ist, selbst wenn die Hälfte deiner Leber entfernt werden würde, könnte sie sich regenerieren und zu ihrer ursprünglichen Größe heranwachsen. Kein anderes Organ sonst kann sich vollständig und funktionsfähig erneuern. Verrückt!

Ihre Aufgaben:

- Produktion von Gallenflüssigkeit
- Verarbeitung und Speicherung der Fette
- Verarbeitung der Eiweiße
- Speicherung von Glukose in Form von Glykogen
- Speicherung von Vitaminen (A, D, B-Vitamine) und Spurenelementen (z.B. Eisen, Kupfer)
- Entgiftung des Blutes von toxischen Stoffwechselrückständen (Alkohol, Medikamente)

Alkohol ist der größte Feind der Leber. Beim Abbau entstehen starke Zellgifte, die die Zellmembranen angreifen und der Zelle Wasser entziehen. Die Leberzellen werden dabei so stark beschädigt, dass sie stellenweise absterben. Wird täglich Alkohol getrunken, kann sich die Leber nicht mehr vollständig regenerieren. Das tägliche Glas Wein ist Gift für dich und nicht etwa gesund, wie uns glauben gemacht wird.

Leberkrankheiten:
Wenn die Leber erkrankt, merkst du das nicht durch Schmerzen, sie verändert sich nur durch ihre Größe und Form. Ein Zeichen für eine Leberüberlastung ist die Müdigkeit, man sagt „die Müdigkeit ist der Schmerz der Leber". Aber auch Übelkeit, Appetitlosigkeit, Unverträglichkeiten oder der sog. Reizdarm können auf eine Überlastung der Leber hindeuten. Die häufigste Erkrankung ist die Fettleber, die nicht nur durch zu viel Alkoholgenuss, sondern z.B. – was viele nicht wissen – genauso durch zu viel Zuckergenuss entstehen kann.

Bei der „Fettleber" ist der Fettgehalt der einzelnen Zellen stark erhöht, wodurch die Leber größer und schwerer wird. Erhöhte Blutfettwerte und ein erhöhter Cholesterinspiegel können auf eine Lebererkrankung hinweisen (siehe Seite 84). Durch eine entsprechende Ernährungsumstellung kann sich diese wieder zurückbilden. Änderst du nichts an deiner Lebensweise, kann das zu Hepatitis (entzündliche Lebererkrankung, die sich schädigend auf das Lebergewebe auswirkt) und schließlich zu einer Leberzirrhose führen (immer mehr Leberzellen werden zerstört und es entsteht ein festes Bindegewebe, was zu einer Leberverhärtung führt).

Die Galle (sitzt unterhalb der Leber) ist die „Kloake" der Leber. Sie dient als Speicherorgan für das Gallensekret, das von der Leber abgesondert wird und aus Wasser, Gallensäuren, dem grünen Gallenfarbstoff Bilirubin, Schleim und überschüssigem Cholesterin besteht. Die Galle wird gebraucht, um Fette zu verdauen und zu verwerten.

Ursache der Leberkrankheiten:
Die Ursache ist von allem ein **ZUVIEL**, z.B. zuviel....
- Essen allgemein, v.a. stark verarbeitete Produkte
- Fabrikzucker jeglicher Art
- Weißmehl und Produkte daraus
- Tierisches Eiweiß
- Lebensmittel aus konventionellem Anbau, die mit Pestiziden, Hormonen, Antibiotika etc. belastet sind
- Alkohol, Drogen
- Medikamente (Schmerzmittel)
- Chemisch-synthetische Körperpflegemittel
- Sitzen, wenig Bewegung
- Stress!

Psychische Komponente:
Sicher kennst du den Spruch: „Dem ist eine Laus über die Leber gelaufen". Du kannst Krankheiten oder Organe auch einem Gefühl zuordnen. Die Leber steht mit Wut und Frustration in Verbindung. Wer diese Gefühle häufig unterdrückt, kann damit seine Leber beeinträchtigen. Ärger, Bitterkeit, Zorn sind negative Gefühle, die sich auf die Leber schlagen, sie belasten und sich körperliche Beschwerden entwickeln können. Ist deine Leber träge, kann sie auch diese Gefühle hervorrufen. Denn wenn die Leber nicht gut funktioniert, kann dein Körper nicht gut entgiften, er wird überschwemmt mit schädlichen Abbauprodukten, was dir aufs Gemüt schlägt.

Ganzheitliche Maßnahmen:

Wie gibst du deiner Leber neue Power?

Die wichtigste Maßnahme ist eine gesunde Ess- und Lebensweise, d.h. keinen Fabrikzucker, keinen Alkohol, kein Fast-Food, kein Nikotin sollte selbstverständlich sein. Genügend reines sauberes Wasser ist generell die wichtigste tägliche Aufgabe. Unnötige Medikamente solltest du vermeiden (ich rede hier nicht von nötigen Medikamenten in akuten Fällen oder sonstigen notwendigen Medikamenten). Viele nehmen z.B. viel zu leichtfertig Schmerzmittel oder andere Symptombehandler ein, ohne nach der Ursache zu schauen. Diese Arzneimittel verursachen Leberschäden!

Während deiner Detox-Kur unterstützen dich folgende Maßnahmen:

- Ein abendlicher Leberwickel kann den Leberstoffwechsel enorm anregen: du brauchst ein kleines Baumwolltuch, tauchst es in heißes Wasser und wringst es gut aus. Lege es möglichst heiß auf deine Leber, darüber eine heiße Wärmflasche und mit einem trockenen Handtuch abdecken und ruhen. Nach ca. 20 Minuten abnehmen (siehe Seite 151).
- Unterstützend wirkt die Einnahme von Heilerde (siehe Seite 152).
- Auch Bitterstoffe regen die Leber an und unterstützen die Verdauung (enthalten z.B. in Chicorée, Rauke, Radicchio, Wildkräuter, Löwenzahn usw.).
- Kurkuma als Gewürz oder Tee (½ Tl pro Tasse) oder Mariendistel fördert die Regenerationsfähigkeit der Leber (siehe Seite 167).
- Der Löwenzahn ist eine Heilpflanze für Leber und Verdauungsorgane und regt den Gallenfluss an. Du kannst frische Löwenzahnblätter in deinen Salat geben oder aus der Löwenzahnwurzel ein Getränk herstellen (ca. 3 cm getrocknete Löwenzahnwurzel in einem halben Liter Wasser 30 Minuten lang köcheln lassen, abseihen und warm oder kalt trinken).
- Artischocke erhöht die Entgiftungskapazität und regt zusätzlich die Gallensaftproduktion an.
- Aktiver Stressabbau, um Emotionen wie Wut und Ärger oder Sorgen zu verringern, z.B. durch Bewegung, Meditation, Yoga, Qi-Gong o.ä.
- Eine basenüberschüssige Ernährung mit Biolebensmitteln. Hier sind v.a. die rote Bete oder Möhren zu nennen, ihre Antioxidantien (Betakarotin, Flavonoide) haben eine reinigende und heilende Wirkung.
- Und immer genügend reines Wasser trinken, um den Abtransport der Giftstoffe zu gewährleisten.

Dein Darm – Gradmesser für deine Gesundheit

Wie gesund du bist, hängt maßgeblich vom Zustand deines Darmes ab! Und der Zustand deines Darmes hängt ab von dem, was du isst! Er hat eine unglaubliche Oberfläche von ca. 400 qm! Er transportiert in 75 Jahren Lebenszeit nicht nur ca. 30 Tonnen Speisen und 50 000 Liter Flüssiges, sondern auch kiloweise Schadstoffe, Erreger und Bakterien durch deinen Körper. 80 % deines Immunsystems sitzt im Darm und 100 Billionen Bakterien produzieren rund um die Uhr wichtige Abwehrstoffe und schicken sie da in den Körper, wo sie gebraucht werden.

Wie gut oder schlecht deine Darmflora beschaffen ist, hängt davon ab, was du zu dir nimmst an Nahrungsmitteln, Genussdrogen oder Schadstoffen. Negativ für den Darm sind Fabrikzucker, Weißmehlprodukte, zu wenige Ballaststoffe, genauso Genussgifte wie Koffein, Nikotin und Alkohol. Auch Medikamente wie Abführmittel oder Antibiotika, Cortison und Hormone schaden ihm. Antibiotika töten alle Darmbakterien ab, auch die für dich nützlichen. Riecht dein Kot unangenehm oder äußerst übel, kann das ein Zeichen sein, dass Darmprobleme bestehen und Gifte nicht richtig ausgeschieden werden können.

In deinen Darmwänden sitzt ein eigenes Nervensystem, man nennt es auch „Bauchhirn". Diese Nervenzellen regulieren selbständig die Ausschüttung vieler Hormone und Botenstoffe, z.B. wird der Neurotransmitter Serotonin im Darm gebildet! Über diese Nervenzellen steht der Darm in ständigem Kontakt mit dem Gefühlszentrum im Gehirn und leitet Informationen an dieses weiter. Somit kann alles das, was im Darm landet, auch dein Gefühlsleben (dein „Bauchgefühl") beeinflussen und negative oder positive Stimmungen hervorrufen.

Isst du viele stark verarbeitete Produkte mit synthetischen Lebensmittelzusatzstoffen, stellen diese Substanzen für deinen Organismus Gifte dar. Sie können durch die Informationszentrale vom Darm an das Gehirn plötzliche Stimmungsschwankungen, Aggressionen, Konzentrationsstörungen etc. auslösen. Und genauso funktioniert das andersherum: gibst du deinem Darm eine natürliche lebendige Nahrung, lösen sich Stimmungsschwankungen und negative Gefühle auf. Cool oder? So kannst du deine Gefühle positiv unterstützen.

Lage:
Etwa acht Meter lang ist der Darm eines Erwachsenen und seine Aufgabe ist es vor allem, alles was du an Nährstoffen benötigst, aus der Nahrung aufzunehmen und in seine kleinsten Bestandteile zu zerlegen.

Diese werden durch die Dünndarmschleimhaut in das Blut aufgenommen. Der Darm ist unterteilt in den Dünndarm (misst ca. 4-5 Meter und besteht aus Zwölffingerdarm, Leerdarm, Krummdarm) und dem Dickdarm (ca. 2 Meter lang und besteht aus Blinddarm, Grimmdarm, Mastdarm, Enddarm).

Aufgaben:

- Verdauung
- Regulation des Wasserhaushaltes
- Ausbildung eines Großteils der Abwehrzellen des Immunsystems
- Produktion von Hormonen und Botenstoffen

Darmkrankheiten:
Zusätzlich ist eine gestörte Darmflora ein Risikofaktor für viele Erkrankungen wie z.B.
- Förderung von Depressionen (durch Erhöhung der Entzündungsfaktoren),
- einer Dysbiose (= zu viele schädliche Darmbakterien; erste Anzeichen sind Bauchschmerzen, Darmkrämpfe, Blähungen, Aufstoßen etc.). Eine Dysbiose führt in Folge zu
- einem geschwächten Immunsystem,
- Darmpilzbefall (Darmpilze ernähren sich am liebsten von Zucker!),
- dem Leaky-Gut-Syndrom (= eine durchlässige Darmwand), was zu
- Allergien, Nahrungsmittelunverträglichkeiten/-intoleranzen und
- einer Überlastung von Leber und Bauchspeicheldrüse führen kann, bis hin zu schweren Darmerkrankungen (Colitis ulcerosa/ Morbus Crohn).

Ursache der Krankheiten:
Auch hier haben wir dieselben Ursachen, wie:
- falsche Ernährung (Fabrikzucker, Weißmehl, zu viel tierische Eiweiße, zu viel Chemie im Essen), dadurch kommt es zu einem Vitalstoff- und Enzymmangel,
- zu wenig Ballaststoffe (Gemüse, Getreide),
- Medikamente,
- Genussgifte (wie Koffein, Alkohol, Nikotin (reizen und schädigen die Schleimhäute),
- zu wenig Bewegung,
- psychosomatische Beschwerden, die den Darm beeinträchtigen.
- Stress blockiert deine Verdauungsarbeit (siehe Seite 127),
- Antibiotika (Zerstörung der Darmflora, infolgedessen viele Folgekrankheiten),
- aber auch: ungenügendes Kauen und hastiges Essen.

Psychische Komponente:

Was symbolisiert der Darm? Sicher kennst du die Sprichwörter „Das sagt mir mein Bauchgefühl" oder „Wut im Bauch haben", „Etwas liegt mir schwer im Magen" oder „Das muss ich erstmal verdauen". Diese Sätze zeigen gut, dass die Darmgesundheit nicht nur mit dem was du isst, sondern auch mit deinen Emotionen zu tun hat. Bei darmempfindlichen Menschen schlagen sich Stress und Kummer oder Aufregung auf den Magen bzw. der Darm reagiert mit Schmerzen, Durchfall oder Verstopfung.

Der Zustand des Darms zeigt auch, WIE du dein Leben gestaltest. Im übertragenen Sinne besteht die Arbeit des Darms im Sortieren von Dingen: was ist gut, was ist schlecht.

Genauso musst du als Mensch täglich Dinge entscheiden und verarbeiten:
- Eindrücke, Erlebnisse, Konfrontationen
- Welche nimmst du an, welche nicht?
- Was tut dir gut?
- Mit welchen Menschen umgibst du dich?
- Welche Entscheidung ist wirklich FÜR DICH oder eher für andere?

Solche Erfahrungen können sich entweder negativ auf deine Darmgesundheit schlagen oder Darmprobleme lösen. Triffst du z.B. eine längst fällige Entscheidung, trennst dich von einer Arbeit oder Menschen, die dir nicht gut tun, führst endlich ein Gespräch, das dich belastet o.ä., dann entlastet das auch deinen Darm.

Ganzheitliche Maßnahmen:
Du siehst, durch deine Ernährungs- und Lebensweise hast du es täglich selbst in der Hand, welches Milieu in deinem Darm herrscht und kannst alleine dadurch wesentlich zu einer vitalen Gesundheit beitragen.

Wie förderst du ein positives Darmmilieu:
- Deine Verdauung beginnt schon im Mund! Darum ist es enorm wichtig, immer ausführlich zu kauen und langsam zu essen. Dadurch können die Kohlenhydrate besser vorverdaut werden, umso gründlicher findet die Weiterverarbeitung im Dünndarm statt und alle Nähr- und Vitalstoffe können gut verwertet werden. Es entstehen seltener Blähungen und Verdauungsbeschwerden und du bist schneller satt!
- Nur essen, wenn du wirklich hungrig bist (ja, wir essen viel zu oft aus anderen Gründen)!

- Nicht zu heiß und nicht zu kalt essen.
- Gifte meiden wie: Fabrikzucker, Glutamat, Süßstoffe, Koffein, Nikotin, Alkohol, Fertigprodukte.
- Eine naturbelassene vitalstoffreiche Kost zu dir nehmen, mit viel Frischkost und wenig tierischem Eiweiß (= Fleisch, Wurst, Fisch, Milch, Quark, Joghurt, Käse). Bei bestimmten Erkrankungen auch gar kein tierisches Eiweiß!
- Genügend Ballaststoffe zuführen in Form von Gemüse, Obst, Vollkornprodukte, Kartoffeln etc.
- Ausreichend trinken (Wasser, Tee).
- Tägliche Bewegung!
- Stress reduzieren, Entspannungsmethoden erlernen.
- Evtl. eine Darmsanierung in Betracht ziehen (bzw. Unterstützung mit natürlichen Produkten z.B. effektiven Mikroorganimsen – siehe Anhang)
- Schleimstoffe unterstützen die Darmschleimhaut beim Heilen. Schleimstoffe findest du z.B. in Eibisch, Flohsamen, Leinsamen, Schlehen, Beeren, Äpfel.
- Bitterstoffe zu dir nehmen! Sie haben eine positive Wirkung auf das gesamte Verdauungssystem und fördern die Bildung von Speichel, Magensaft, Gallensaft und führen zu einer besseren Durchblutung der Magenschleimhaut (bei Magensäureüberschuss nicht zu viel Bitterstoffe zu sich nehmen). Bitterstoffe findest du in allen bitter schmeckenden Salatsorten wie Chicorée, Radicchio, Rucola, Endivien, Löwenzahn, in Rosenkohl, Brokkoli oder Artischocke. Bei Obst z.B. Grapefruit, Zitrone oder bei Gewürzen Estragon, Kerbel, Rosmarin, Thymian.
- Probiotika sind gut für die Darmflora und dein Immunsystem. Sie hemmen das Wachstum von schädlichen Darmbakterien und sind u.a. enthalten in Sauerkraut, Kohl, Hafer, Zwiebeln oder Tomaten.
- Leinsamen-Shake: nicht lecker, aber er bringt deine Verdauung auf Trab!
1 Eßl. Leinsamen (geschrotet) in ca. 150 ml kaltes Wasser geben, gut verrühren und ca. 30 Minuten quellen lassen. Da Leinsamen stark aufquillt (auch im Darm), immer genügend Wasser dazu trinken, sonst kommt es zu Verstopfung (nicht bei akuten Entzündungen oder Darmverschluss!)
- Kanne Brottrunk wird aus Getreide hergestellt mit Milchsäuregärung, er bringt deinen Darm in Schwung und aktiviert deinen Stoffwechsel. Drei Mal täglich ein Glas Brottrunk reicht völlig aus (am besten vermischt mit Saft, damit es nicht so sauer schmeckt).
- Sauerkraut und Kohlarten sind sehr ballaststoffreich und regen die Verdauung an, sie wirken entgiftend und enthalten schwefelhaltige Aminosäuren die gesundheitsfördernd sind.

Deine Nieren – zu zweit für dein Wohlbefinden

Hast du dich schon einmal mit deinen Nieren beschäftigt? Normalerweise macht man das nicht. Sie sind ein Organ, das eher vernachlässigt wird, es sei denn, du bist jemand, der zu Blasenentzündungen neigt. Auch deine Nieren haben spannende Aufgaben und: sie sind zu zweit - sollte eine Niere ausfallen, kann die andere ihre Aufgaben mit übernehmen.

Durch deine Nieren strömen in 24 Stunden mehr als 1500 Liter Blut. Täglich filtern sie rund 180 Liter Wasser aus dem Blut heraus, befreien es von Abfallprodukten und Schadstoffen. Dabei werden Harnstoffe, Säuren, Basen, Zucker durch Millionen winziger Nephronen gepresst. Wichtige Substanzen wie Mineralstoffe bekommt der Körper zurück, schädliche oder unnütze Bestandteile, wie die Harnsäure, wird jeden Tag mit rund 1,5 Liter Urin ausgeschwemmt. Werden zu viele Schadstoffe aufgenommen, kann das die Entgiftung über die Nieren beeinträchtigen und ihnen mit der Zeit schaden.

Lage:
Die Nieren liegen in der Lendengegend unterhalb des Zwerchfells, rechts und links von der Wirbelsäule; die rechte Niere sitzt etwas tiefer hinter der Leber und die linke Niere unter der Milz. In der Nierenrinde befinden sich die sog. Nephronen. Das sind winzig kleine Blutfilterchen, die aus dem Blut Abfallstoffe filtern und den Urin bilden. Jede Niere besitzt über 1 Million solcher Nephronen.

Die Niere besteht aus der Nierenrinde, dem Nierenmark und dem Nierenbecken. Sie gehören zu deinem Harnapparat, der mit den beiden Harnleitern den Urin aus den Nieren in deine Blase befördert.

Aufgaben:

- Urinausscheidung
- Filterung des Blutes/Blutreinigung (Ausscheidung von Stoffwechselprodukten, von giftigen Stoffen, überschüssigen Mineralstoffen, Wasser)
- Regulation des Säure-Basen-Gleichgewichtes
- Regulation des Wasser- und Mineralstoffhaushaltes
- Produktion von Hormonen
- Umwandlung von der Vorstufe des Vitamin D in aktives Vitamin D
- Einfluss auf Blutdruck, Blutbildung und Qualität der Knochendichte

Nierenkrankheiten:

Manchen Menschen sieht man ihre Erkrankung der Nieren an, da sie „aufgeschwemmt" aussehen. Das liegt an einer schlechten Ernährung mit zu viel Salz und zu viel tierischem Eiweiß, zu wenig Bewegung oder einer Hormoneinnahme (z.B. auch durch Fleischverzehr).

Zu den Nierenerkrankungen gehören:

- Nierensteine, Nierenbeckenentzündung
- Blasenentzündung
- Nierenversagen
- Nierenschädigung durch Schmerzmittelmissbrauch

Ursache der Krankheiten:

- zu viel Fabrikzucker und andere säureüberschüssige Ernährung,
- zu wenig Flüssigkeit,
- zu viel tierische Eiweiße (die Niere kann bei reiner Fleischnahrung vergrößert werden, da sie Harnstoff aus dem Eiweißstoffwechsel ausscheidet),
- zu viel Kochsalz und auch
- Schmerzmittelmissbrauch.

Psychische Komponente:

Da die Niere paarweise auftritt, bringt man sie mit dem Thema Beziehung und Partnerschaft in Zusammenhang. Bei immer wiederkehrenden Nieren- und Blasenproblemen sind manchmal grundsätzliche Probleme im Miteinander zu finden, ob in einer Arbeitsbeziehung, einer freundschaftlichen Beziehung, Beziehung zu Verwandten oder zum Partner.

In Bezug auf die Nieren kennt man den Spruch „Das geht mir an die Nieren", was so viel heißt wie, „das beschäftigt mich so sehr, dass es mich nicht mehr loslässt und meine Gedanken kreisen lässt". Auch das Thema Angst und Traurigkeit ist hier mit inbegriffen. Werden diese Konflikte nicht gelöst, können sie im wahrsten Sinne des Wortes „versteinern", d.h. sich zu einem Nierenstein entwickeln. Manchmal hilft es nur noch, sich aus solchen Beziehungen zu lösen, wenn das Problem nicht gelöst werden kann.

Ganzheitliche Maßnahmen:

Die Nieren können unterstützt werden, indem viel reines Wasser getrunken wird, was die Ausscheidungsfunktion der Niere erleichtert. Das heißt aber nicht „viel hilft viel", die Menge richtet sich nach der übrigen Ernährung, der Konstitution und dem Bewegungslevel. Ein Anhaltspunkt ist die Formel „30 ml pro kg Körpergewicht". So kannst du gut ausrechnen, wieviel Flüssigkeit dein Körper am Tag braucht.

Am besten kann der Körper seine Aufgaben erledigen, wenn er ein wirklich sauberes, reines „leeres" Wasser bekommt (siehe Seite 135).

Du unterstützt deine Nieren, indem du

- tierische Eiweiße reduzierst (bei viel tierischem Eiweiß fällt viel Harnsäure an, die die Nieren nur schwer abbauen können und sich Harnsäuresteine bilden können),
- wenig Kochsalz verwendest (in Fertigprodukten und Wurst ist sehr viel enthalten) und außerdem
- basenüberschüssige Nahrung zu dir nimmst.
- Lebensmittel isst, die entwässern (wie Apfel, Birne, Wassermelone, Artischocke, Reis, Spargel, Sellerie usw.),
- Brennnesselsamen verwendest (stärken die Nieren und aktivieren das Immunsystem (täglich 1-2 Eßl.) und
- du wenig bis keinen Alkohol trinkst, dafür
- entwässernde Tees, wie Brennnessel, Löwenzahn, Birkenblätter.
- Bewegung und aktives Schwitzen wie Sauna und Sport tun den Nieren gut, genauso wie
- ansteigende Sitzbäder oder
- ätherische Öle, wie z.B. Wacholder (in ein fettes Öl als Körperöl und in die Reflexzonen der Niere einmassieren (siehe Seite 196)

Deine Haut – das größte Organ deines Körpers

Vielleicht denkst du dir jetzt, die Haut ist doch kein Organ? Doch, und zwar nicht nur ein sehr wichtiges, sondern sogar dein größtes Organ im Körper mit ca. 2 Quadratmetern! Und gerade über die Haut findet ein Großteil der Entgiftung statt, z.B. durch Schweiß oder Fieber. Der Schweiß setzt sich zusammen aus Wasser, Salz, Zucker, Ammoniak, Milchsäure, Aminosäuren und weiteren Stoffwechselprodukten.

Bei Fieber können über die Haut Krankheitserreger ausgeschieden werden, das ist eine gesunde Abwehrmaßnahme deines Körpers und sollte nicht unterdrückt werden. Die Haut wird auch als „dritte Niere" bezeichnet, weil sie Giftstoffe (z.B. Harnsäure) aus dem Körper nach draußen transportieren kann.

Aufgaben:
Neben der Ausscheidung und Entgiftung hat die Haut noch viele andere Aufgaben:

- Schutz vor schädlichen äußeren Einflüssen (UV-Strahlung, hohe Temperaturen, Stöße, Krankheitserreger)
- Regulierung der Körpertemperatur (z.B. durch Schwitzen, um eine Überhitzung zu vermeiden)
- Ausscheidung von anfallenden Stoffwechselendprodukten (was sich durch Hautprobleme äußern kann)

Krankheiten:
Hauterkrankungen nehmen enorm zu. Durch eine schlechte Ernährungssituation und einer Übersäuerung des Körpers, sind die inneren Entgiftungsorgane überfordert und die Entgiftung geschieht in Form von Hautkrankheiten extrem über die Haut, wie z.B.:

- Neurodermitis
- Psoriasis
- Akne und Ekzeme

Ursache:
Die Grundursache liegt in einer vitalstoffarmen Ernährung, wodurch es zu Mangelzuständen, Stoffwechselstörungen, einer Übersäuerung und v.a. auch einer Störung des Darmes/ der Darmflora kommt.

Im Einzelnen wären das:

- zu viel Fabrikzucker
- zu viel tierisches (artfremdes) Eiweiß (v.a. Milch, Quark, Joghurt)
- Tabak- und Alkoholgenuss
- zu wenig Wasser (nur reines Wasser kann die Entgiftungsaufgaben übernehmen)
- zu wenig Bewegung (durch Sport schwitzt die Haut und kann darüber entgiften)
- falsche Körperpflegeprodukte (chemische Inhaltsstoffe)

Psychische Komponente:

Gerade die Haut hat einen großen Bezug zu deiner Psyche. Hier gibt es den Ausspruch „Sich nicht wohl fühlen in seiner Haut", „Aus der Haut fahren", „Ich möchte nicht in deiner Haut stecken", „Das geht mir unter die Haut" usw. Man bezeichnet die Haut als „Spiegelbild der Seele", an der Haut sieht man, wie es jemandem geht.

Eine Rötung der Haut zeigt, wenn du dich schämst oder zornig bist, eine blasse Haut bekommst du bei Entsetzen oder Angst, und eine schweißnasse Haut bei Aufregung oder Panik.

Hast du tieferliegende Probleme, mit denen du dich nicht auseinandersetzt, können sie sich über die Haut zeigen. Eine juckende Haut mit Ekzemen zeigt deutlich, wenn du dich nicht wohl fühlst in deiner Haut. Gerade bei Hautkrankheiten kannst du dir Gedanken machen, ob eine Änderung deiner Lebenssituation etwas damit zu tun hat. Vielleicht möchtest du keine Nähe zulassen, scheust eine Auseinandersetzung mit deinem Gegenüber, eine längst fällige Aussprache. Oder deine Haut verlangt eigentlich nach Berührung, nach Nähe, nach Zuneigung, vielleicht ist es auch ein Hilfeschrei. Stress verstärkt die Erscheinungen und die geeignete Maßnahme wäre es, Ruhe und Entspannung in den Alltag zu bringen.

Natürlich steckt nicht hinter jeder Hauterkrankung eine psychosomatische Komponente. Oft ist es auch eine Kontaktallergie oder eine Nahrungsmittelunverträglichkeit etc. Hier hilft es, an die Ursache zu gehen (siehe ganzheitliche Maßnahmen). Trotzdem ist es spannend, sich zu hinterfragen und damit auf Themen zu kommen, die auf dem eigenen Lebensweg helfen.

Ganzheitliche Maßnahmen:

Neben einer vitalstoffreichen basenüberschüssigen Ernährung - die die Grundlage für Alles ist - kannst du mit folgenden Maßnahmen noch unterstützen:

- ausschließlich natürliche Körperpflegeprodukte verwenden, wie BDIH-Standard bzw. Natrue und tierversuchsfrei (siehe Seite 179)
- besonders pflegende Öle für die Haut nehmen, das sind z.B. Nachtkerzenöl, Olivenöl oder Borretschsamenöl
- basenüberschüssige Nahrung essen
- genügend reines sauberes Wasser trinken
- eine Darmreinigung in Betracht ziehen und die Darmflora aufbauen (auch hier ist es unabdingbar erst die Ernährung umzustellen, bevor man irgendwelche Produkte nimmt, die dann gar nicht aufgenommen werden können)
- stressreduzierende Maßnahmen angewöhnen, wie z.B. Meditation, Yoga o.ä.
- Sport und Sauna führen zu kräftigem Schwitzen und damit zu einer Entgiftung über die Haut

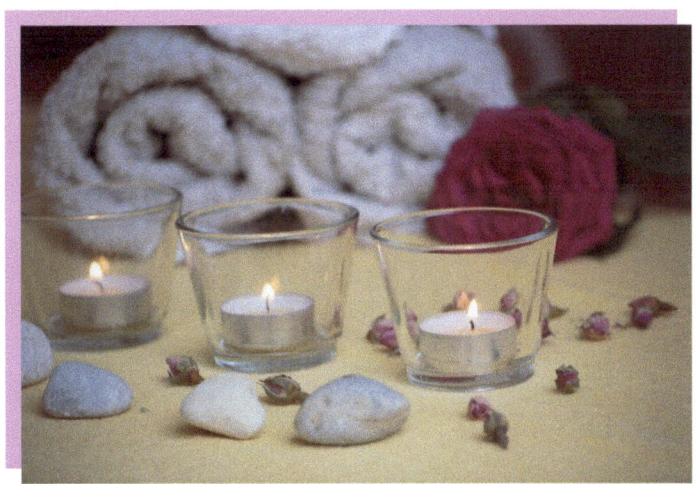

Deine Lunge – Luft für dein Leben

Hast du dir schon einmal Gedanken über deine Lunge gemacht? Wer nicht gerade an einer Lungenkrankheit leidet, registriert dieses Organ nicht. Dabei ist sie lebenswichtig. Du kannst zwar tagelang ohne Essen auskommen und einige Tage ohne Trinken – aber ohne Atmung würdest du sofort sterben! Also Zeit, dass wir dieses Organ einmal würdigen! Die Lunge besteht aus zwei Teilen, einem rechten und einem linken Lungenflügel, wobei der rechte nochmals aus 3 Lungenlappen, der linke aus 2 Lungenlappen besteht.

Lage
Die Lunge füllt fast den gesamten Brustkorb aus, am unteren Rand ist das Zwerchfell, ein wichtiger Muskel, ohne den du nicht atmen könntest. Die Lunge enthält ca. 300 Millionen Lungenbläschen, würde man diese aneinanderreihen, würde das eine Fläche von ca. 120 Quadratmetern ergeben. Unvorstellbar!

Aufgaben
Die Aufgabe der Lunge ist in Verbindung mit den Bronchien – ganz klar – die Atmung, d.h. Sauerstoffaufnahme und Kohlendioxidabgabe. Auch für die Regulation des Säure-Basenhaushaltes ist die Atmung zuständig. Mind. 10 000 Liter Luft atmet ein Erwachsener im Laufe des Tages ein und aus. Innerhalb eines Tages machen wir ca. 25 000 Atemzüge. Eine große Aufgabe, die unser Körper ganz „nebenbei" erledigt. Über die Atmung kannst du Stoffwechselgifte ausatmen, darum können durch Sport und damit einer tieferen Atmung solche Vorgänge angeregt werden.

Krankheiten

- Raucherlunge /COPD (Chronic obstructive pulmonary disease, was wörtlich übersetzt chronisch verengte Lungenwege/-erkrankung bedeutet)
- Bronchitis / Lungenemphysem
- Asthma
- Lungenkrebs

Ursache
Bei einer Raucherlunge ist die Ursache offensichtlich. Doch wie sieht es bei Bronchitis oder Asthma aus? Der Anfang ist z.B. ein grippaler Effekt, der zu einer Bronchitis führen kann. Sind die Abwehrkräfte/das Immunsystem geschwächt, kommt es leichter zu einer Entzündung durch Bakterien, Viren etc.

Ätzende Stoffe oder Fremdstoffe die du einatmest, können zu einer Lungenentzündung führen. Bei Asthma gibt es „auslösende Stoffe" wie z.B. durch Pollen, Nahrungsmittel, aber auch Medikamente wie z.B. Antibiotika! Eine Behandlung in der Kindheit mit Cortison (z.B. bei Hauterkrankungen) kann sich „nach innen schlagen" und im späteren Alter zu Asthma führen. Letztendlich ist es wichtig, sowohl die körperliche, wie auch die psychische Komponente anzuschauen.

Generell bist du gegen alle Krankheiten viel besser gewappnet, wenn du ein starkes Immunsystem hast und deine körpereigenen Abwehrkräfte genügend stark sind, dass sie alle potentiellen Erreger und Viren in die Flucht schlagen. Darum ist eine naturbelassene Ernährung OHNE jegliche Zusatzstoffe und Chemie, die beste Vorbeugung. Und im Krankheitsfall ist eine Behandlung mit naturheilkundlichen Mitteln und nicht mit Chemiebomben die beste Wahl.

Psychische Komponente
Die Lunge steht für die Freiheit, für Kontakt bzw. Kommunikation, für „Geben und Nehmen" bzw. auch für „Trauer". Was gibt es für Sätze die mit dem Atem zu tun haben? Z.B. „Das/Du nimmst mir die Luft zum Atmen", „Halt doch mal die Luft an", „Die Luft ist raus", „Mir stockt der Atem". Wenn wir etwas hinter uns gebracht haben, was mit Anspannung verbunden war, atmen wir danach erst einmal „tief durch".

Bei starkem Stress oder bei Trauer atmen wir eher flach, die Lunge wird weniger mit Sauerstoff versorgt und die Infektionsgefahr steigt. Man weiß, dass bei Trauernden die Krankheit Lungenentzündung fünfmal häufiger ist, als bei Menschen die nicht in einer solchen Situation sind. Du könntest dich fragen, wo fehlt dir die Luft zum Atmen? Was nimmt dir die Luft? Wo fehlt dir Liebe, Anerkennung, Sichtbarkeit?

Ganzheitliche Maßnahmen
- eine vitalstoffreiche Ernährung ohne tierisches Eiweiß
- gute Öle verwenden, die Omega-3-Fettsäuren enthalten und entzündungshemmend wirken wie Leinöl, Hanföl und generell auf eine entzündungsarme Kost achten (siehe Seite 77 + 79)
- Atemtechniken erlernen, bewusst und tief atmen
- Stressabbau und Bewegung (vertieft die Atmung)
- natürlich!!! aufs Rauchen verzichten

Bei einer Erkrankung wie Lungenentzündung oder Asthma bitte auf die gegebenen Umstände achten und mit deinem Arzt/Heilpraktiker absprechen.

Das Lymphsystem – die Kläranlage in deinem Körper

Das sog. Lymphatische System ist nicht direkt ein „Organ", sondern setzt sich aus verschiedenen Organen und Lymphgefäßen zusammen:

- Lymphgefäße
- Lymphflüssigkeit
- Lymphknoten
- Mandeln
- Thymusdrüse
- Milz und Wurmfortsatz
- das lymphatische Gewebe (GALT/ gut associated lymphoid tissue/ darmassoziiertes lymphatisches Gewebe)

Das gesamte Lymphsystem gehört zum Immunsystem, es hat viel mit Abwehr zu tun, Reinigung, Entgiftung, Filterung, zusätzlich der Transport von Fetten oder Abtransport von Stoffwechselrückständen. Es ist wie eine körpereigene Kläranlage, die alle Abfälle, Gifte, Bakterien, Schwermetalle, entartete Zellen, Eiweißmoleküle usw. aufnimmt, reinigt und weitertransportiert. Ein Hauptteil der Entgiftung und Reinigung findet in den Lymphknoten statt.

Das Wort „Lymphe" bedeutet so viel wie „klare Flüssigkeit". Die Gefäße vom Lymphsystem fließen parallel zu den Blutgefäßen. Damit die Lymphe gut fließen kann, ist es wichtig, genug reine Flüssigkeit zu sich zu nehmen und Bewegung im Alltag einzubauen. Kann die Lymphe nicht gut fließen, können Giftstoffe nicht richtig abtransportiert werden.

Lage:
Das Lymphsystem ist somit im ganzen Körper verteilt: die Lymphknoten liegen im Bauch, in der Leiste, in den Achseln und am Hals. Die Lymphflüssigkeit fließt im ganzen Körper. Die Mandeln als wichtiges Abwehrorgan liegen im Rachen, die Thymusdrüse hinter dem Brustbein, die Milz direkt unter dem Zwerchfell. Der Wurmfortsatz hängt am sog. „Blinddarm" und auch er hat wichtige Aufgaben bei der Immunabwehr.

Das GALT befindet sich im Darm und nennt sich „Darmassoziiertes lymphatisches Gewebe". Darin sind große Ansammlungen von Lymphfollikeln, sog. „Peyer Plaques" und in diesen sind 70 – 80 % der Zellen, die Antikörper produzieren. Darum ist es wichtig, dass dein Darm sich in einem guten Zustand befindet!

Aufgaben

- Lymphe/Lymphgefäße: Transport verdauter Fette, Transport der Lymphozyten (weiße Blutkörperchen), Abtransport von Fremdstoffen, Stoffwechselrückständen und überschüssiger Zellflüssigkeit
- Lymphknoten: Vermehrung und Speicherung von Lymphozyten, Filterstation von Bakterien und Fremdkörper etc.
- Mandeln: haben eine wichtige Abwehrfunktion, sie zerstören Erreger, die aus der Atemluft aufgenommen werden, Bildung von Antikörpern
- Thymusdrüse: Immunabwehr, Reifung der Immunzellen bei Kindern
- Milz: Bildung von Lymphozyten, Speicherung von Thrombozyten, Abbau roter Blutkörperchen
- GALT: Vermehrung der B-Lymphozyten, Produktion von Antikörpern
- Wurmfortsatz: Immunabwehr

Krankheiten

- Schwellungen / Ödeme
- Lymphknotenschwellung / Lymphangitis / Lymphödem
- Mandelentzündung
- Entzündung vom Wurmfortsatz bzw. Blinddarmentzündung
- Allergien
- chronische Schmerzen, chronische Müdigkeit

Ursache

Wird der Lymphfluss beeinträchtigt, z.B. durch Bewegungsmangel oder Bindegewebsschwäche, können sich Ödeme bilden. Bei Operationen können die Lymphbahnen beschädigt werden bzw. bei Infektionen bei einer Venenerkrankung kann es zu Schäden in der Lymphbahn führen. Ursache einer Lymphangitis (Entzündung der Lymphbahnen) können Krankheitserreger sein, die eindringen und zur Entzündung führen.

Bei ständigen Mandelentzündungen ist es auf keinen Fall die Lösung, die Mandeln zu entfernen. Damit wird ein wichtiges Abwehrsystem entfernt und der Weg für „noch mehr Entzündungskrankheiten" wird geebnet. Stärkst du dein Immunsystem (siehe ganzheitliche Maßnahmen) hören die ständigen Infekte auf.

LOSLASSEN HEISST BEKOMMEN UND FESTHALTEN HEISST VERLIEREN

Psychische Komponente

Was gibt es für Assoziationen mit dem Thema Schwellung, Hals, Entzündung? Z.B. „Den Hals voll haben", „Einen Kloß im Hals haben", „Etwas aufgehalst bekommen", „Zu viel am Hals haben". Man will nicht mehr alles schlucken, nicht mehr alles annehmen, es soll etwas „in Fluss kommen".

Eine Entzündung ist immer eine Abwehrreaktion. Der Arzt Rüdiger Dahlke sagt bei Entzündungen, dass derjenige dazu neigt, Konflikte zu vermeiden. Vielleicht hilft dir das, über die Art oder den Ort der Entzündung oder Schwellung zu einer Erklärung zu kommen. Bei einem Lymphstau kannst du überlegen, wo du eine Blockade hast oder woran du krampfhaft festhältst. Und wo kannst du loslassen, es wieder fließen lassen?

Ganzheitliche Maßnahmen

Die ganzheitliche Lymphreinigung besteht darin, die Lymphe zu aktivieren und zum Fließen zu bringen. Da die Lymphe keinen eigenen Antrieb hat, ist die beste und einfachste Maßnahme sie in Bewegung zu bringen durch

- BEWEGUNG! Bist du träge, ist deine Lymphe auch träge! Ein guter Lymphfluss ist jedoch die Voraussetzung, dass die Stoffwechselrückstände rasch ausgeschieden werden. Jede Art von Bewegung tut gut! Suche dir etwas, was dir wirklich Spaß macht.
- Lymphmassage / Lymphdrainage (von einer Fachfrau machen lassen)
- Trockenbürstenmassagen
- tiefe Atmung (durch tägliche Atemübungen)
- genügend reines und sauberes Wasser trinken
- bei Entzündungen jegliche tierische Eiweiße vermeiden
- genügend Omega-3-Fettsäuren in natürlicher Form zu dir nehmen, Omega-6 reduzieren, da diese entzündungsfördernd sind (siehe Seite 77 + 79)
- entwässernde Tees wie Brennnessel, Birkenblätter, Ackerschachtelhalm, Birkenblätter trinken
- die Petersilie wirkt harntreibend und entgiftend und wirkt gut bei Ödemen
- Fasten
- bei Mandelentzündung Tees wie Salbei, Kamille, Eibisch, Thymian verwenden
- Wickel mit unterstützenden Aromaessenzen (siehe Seite 196)
- und generell wie immer: eine vitalstoffreiche Vollwertkost

Teil 3: Was dir die Nahrungsmittel-Industrie nicht erzählt:

Wenn du in den Supermarkt gehst, bist du umgeben von unzähligen bunten Packungen, die dir versprechen, gut und gesund für deinen Körper zu sein. Sie werben mit besonders vielen Vitaminen, dass sie dich schlank und glücklich machen und deine Familie natürlich auch. Die Bilder von tollen Models, muskulösen Männern und fröhlichen Kindern aus der Werbung geistern dir später beim Einkauf – unbewusst - durch den Kopf und lassen dich zugreifen. Auch deine Kinder wissen genau, was sie haben wollen, weil sie es in der Werbung gesehen haben. Du lässt dich damit manipulieren und kaufst die Produkte ein, ohne zu wissen, wie die Inhaltsstoffe auf deinen Körper wirken.

Du möchtest gerne glauben, dass es stimmt, womit du jeden Abend in der Werbepause verführt wirst. Und dass es der Nahrungsmittel-Industrie am Herzen liegt, dich und deine Family gesund zu erhalten und sie sicher nichts Schlechtes in ihre Billigprodukte stecken.

Es wird Zeit, dass du aufwachst!

Denn wenn du dir anschaust, wer bestimmt, was in den Regalen der Supermärkte liegt, sollte dir das zu denken geben: das sind Großkonzerne, staatliche Behörden und die Pharmaindustrien. Und ganz ehrlich: deren Ziel ist nicht deine Gesundheit, im Gegenteil. Die wollen verkaufen, nicht nur heute, sondern auf lange Sicht gesehen ihren Umsatz stetig steigern.

Du wirst gezielt mit den Suchtstoffen verführt, diese Produkte immer wieder zu konsumieren. Sie arbeiten mit bestimmten Aromastoffen, die in deinem Unterbewusstsein abgespeichert sind, so dass sich dein Körper „erinnert", wenn er diesen Geschmack in einem anderen Produkt erkennt. Dieses wird dann zu deinem neuen Lieblingsprodukt. Babynahrung wird z.B. mit bestimmten Stoffen aromatisiert und damit der Grundstock gelegt für die nächsten konsumierten Produkte als Kleinkind, Schulkind, Teenager. Es ist unglaublich, aber so funktioniert ihr Marketing.

Werbesprüche müssen laut Gesetz nicht der Wahrheit entsprechen, sondern sie sind einfach nur Werbung, d.h. das Produkt will verkauft werden. Ob das stimmt, was behauptet wird oder dir das Produkt schadet, spielt keine Rolle. Es geht nur ums Wirtschaftliche, um Geld (und zwar sehr viel Geld!), aber nie um deine Gesundheit.

Thilo Bode, Geschäftsführer der Verbraucherorganisation „Foodwatch", erklärt: *„Je ungesünder Lebensmittel sind, umso mehr Geld lässt sich damit verdienen".*

So werden schon Kinder an Industriekost gewöhnt und an den Geschmack von Aromen und Zusatzstoffen. Das hat fatale Auswirkungen auf ihren Geschmackssinn und auf ihre körperliche Gesundheit. Auch der Konsum von speziellen Kinderlebensmitteln nimmt enorm zu, da Kinder für die Nahrungsmittelindustrie die „Kunden von morgen" sind.

Die Kids geben nicht nur ihr Taschengeld für die beworbenen Produkte aus, sondern bestimmen hauptsächlich mit, welche Schokocreme und welche Frühstücksflocken auf dem Tisch stehen. Die Hersteller gehen auf aktuelle Trends ein, wie z.B. Kinofilme. Es gibt Sammelbilder oder Figuren wie „Star Wars", „Die Minions" oder „Die Eisprinzessin". Da ist es für Eltern schwierig „Nein" zu sagen, weil die Kids natürlich ihre Serienhelden oder die Kinoprinzessin haben möchten. Wenn du deinem Körper jahrelang diese minderwertige Kost gibst, wird er Schaden nehmen. Er kann das lange kompensieren, doch irgendwann geht es nicht mehr und du kannst nur noch „reparieren" und versuchen weiteren Schaden abzuwenden.

Unsere Lebenserwartung ist heutzutage nicht höher, weil wir gesünder leben, sondern weil wir mit Hilfe der Medizin länger krank bleiben können. Wir werden immer häufiger und v.a. immer früher krank. Unser Essen von heute unterscheidet sich extrem von dem, was die Menschen vor ca. 150 Jahren zu sich genommen haben. Seit es die modernen, stark verarbeiteten Lebensmittel gibt, haben sich die ernährungsbedingten Zivilisationskrankheiten ausgebreitet (wie Diabetes, Herz-kreislauferkrankungen, Allergien, Übergewicht usw.)

Dazu zählen nicht nur der Industriezucker, die Weißmehle und die Fabrikfette (siehe ab Seite 55), die schon genügen, um zahlreiche Krankheiten hervorzurufen. In den letzten Jahren wird der Anteil an krankheitsverursachenden Inhaltsstoffen immer extremer: der Einsatz von Zusatzstoffen, wie Aromastoffe und Geschmacksverstärker, Pestizide, Aluminium, Schwermetalle im Essen oder Weichmacher in der Verpackung.

Das Problem ist, dass es viele Jahre bis Jahrzehnte dauert, bis die ersten Symptome, Funktionsstörungen und Krankheiten auftreten. Du überhörst – oft gerne – die ersten Warnsignale, die dein Körper dir gibt: wie ständiges Kopfweh, Erschöpfung, Allergien, Hauterscheinungen, Verstopfung und Magen-Darm-Probleme.

Oder du lässt sie durch eine reine Symptombehandlung (durch Medikamente, Nahrungsergänzungsmittel...) unterdrücken: dann musst du nichts an deiner Lebensweise ändern, kannst deine Gewohnheiten beibehalten und der innere Schweinehund freut sich und lehnt sich gemütlich zurück.

Natürlich kannst du mit meiner 4-Wochen-Detoxkur nicht die Ernährungsfehler der letzten 30 oder 40 Jahre ausbügeln. V.a. nicht, wenn du danach zu denselben Produkten greifst und weitermachst wie zuvor. Mit dieser Detox-Kur kannst du dir jedoch ein Bewusstsein schaffen für deine Gesundheit und eine Wertschätzung deinem Körper gegenüber. Überhaupt einmal darüber nachzudenken (vielleicht zum ersten Mal?), wie wichtig es ist, was du zu dir nimmst und welche Auswirkungen es hat. Und v.a. kannst du in den vier Wochen spürbar erleben, welche positiven Veränderungen selbst kleine Dinge in deinem Essalltag haben werden.

Was dich veranlasst, mehr zu essen als dein Körper braucht, ist nicht dein Hunger, sondern der Geschmack der Nahrungsmittel, genauer die künstlichen Geschmacksstoffe in deinem Essen. Dass das funktioniert, dafür gibt die Nahrungsmittel-Industrie jedes Jahr Millionen aus.

Ursprünglich waren unsere Lebensmittel „Mittel zum Leben", inzwischen ist unsere Nahrung zu einem künstlich hergestellten, durchgestylten Produkt geworden, die uns zwar nährt, aber nicht gesund erhält. Die Präparate sind künstlich angereichert mit Vitaminen und Mineralstoffen und in der Werbung werden dir Gesundheitsversprechen gemacht.

Lass dich nicht länger von der Nahrungsmittelindustrie verdummen und mach diesen Nahrungs-Wahnsinn nicht mehr mit! Übernimm selbst die Verantwortung für deinen Körper und das, was er zum Leben braucht:
- indem du achtsamer wirst und hinspürst, was dir wirklich gut tut.
- Indem du dich informierst und kritisch wirst in deiner Lebensmittelauswahl.
- Und indem du Werbung gründlich hinterfragst, v.a. auch die Produkte, die als „besonders gesund" angepriesen werden.

Damit du die Inhaltsangaben auf den Produkten gut lesen kannst, schauen wir uns die einzelnen Stoffe etwas genauer an!

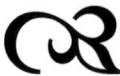

Zusatzstoffe – eine Portion Gift auf deinem Teller

In fast jedem Nahrungsmittel, das verpackt ist – oder auch in loser Ware – sind Zusatzstoffe enthalten. Was wirklich in den Produkten drin steckt, steht nicht offensichtlich auf dem Etikett. Die Hersteller müssen nicht alles deklarieren, was sie verwenden und das was sie darauf schreiben, ist nur schwer zu durchschauen.

Die Fernsehwerbung vermittelt dir ein völlig anderes Bild: die schönen Landschaften mit Kühen auf der Weide oder Bilder von High-Tech-Küchen mit Bergen an frischem Obst und Gemüse soll dir das Produkt schmackhaft machen. Aber dass in „gesunden" Schnitten für Kinder keine frische Milch, in Hühnersuppe in Tüten kein Huhn und in Cremes, Puddings und Joghurts aus leckeren Früchten keine echten Früchte sind, hast du bestimmt auch schon gehört und gelesen.

Nichts hat sich in den letzten Jahren so stark verändert, wie unsere Lebensmittel. Sie stammen zu 75 % aus industrieller Produktion. Manche Zusatzstoffe stehen im Verdacht allergieauslösend zu sein (z.B. viele Farb- und Konservierungsstoffe) und Krankheiten (wie Alzheimer oder Krebs) zu begünstigen.

Zusatzstoffe sorgen dafür, dass die Nahrungsmittel nach ihrer Herstellung überhaupt genießbar sind, durch zugesetzte Geschmacksverstärker, Aromastoffe und Farbstoffe. Sie sollen die Haltbarkeit verlängern oder auch die Verarbeitung erleichtern. EU-weit sind im Moment ca. 320 Zusatzstoffe zugelassen, bezeichnet mit „E-Nummern" - das E steht für Europa.

Das sind z.B. Verdickungsmittel in der Salatsoße, Farbstoffe in Süßigkeiten, Geschmacksverstärker in Fertigsuppen, Trennmittel und Schaummittel in Crememassen und Backwaren. Außerdem zugesetzte Vitamine in Margarine und Backtriebmittel zur Lockerung. Antioxidationsmittel verhindern das Ranzig werden, Konservierungsstoffe sorgen für eine längere Haltbarkeit und Emulgatoren werden verwendet, um nicht mischbare Flüssigkeiten miteinander zu verbinden.

Glutamat z.B. ist einer der am häufigsten eingesetzte Geschmacksverstärker in Lebensmitteln. Glutamat regt deinen Appetit an und kann dich zum Vielessen verführen. Ähnlich ist es bei Aromastoffen. In der Tiermast wird mit Aromastoffen gearbeitet, damit die kleinen Ferkel schnell an Gewicht zulegen und mehr fressen. Genauso wirken sog. „Light-Produkte", die du eigentlich zu dir nimmst, um an Gewicht zu verlieren. Hauptsächlich beinhalten sie aber Stoffe, die deinen Appetit anregen, z.B. Süßstoffe, die dein Hirn verwirren und Hunger melden, obwohl du noch satt bist.

Da der Verbraucher E-Nummern kritisch gegenüber steht, wird die Angabe vermieden und der Zusatzstoff selbst aufgedruckt, wie z.B. „Zitronensäure" – das ist ein Säuerungsmittel, E 330, schädigt den Zahnschmelz und transportiert Aluminium ins Gehirn. Oder „Amaranth" - ein Farbstoff, E 123, der in Tierversuchen zu Kalkablagerungen in den Nieren führt und im Verdacht steht krebserregend zu sein (siehe www.utopia.de)

Aber nicht nur in Lebensmitteln finden sich diese Stoffe. Wusstest du, dass in Zigaretten einige Hundert Zusatzstoffe enthalten sind? Neben der krebserregenden Wirkung von Nikotin und Teer, kommen Weichmacher hinzu, Bindemittel, Feuchthaltemittel, Geschmacksstoffe, Aromastoffe usw. Wenn für die Marke geworben wird „ohne Zusatzstoffe", gilt dies nur für den Tabak, im Filter und Papier ist trotzdem jede Menge davon enthalten.

Es gibt auch Zusatzstoffe die unschädlich sind und mit einer E-Nummer bezeichnet werden, wie z.B. das pflanzliche Geliermittel Agar-Agar (E 406) oder das natürliche Verdickungsmittel Johannisbrotkernmehl (E 410).

Bei Produkten aus kontrolliert biologischem Anbau sind nur 50 Zusatzstoffe zugelassen. Verboten sind hier Süßstoffe, synthetische Farbstoffe, Stabilisatoren, Geschmacksverstärker und Konservierungsmittel. Demeter erlaubt nur 21 Zusatzstoffe. Ich selbst bevorzuge grundsätzlich Produkte ohne jegliche Zusatzstoffe.

Es gibt viele Broschüren, Apps oder Internetseiten über die einzelnen E-Nummern, ihre Auswirkungen und Beschreibungen. Auch die Bücher von Hans-Ulrich Grimm (z.B. „Chemie im Essen" oder „Vom Verzehr wird abgeraten") sind sehr empfehlenswert. Auch in meinem Podcast gibt es zum Thema Zusatzstoffe, wie auch zu allen anderen Themen, Episoden zum anhören und vertiefen.

Auf der Seite von www.food-detective.de findet man eine Zusatzstoffdatenbank, auf der die einzelnen Zusatzstoffe nachgelesen werden können. Oder du kannst nachschlagen, bei welchen Krankheiten welche Zusatzstoffe eine Rolle spielen. (siehe Anhang). Die folgenden Zusatzstoffe solltest du deinem Körper zuliebe weglassen.

Ohne Aromastoffe ungenießbar

Über 2000 Aromastoffe sind im konventionellen Bereich erlaubt. Ohne diese Aromastoffe wären die Industrieprodukte im Supermarkt ungenießbar und damit unverkäuflich. Aroma ist nötig, um geschmacklose Rohstoffe aufzuwerten und den unangenehmen Geschmack der Lebensmitteltechnik zu übertünchen. Auf der Zutatenliste findest du sie unter dem Begriff „Aromastoff" und „natürliches Aroma". Unter Aromastoff fällt alles, was synthetisch hergestellt und den natürlichen Aromastoffen nachgebaut wurde. Die Begriffe "naturidentisch" oder "künstlich" werden (nach der 2008 verabschiedeten EU-Aromenverordnung) seit dem 20. Januar 2011 nicht mehr verwendet.

„Natürliches Aroma" bedeutet, dass der Rohstoff von einem Naturprodukt stammt, egal ob pflanzlich oder tierisch. Oder sie werden biotechnologisch mit Hilfe von Bakterien, Schimmelpilzen oder isolierten Enzymen produziert. Das kann ein Pilz sein (wie bei Kokosaroma), Rizinusöl (z.B. bei Pfirsicharoma) oder Zellulose (wie bei Erdbeeraroma).

Unter „Aromaextrakt" fallen z.B. Geschmacksstoffe, die mit Hilfe von Wasser, Alkohol oder Kohlendioxid aus Kräutern, Gewürzen oder Früchten gewonnen werden. Oder ätherische Öle, die man durch Destillation gewinnt. Das sind noch die natürlichsten Aromen und werden von der EU-Öko-Verordnung erlaubt und bei Biolebensmitteln verwendet.

Dass Aromen von der Nahrungsmittelindustrie eingesetzt werden, ist eine Preisfrage. Denn die Verwendung von frischen Früchten wäre unbezahlbar. Würde man für einen Himbeerjoghurt frische Himbeeren verwenden, kämen 100 Liter Joghurt auf ca. 31 € in der Herstellung. Bei der Produktion mit Himbeeraroma, gewonnen aus Pilzkulturen, kämen die 100 Liter Joghurt nur auf 3,75 € und rein synthetisch auf nur 0,06 € (Hans-Ulrich Grimm).

Bei der Bezeichnung „Erdbeerjoghurt" müssen bei einem 150 g Becher nur 9 g echte Früchte enthalten sein, das ist ca. ½ Erdbeere. Wenn auf dem Becher steht „Joghurt mit Fruchtzubereitung" können es weniger wie 6 g sein, ca. 1/3 Erdbeere. Und bei „Joghurt mit Erdbeergeschmack" reicht ein Aromastoff, der im Falle von Erdbeeren aus Hölzern/Sägespänen gewonnen wird. Da während der industriellen Verarbeitung der Geschmack der Früchte sowieso verloren geht, können nur noch Aromastoffe, Farbstoffe, Verdickungsmittel und Konservierungsstoffe den Erdbeergeschmack und die passende Konsistenz herzaubern. Genauso ist es mit allen anderen Fruchtjoghurts aus konventioneller Herstellung.

Geschmacksverstärker – die unterschätzte Gefahr

Glutamat (Mononatriumglutamat E 621 – E 625) ist ein Pulver, das zu einem Teil Kochsalz und zu einem Teil aus Glutaminsäure besteht. Seit 1909 wird er verwendet und ist der am häufigsten eingesetzte Geschmacksverstärker. Fast 2 Millionen Tonnen werden pro Jahr weltweit davon verbraucht. Er kann auch mit Hilfe von gentechnisch veränderten Organismen (GVO) hergestellt sein.

Offiziell gilt Glutamat als unbedenklich und ist als Zusatzstoff zugelassen. Schon seit den 60-er-Jahren gibt es aber Untersuchungen, dass Glutamat neurotoxisch wirken und Hirnzellen töten kann. Bekannt wurde der Stoff als sog. „China-Restaurant-Syndrom" - nach dem Besuch „beim Chinesen" klagten manche über Kopfschmerzen, Schwindel und Nackenschmerzen. Heutzutage haben wir Glutamat in fast jedem Fertigprodukt enthalten: in Knabbersachen, Würzmischungen, Fertigsuppen, Soßen, Fertiggerichten, verarbeiteten Fleischprodukten, Süßwaren usw. Wer in der Kantine essen geht oder ins Restaurant, kann dem Glutamat kaum entkommen.

Noch viel gefährlicher ist die Funktion von Glutamat als Transportmittel von Aluminium ins Gehirn und damit ein Förderer von Alzheimer, Multipler Sklerose oder Parkinson (*Prof. Konrad Beyreuther, weltweit führender Alzheimerforscher*). Glutamat signalisiert deinem Gehirn auch „Hunger" obwohl du schon satt bist und verführt dich zum Mehressen. Laut Techniker-Krankenkasse sind im Jahr 2015 alleine in Bayern 3000 Patienten wegen krankhaftem Essverhalten stationär behandelt worden, das ist ein Anstieg zu 2005 von 40 % (*Landsberger Tagblatt, 09/2017*). Eine Ursache ist hier auch die Wirkung von Zusatzstoffen und Fabrikzucker.

Diese Informationen über die negativen Auswirkungen kommen vermehrt beim Verbraucher an und er meidet diese Produkte zunehmend. Darauf reagieren die Lebensmittelhersteller und deklarieren ihre Tütchen und Packungen mit dem Aufdruck „ohne geschmacksverstärkende Zusatzstoffe" oder „ohne den Zusatzstoff Glutamat". Das heißt nicht, dass hier keine Geschmacksverstärker enthalten sind, meist wird der Zusatzstoff „Hefeextrakt" verwendet, der u.a. aus Glutamat besteht.

Die Bezeichnung „Trockenmilcherzeugnis" kann Glutamat ebenfalls ersetzen. Mit viel Chemie wird aus fettfreier Milchtrockenmasse ein Pulver hergestellt, das von Natur aus viel Glutaminsäure enthält und sich während dem Herstellungsprozess in Glutamat umwandelt. Selbst wenn von „Würze" die Rede ist, Milchprotein, Nährhefe oder Proteinisolate, muss das nicht als Geschmacksverstärker gekennzeichnet werden. Dies sind Mischstoffe, die zwar Glutamat in hohen Mengen enthalten, aber auch andere Substanzen. So umgehen die Hersteller die genaue Deklarierung.

Zitronensäure – nicht so gesund wie es sich anhört

„Zitronensäure", E 330 - daran kann jetzt so viel nicht falsch sein? Das klingt nach frischen Zitronen! Tatsächlich wurde Zitronensäure ursprünglich aus dem Saft von Zitronen gewonnen. Heute wird die Zitronensäure aber Dank eines Schimmelpilzes in großen Mengen und v.a. billig hergestellt.

Während in den 60-er Jahren weltweit rund 50 000 Tonnen Zitronensäure aus Zitronen produziert wurde, sind es heute fast zwei Millionen Tonnen die verbraucht werden – eine Produktionsmenge, die mit frischen Zitronen gar nicht möglich ist.

Zitronensäure dient als Antioxidations- und Säuerungsmittel, zur Haltbarmachung der Produkte und verhindert bei Fetten und Ölen das Ranzig werden. Wir finden diesen Zusatzstoff in unendlich vielen Nahrungsmitteln wie Softgetränke, Fruchtsäfte, Marmelade, Fertiggerichte, Süßigkeiten, aber auch in Margarine, Käse- und Fleischprodukten, Teigwaren usw.

Zitronensäure wirkt aggressiv auf deine Zähne und kann den Zahnschmelz aufweichen und v.a. dient sie – wie Glutamat und Aspartam – als Transportmittel von Aluminium zum Gehirn. Gerade bei Kindern, die viel Süßigkeiten und Softgetränke zu sich nehmen und bei denen die Blut-Hirn-Schranke noch nicht gut ausgebildet ist, können die Schadstoffe leicht eindringen und wirken hoch gefährlich.

Aspartam, Süßstoff mit Nebenwirkungen

Aspartam, E 951, ist der dritte Stoff, der Aluminium in das Gehirn transportieren kann. Er zählt zu den Süßstoffen und ist in unzähligen Produkten enthalten. Du findest ihn in Süßigkeiten, Softgetränken, Kaugummi, kalorienreduzierten Produkten und v.a. in Nahrungsmitteln auf denen steht „ohne Zucker"! Da kommst du also vom Regen in die Traufe, denn die Wirkung von Aspartam steht dem Schadstoff Zucker in nichts nach.

Er kann akute Störungen auslösen wie Kopfschmerzen, Schwindel, Reizbarkeit oder depressive Erscheinungen. Im Tierversuch löste Aspartam Krebs aus. Die Langzeitfolgen sind neurotoxisch, da Aspartam den Gehirnzellen schaden kann. Die Aussagen zu Aspartam sind umstritten. Es gibt Studien in alle Richtungen, auch von der Süßstoffindustrie finanziert. Ich gehe lieber auf Nummer sicher und meide diesen Süßstoff – v.a. da er nur in stark verarbeiteten Produkten enthalten ist, die noch weitere schädliche Zusatzstoffe beinhalten.

Bunt, bunter - Farbstoffe

Was wären die unzähligen Produkte in den Supermarktregalen ohne Farbstoffe?? Graue unappetitliche Inhalte, die niemand kaufen würde. Blasse Gummibärchen, farblose Frühstücksflocken, unansehnliche Süßigkeiten. Erst die Farbstoffe geben dem Produkt den Kick, der uns zum Kaufen verführt. Rote, grüne, gelbe Bonbons, Cremes und Süßwaren leuchten uns entgegen. Sogar in Margarine, Käse, Eis oder Limonaden werden Farbstoffe verwendet.

Die Wirkung auf deinen Körper ist alles andere als harmlos, sie gelten als allergieauslösend, verursachen Aufmerksamkeitsstörungen, Schlafstörungen oder Unruhe. Einige stehen im Verdacht krebserregend zu sein. In manchen Ländern sind bestimmte Farbstoffe verboten, z.B. Chinolingelb E 104 in den USA, Norwegen und Japan wegen Krebsverdacht.

In Deutschland müssen zumindest bei manchen Farbstoffen Warnhinweise aufgedruckt werden, z.B. bei E 102 Tartrazin und E 122 Azorubin der Hinweis „kann Aktivität und Aufmerksamkeit bei Kindern beeinträchtigen".

Schwermetalle – auch in deinen Nahrungsmitteln?

Deine Nahrung kann auch mit Schwermetallen belastet sein. Das *Bundesamt für Verbraucherschutz und Lebensmittelsicherheit* hat von 1995 – 2002 über 28 000 Proben auf Schwermetalle untersucht. Das erschreckende Ergebnis:

92 % wiesen messbare Belastungen mit Aluminium, Blei, Arsen, Kupfer, Nickel oder Quecksilber auf. Viele dieser Stoffe lagern sich im Körper ab und sind v.a. als Zusatzstoffe den Nahrungsmitteln zugefügt - als Stabilisator, Farbstoff oder Trennmittel. Aluminium z.B. ist ein Farbstoff, der für Süßwaren oder Dragees verwendet wird, aber auch als Säureregulator, Backtriebmittel oder Trennmittel.

In unzähligen Produkten ist Aluminium enthalten, in denen du es nicht vermutest. Da verzichtest du auf Deo und Alufolie und weißt nicht, dass du dir mit vielen stark verarbeiteten Produkten auch Schwermetalle zuführst. Durch Dünger und Pflanzenschutzmittel, Gülledüngung und Futtermitteln gelangen sie in Fisch, Fleisch und Eier oder Gemüse. Natürlich gibt es Grenzwerte für die einzelnen Stoffe, aber die Wirkung von einem Schwermetallmix wurde noch nie untersucht.

Wie vermeidest Du Zusatzstoffe?

Ganz schön erschreckend was uns da alles zugemutet wird, ohne Warnhinweis oder Aufklärung über die Auswirkungen auf den Körper. Auch hier geht es nur um das Wirtschaftliche und den Profit, was sonst!

Meine Auflistung ist sehr kurz gehalten, es gibt noch unzählige Zusatzstoffgruppen mit negativen Auswirkungen. Die Informationen füllen viele Bücher, v.a. Hans-Ulrich Grimm hat hier enorme Aufklärungsarbeit betrieben, seine Bücher lesen sich wie ein Krimi (siehe Anhang).

Darum mache dir wirklich täglich bewusst: deine Gesundheit hast du ganz allein in der Hand durch deine Kaufentscheidung! Das, was in deinem Einkaufswagen liegt, bestimmt wie gesund du bist oder ob du dir hier ein Starterpaket für ernährungsbedingte Zivilisationskrankheiten in den Wagen packst!

Ja, es ist mit Mehraufwand verbunden. Das Tütchen, das Päckchen und das Tiefkühlprodukt oder jene bunte Schachtel bleiben dann im Regal stehen. Du musst die Suppe selbst kochen, den Pfannkuchenteig frisch anrühren und die Salatsoße ohne Würzpäckchen hinbekommen. Aber ganz ehrlich: das ist wirklich einfach, schmeckt besser und v.a. - es hält dich gesund.

Der Grundsatz lautet:
So natürlich und so frisch wie möglich.

Und wenn es doch einmal etwas Fertiges sein soll, schau auf die Inhaltsstoffe. Vermeide diese heftigen Zusatzstoffe und suche nach Bioprodukten, die ohne diese auskommen. Auch bei Tiefkühlware gibt es inzwischen Firmen die komplett ohne Zusatzstoffe arbeiten.

Durch eine gezielte Ernährung ohne stark verarbeitete Produkte kannst du dazu beitragen, dass dein Körper nicht damit belastet wird. Und wie du gesehen hast, spielt die Gesundheit deiner Organe eine große Rolle, damit sie die Entgiftungsarbeit überhaupt leisten können.

(Einen Besuch wert: Deutsches Zusatzstoffmuseum in Hamburg! Siehe Anhang)

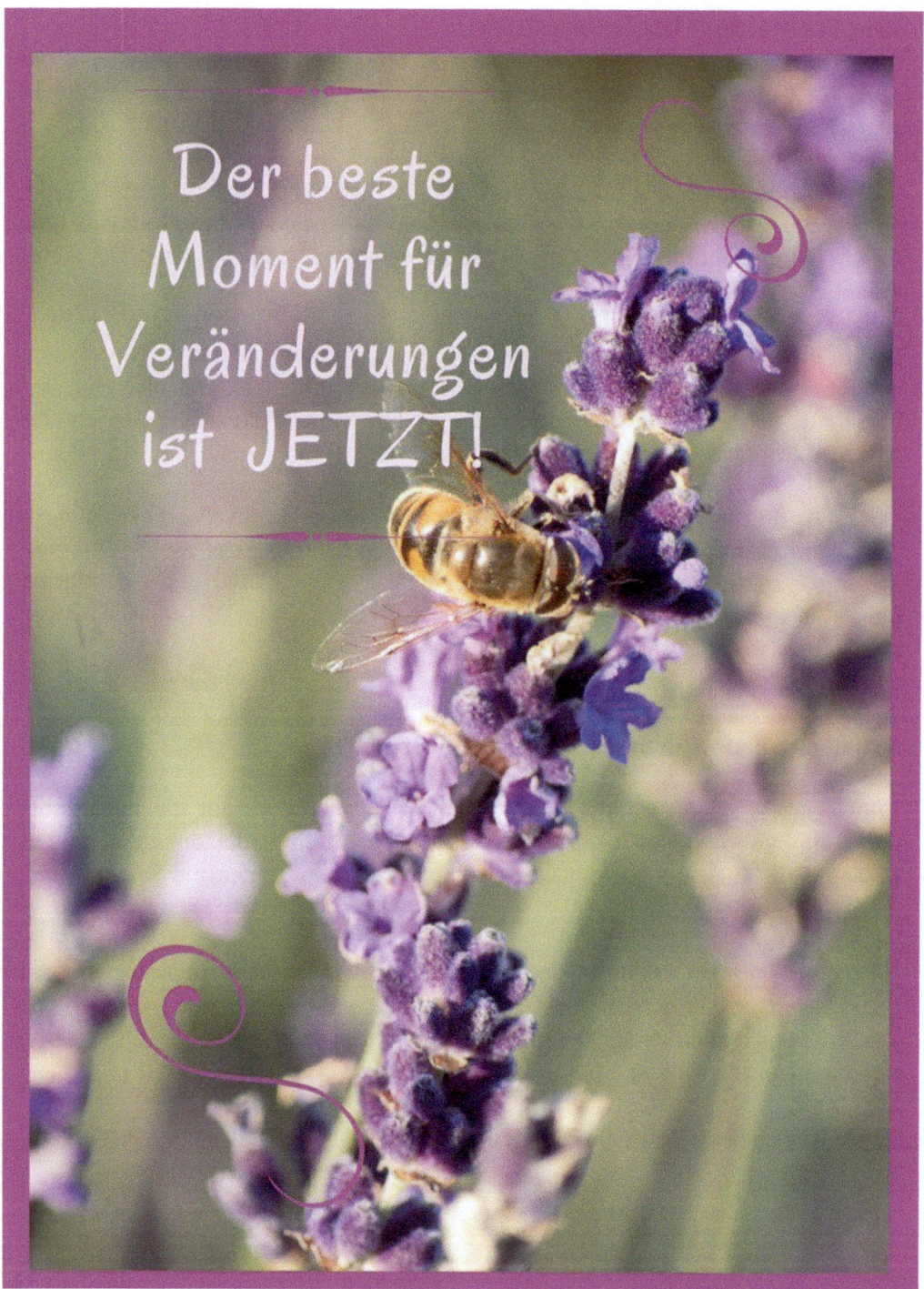

Teil 4: Genussmittel – kein Genuss für deinen Körper

Kennst du das? Viele kleine Snacks begleiten dich durch den Tag - du bist zwar ständig am Essen und Knabbern, doch richtig satt und zufrieden fühlst du dich nicht. Du bist es gewohnt, deinen täglichen Hunger mit Produkten zu stillen, die dich zwar nähren, aber nicht sättigen. Mit denen du zwar gut leben, aber nicht gesund bleiben kannst.

Diese Produkte sind keine Lebensmittel mehr, sondern nur noch Nahrungsmittel. Die meisten nur noch Präparate, Imitate oder irgendetwas, was in der Chemiestube der Nahrungsmittelindustrie zusammengebastelt wurde. Inzwischen ist das so „normal", dass es nicht einmal jemandem auffällt, schließlich essen wir alle täglich Zucker, Weißmehlprodukte, Fertigprodukte, Fast Food, Margarine, künstliche Soßen, Suppen und Cremes aus irgendwelchen Plastikbechern und Tiegeln. „Coffee-to-Go" gehört zum Alltagsbild, genauso wie essende Menschen im Laufschritt.

Die großen Krankmacher in diesen Produkten sind nur drei Hauptgruppen:
- der Fabrikzucker
- die Weißmehlprodukte und
- die raffinierten Fette und Öle.

Von daher ist es auch nicht schwer, gesund zu leben, du musst nur diese drei Gruppen austauschen, um deiner Gesundheit einen positiven Schwung zu geben.

Starten wir mit dem schwierigsten Thema:

DIE DROGE ZUCKER:
Warum schwierig?
Zucker ist nicht nur ein Schadstoff und der Krankmacher No. 1 in deiner Nahrung, er ist v.a. in fast jedem verpackten Produkt enthalten. Zucker gehört für den Großteil der Menschen zum Alltag und ist somit eine täglich verwendete Substanz. Zucker ist ein Genussmittel, kein Nahrungsmittel, die bessere Bezeichnung wäre Suchtmittel oder tatsächlich „Droge".

Suchtmittel?
Ist das nicht übertrieben?
Braucht dein Körper nicht Zucker?
Und wenn er überall ganz offiziell enthalten ist, kann er dann schädlich sein?

Außerdem wird dir doch seit Jahren genau das Gegenteil mitgeteilt:

- Zucker - ein natürlicher Energiespender!
- Zucker - ein lebensnotwendiges Kohlenhydrat!
- Zucker - wertvoll und für deine Gesundheit unentbehrlich!

Auch in den täglichen Werbespots kommen Sprüche wie:
„Diese Bonbons sind besonders vitaminreich!"
„Mit der rosa Schokolade werden Frauen schlank und vital" oder
„Dieser Riegel macht Kinder glücklich".

Das glauben wir natürlich gerne.

Nur - wenn du dir diese Produkte näher anschaust, lernst die Zutatenliste zu lesen und aufmerksamer zu sein, dann ergibt sich ein ganz anderes Bild:
dann enthält das Produkt nicht nur Unmengen an Zucker, sondern auch jede Menge Zusatzstoffe. Oder in dem Päckchen, das als „zuckerfrei" deklariert wird, findest du Zuckerersatzstoffe und Süßstoffe, die dir auch schaden. Und du stellst mit der Zeit fest, dass der alternative Zucker, der z.B. als „gesund und mineralstoffreich" beworben wird, gar nicht so gesund ist, wie uns glauben gemacht werden soll.

Täuschung ist bei verpackten Lebensmitteln nicht die Ausnahme, sondern die Regel. Entweder es ist nicht drin was draufsteht, oder es steht nicht drauf was drin ist.

Obige Werbeaussagen stammen natürlich von der Zuckerindustrie, die ihr Produkt verkaufen will. Zucker ist ein Milliardengeschäft. Die Fa. Südzucker aus Mannheim (größter Zuckerproduzent der Welt) hatte 2016 einen Konzernumsatz von 6,4 Mrd. Euro bei einer Zuckerproduktion von 4,1 Millionen Tonnen (*Südzucker AG*). Jedes Jahr gibt die Zuckerindustrie über 21 Millionen Euro für die Lobbyarbeit in der Europäischen Union aus und hat dadurch einen enormen Einfluss auf die EU-Politik (*Deutsche Gesundheitsnachrichten 8/2016*).

Ihr Ziel ist es, strengere und detailliertere Regelungen in der EU zu verhindern bzw. abzuschwächen. So wurde z.B. die Einführung der Ernährungsampel und die Angabe auf Verpackungen, wieviel natürlicher Fruchtzucker und wieviel beigemischter Zucker enthalten ist, erfolgreich verhindert. Mit der im Dezember 2016 in Kraft getretenen EU-Lebensmittelinformationsverordnung wird es sogar verboten, derartiges auf die Verpackung zu schreiben (*Katharina Ainger, Studie „A spoonful Sugar", NGO Corporate Europe*).

Welche Zuckermenge ist unbedenklich?

Was meinst du, wieviel Gramm Zucker nimmst du in der Woche zu dir?
Wenn du alles zusammenrechnen würdest?

Nicht nur den offensichtlichen Zucker, den du in deinen Kaffee löffelst oder durch einen Schokoriegel zu dir nimmst. Sondern, wenn du alle versteckten Zucker mitberechnest – in der Marmelade am Morgen, in der Wurst auf dem Pausenbrot, im Softgetränk zwischendurch. In den paar Gummibärchen aus der Schreibtischschublade, dem mitgebrachten Kuchen der Kollegin, der Salatsoße aus der Kantine, dem Fertigprodukt zum Abendessen oder den Knabbersachen beim Fernsehfilm. Das zählt sich zusammen.

Der Durchschnittsbürger nimmt pro Tag ca. 150 g Fabrikzucker zu sich, das entspricht über 1 kg in der Woche, also 2 große Packungen Zucker nur für dich! Das wären bis zu 50 kg Zucker im Jahr! Und das ist nur ein Durchschnittswert, viele Menschen, v.a. Kinder, nehmen wesentlich mehr Zucker pro Tag zu sich, v.a. durch Softgetränke und Süßigkeiten.

Der Zuckerverbrauch ist in den letzten Jahren nochmal rasant gestiegen. Im Jahr 1900 wurden weltweit ca. 11 Millionen Tonnen Zucker produziert, 2016 waren es bereits 180 Millionen Tonnen! Die WHO (Weltgesundheitsorganisation) empfiehlt einen täglichen Zuckerkonsum von 5 % der Gesamtkalorien, das entspricht für einen Erwachsenen ca. 25 g Zucker täglich. Eine Dose Cola hat aber bereits ca. 36 g Zucker. Und wer trinkt heutzutage noch eine „Dose Cola" - die meisten Kinder haben in den Schulen die 1,5–Liter–Flaschen Softgetränke, die schon alleine über 100 g Zucker enthalten.

Über die Empfehlung der WHO sagt die „Wirtschaftliche Vereinigung Zucker" (Zuckerindustrie) übrigens: *„Die Empfehlungen der WHO sind nicht zielführend"* – und bestreitet einen Zusammenhang zwischen Zuckerverzehr und Zahnkaries oder Übergewicht. Völlig klar, dass solche Empfehlungen für die Industrie nicht „zielführend" sind. Ihr Ziel ist es, uns von ihren Produkten abhängig zu machen und den Verzehr zu steigern.

Die schädlichen Auswirkungen vom täglichen Zuckergenuss sind vielfältig und es bleibt leider nicht nur bei der Entstehung von Zahnkaries. Zucker raubt dir sowohl deine Energie, als auch Kalk (Kalzium), was zu Schäden an Knochensystem und Bewegungsapparat führt. Sobald du Zucker isst, verbraucht er zu seiner Verarbeitung im Körper viele Vitalstoffe, v.a. die B-Vitamine.

Nimmst du im Gegensatz dazu vollwertige Lebensmittel zu dir, in denen <u>natürlich vorkommender</u> Fruchtzucker (z.B. in Obst) enthalten ist, bringt dieses Lebensmittel alle Vitalstoffe mit, die es zu seiner Verarbeitung benötigt, wie Vitamine, Mineralstoffe etc. Isst du jedoch Zucker in isolierter Form, wie Produkte, die Fabrikzucker (raffinierten Zucker) enthalten, muss dieser dem Körper die Vitalstoffe entziehen, da er selbst keine enthält.

Wenn deine übrige Ernährung genauso vitalstoffarm ist, du nur Produkte aus Weißmehl, stark verarbeitete Nahrungsmittel und wenig Frisches zu dir nimmst, kommt es im Laufe der Zeit zu einem gravierenden Mangel und Stoffwechselstörungen. Anfangs sind das kleinere Beschwerden wie Müdigkeit, Schlappheit, Leistungsschwäche, Kopfschmerzen, Hauterscheinungen, Fissuren etc. Bei dauerhaftem Mangel führt dies im Laufe der Jahre zu den ernährungsbedingten Erkrankungen (siehe Seite 202). Darum ist der Verzehr von Getreide und Vollkornprodukten so wichtig, da hauptsächlich hier viele B-Vitamine (v.a. B 1) und natürlich alle anderen Vitalstoffe enthalten sind.

D.h. je mehr Zucker du isst, desto mehr Vitamine braucht bzw. verbraucht dein Körper. Das Vitamin B 1 spielt hier eine große Rolle, da es für alle deine Stoffwechselvorgänge unentbehrlich ist und auch am Nervensystem beteiligt. Durch vielfältigen täglichen Zuckergenuss wird dein Vitamin-B-Bedarf abermals erhöht.

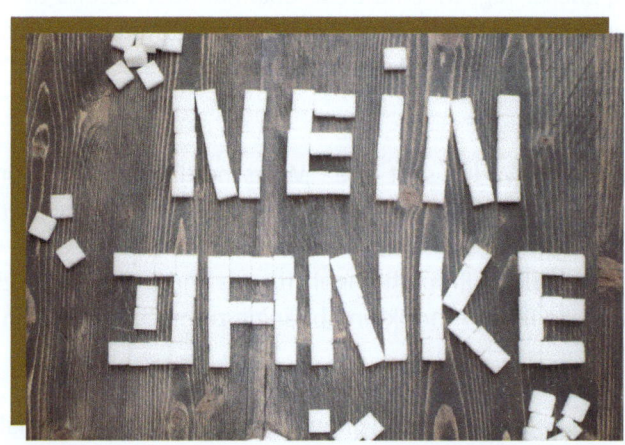

Dein Blutzuckerspiegel spielt verrückt!

Vielleicht kennst du das: du bist ständig müde, schlapp, energielos und leidest immer häufiger an Kopfschmerzen. Deine Haut ist nicht nur fahl, sondern auch schuppig oder entzündet, sogar deine Mundwinkel (oder Augenwinkel/Ohrläppchen) sind wund. Und nach und nach kommen weitere Beschwerden hinzu, z.B. Verstopfung, allergische Reaktionen, Unverträglichkeiten, Magen-Darm-Beschwerden usw.

Selbst auf deine Psyche wirkt der Zuckerverzehr, z.B. durch Konzentrationsmangel, Leistungs- und Lernschwäche, Reizbarkeit, Aggressivität, sog. „Hyperaktivität", Unruhe, Appetitlosigkeit, depressive Gemütsschwankungen, Unlust, chronische Müdigkeit usw.

Was passiert in deinem Körper wenn du dir z.B. am Nachmittag Kohlenhydrate in Form von einem Stück Torte oder einen Schokoriegel gönnst?

Wenn diese den Dünndarm erreichen, durchdringt der isolierte Zucker sehr schnell die Darmwände und gelangt in Mengen in deine Blutbahn. Normalerweise sind in deinem Blutkreislauf – wenn wir es mit Teelöffeln ausdrücken würden – ca. 2 Tl Zucker unterwegs. Mit dem Stück Torte kommen ungefähr 5-7 Tl Zucker an, dadurch schießt dein Blutzuckerspiegel nach oben!

Damit der Zucker nicht im Blut verbleibt, sondern in die Zellen transportiert werden kann, wo er zur Energiegewinnung benötigt wird, braucht er ein Transportmittel. D.h. sobald Zucker im Blut zirkuliert, wird die Bauchspeicheldrüse angeregt, das Hormon Insulin auszuschütten. Dieses transportiert das Glucosemolekül (Zucker) zur Zelle und schließt die Tür zur Zelle auf. Ohne Insulin würde die Glucose ewig im Blut zirkulieren. Sobald die Glucose in der Körperzelle verschwunden ist, sinkt der Blutzuckerspiegel wieder ab. Das Insulin sorgt also für eine Blutzuckersenkung.

Normal liegt dein Blutzuckerspiegel bei 85 – 105 Milligramm pro Deziliter Blut. Wenn du einen Schokoriegel isst, schnellt der Blutzuckerspiegel innerhalb kürzester Zeit auf über 300! Da plötzlich so viel Zucker zirkuliert, wird zu viel Insulin von der Bauchspeicheldrüse ausgeschüttet. Der Blutzuckerspiegel wird gesenkt, aber nicht auf Normalmaß, sondern du gehst in Unterzucker (Hypoglykämie), auf einen Wert von vielleicht 70. Als Auswirkung spürst du, dass du müde wirst, gereizt, angespannt – und ein neues Hungergefühl, ein Heißhunger auf Süßes überfällt dich.

Also Zeit für den nächsten Schokoriegel…ein Teufelskreis für das Suchtverhalten!

Und meist bleibt es nicht bei einer Zuckerration am Tag! Oft gibt es schon am Morgen Schokocreme und Kaba zum Frühstück, mittags ein süßes Teilchen und Kantinenessen, Gummitierchen und Kuchen für zwischendurch, Softgetränke als Durstlöscher, abends Knabberzeug vor dem Fernseher und das gemütliche Glas Wein. Viele sind durch ihren Dauer-Süßigkeiten-Konsum dauerunterzuckert und schlecht gelaunt, nervös oder sogar aggressiv.

Wenn du jetzt ständig einen zu hohen Blutzuckerspiegel hast, ständig zu viel Insulin im Blut ist, werden im Laufe der Jahre die Zellen insulinresistent, d.h. sie lassen die Glucose nicht mehr in die Zelle und der Blutzuckerspiegel kann nicht mehr sinken. Solange Insulin im Blut ist, findet aber auch kein Fettabbau statt. Und die Bauchspeicheldrüse schüttet noch mehr Insulin aus, da die Zellen dringend Glucose bräuchten. Das Zuviel an Glucose, das nicht mehr in die Zelle aufgenommen wird, kommt in Form von Glykogen als Zwischenspeicher in die Leber und wenn es in der Leber keinen Platz mehr gibt, wird es in Fett umgewandelt und abgelagert! Zucker macht dich also dick - und nicht etwa die Fette, wie viele denken!

Solltest du jetzt nicht handeln und dein Essverhalten ändern, kommt es zu Folgekrankheiten wie einem erhöhten Blutzuckerspiegel, hohe Blutfettwerte, ein krankhaft erhöhter Insulinspiegel und eine Schwächung der Bauchspeicheldrüse. Das zeigt sich z.B. durch Verdauungsprobleme wie Völlegefühl, Blähungen, Bauchschmerzen etc. Die Diagnose Diabetes könnte die Folge sein.

Bei Genuss von kohlenhydrathaltigen vollwertigen Lebensmitteln (wie Obst, Gemüse, Vollgetreide) bleiben diese extremen Blutzuckerschwankungen aus, es wird genau die Menge an Insulin abgegeben, die benötigt wird. Warum? Weil in natürlichen Lebensmitteln außer dem natürlich enthaltenen Fruchtzucker, noch unzählige andere Vitalstoffe enthalten sind, die eine überschießende Blutzuckerreaktion verhindern.

Das Angstmachen vor natürlichen Kohlenhydraten ist also völlig haltlos bzw. industriegesteuert. Dein Körper braucht Kohlenhydrate, sie sind wichtige Energiespender und Sattmacher. Ganz im Gegenteil zu Fabrikzucker.

Selbst wenn du niemals raffinierten Zucker zu dir nehmen würdest, hättest du nie einen Zuckermangel. Denn die Kohlenhydrate aus Lebensmitteln wie Obst, Gemüse, Kartoffeln, Getreide werden in Glucose umgewandelt und geben dir die nötige Energie. Dein Körper kann seinen gesamten Bedarf an Glucose aus Nahrungskohlenhydraten beziehen.

Bei normalen Blutzuckerwerten fühlst du dich satt und ausgeglichen. Ein niedriger Blutzuckerspiegel bedeutet dagegen Heißhunger!

Da erscheint es schon fast lächerlich, wenn man um diese Körpervorgänge weiß und die „*Wirtschaftliche Vereinigung Zucker*" (Zuckerindustrie) behauptet:

„Zucker macht natürlich fit"
„Zucker ist ein natürlicher Bestandteil unserer Ernährung"
„Zucker wird in unserem Körper leicht zu Glukose abgebaut und ist ein schnell verfügbarer Energielieferant. Das ist vor allem bei sportlichen oder geistigen Aktivitäten wichtig, denn Süßes gilt nicht ohne Grund als Nervennahrung. Hohe Konzentrations- und Reaktionsfähigkeit, z.B. beim Autofahren, können daher durch kleine süße Zwischenmahlzeiten verbessert werden….."

Eine unverantwortliche und gefährliche Empfehlung, weil das Gegenteil der Fall ist. Aber so funktioniert Werbung! Es geht nur darum das Produkt zu verkaufen; es geht nicht um deine Gesundheit! Das musst du dir immer bewusst machen!

In einem Bericht bei Focus online spricht der Autor Felix Klemme sogar davon, dass *„Haushaltszucker einen höheren Reiz auf unser Belohnungszentrum hat als Kokain. Wir wollen mehr und mehr und bekommen genau das. Billig, überall, an jedem Kiosk, rund um die Uhr!"*

So werden wir zu „Junkies" gemacht und brauchen unseren Suchtstoff „Zucker" in jeglicher Form jeden Tag. Meine Kursteilnehmer erzählen oft von ihren Heißhungeranfällen. Wenn sie im „Rausch" sind und keine Chance haben aufzuhören und ihnen erst hinterher bewusst wird, was sie alles gegessen haben, obwohl sie es nicht wollten. Und danach geht es ihnen schlechter als zuvor!

Zucker ist eine Droge! Und wie bei jeder Droge brauchst du mit der Zeit immer mehr davon, um die gewünschte Wirkung zu erzielen. Dieses Suchtverhalten wird auch ausgelöst durch das Absinken deines Serotoninspiegels.

Serotonin, der Botenstoff für dein Glück
- und was deine schlechte Laune damit zu tun hat

Serotonin ist ein Neurotransmitter, der für angenehme Gefühle sorgt, dich beruhigt, entspannt und dir Sicherheit und Vertrauen gibt. Deshalb wird er gerne als Glückshormon bezeichnet. Hast du zu wenig Serotonin, führt das zu negativen Gefühlen: du fühlst dich unglücklich, ängstlich, gestresst und unzufrieden, hast schlechte Laune, bist müde und anfällig für Migräne. Und es kann zu unkontrollierbarem Heißhunger kommen.

Viele Menschen bekämpfen ihre schlechte Laune dann mit Zucker, z.B. mit einer Cola, einem Stück Kuchen oder einem Schokoriegel – der Serotoninspiegel steigt an, das beruhigt dich, du fühlst dich entspannt und die Welt scheint in Ordnung. Je süßer die Nahrung, desto schneller gelingt der Serotoninaufbau – allerdings sinkt er auch schneller wieder ab und die schlechte Laune kehrt zurück und mit ihr der Heißhunger auf Süßes. Ein Teufelskreis!

Dein Serotoninspiegel ist an den Blutzuckerspiegel gebunden. D.h. wenn der Blutzuckerspiegel absinkt, sackt auch der Serotoninspiegel ab. Und du weißt inzwischen, welche Nahrungsmittel oder besser „Genussmittel" den Blutzuckerspiegel nach oben schießen lassen und womit er in den Keller rauscht. Hast du auf Dauer zu wenig Serotonin im Körper, kann dich das unglücklich machen und mit der Zeit zu Übergewicht führen.

Was kannst Du aktiv tun, um den Serotoninspiegel natürlich zu stabilisieren, ohne dass es zu Heißhungerattacken oder Gier auf Süßigkeiten kommt?
Denn der Glückskick durch Schokolade hält nur kurz an und schadet auf Dauer deiner Gesundheit durch den enthaltenen Zucker. Auch Serotonin-Pillen zu schlucken hätte keinen Sinn, denn das Serotonin kann deine Blut-Hirn-Schranke nicht passieren. Nur das L-Tryptophan (eine Aminosäure) hat einen Schlüssel für die Blut-Hirn-Schranke. Serotonin wird aus der Aminosäure Tryptophan hergestellt, es ist z.B. enthalten in Nüsse, Bohnen, Bananen, Ananas, Datteln, Weizen, Hülsenfrüchte, Sonnenblumenkerne, Sesam, Amaranth, Quinoa, Hafer, Hirse usw.

Darum brauchst du regelmäßige Mahlzeiten mit vitalstoffreichen Lebensmitteln, die dich mit allen Stoffen versorgen, die dein Körper benötigt. V.a. pflanzliche unerhitzte Produkte wie Rohkost oder die "langsamen" Kohlenhydrate wie z.B. Vollkornprodukte.

Und natürlich Lebensmittel, die alle anderen Bausteine enthalten, die zur Herstellung von Serotonin nötig sind, wie die B-Vitamine, Vitamin C, Magnesium, Zink usw. Das alles findest du perfekt in frischen Lebensmitteln!

Was deinen Serotoninspiegel ebenfalls steigert ist Sport. Tägliche Bewegung sorgt also für gute Laune! Und es gibt noch eine ganz wundervolle Art, dein Serotonin zu erhöhen: Berührung! Dein Gehirn schüttet als Reaktion auf Berührungen das Hormon Oxytocin aus, das Bindungshormon, so dass der Serotoninspiegel steigt.

Aber es gibt auch Dinge, die dein **Serotonin verbrauchen, z.B. Stress**! Ist jedoch ausreichend Serotonin vorhanden, weil du dich gesund ernährst, kann Stress viel besser von dir bewältigt werden, da das Wohlfühlhormon die Stresshormone Cortisol, Adrenalin und Noradrenalin unten hält. Praktisch oder?

So wie es Lebensmittel gibt, die helfen Serotonin herzustellen, gibt es genauso Produkte, die die **Bildung von Serotonin verhindern, z.B. Fleisch- und Milchprodukte**. Beide sind zwar eiweißreich und liefern L-Tryptophan, aber wiederum auch andere Aminosäuren, die verhindern, dass das Tryptophan im Gehirn ankommt.

Ein weiterer **starker Blocker ist Kaffee**! Koffein hemmt ein Enzym, welches Serotonin aus L-Tryptophan herstellen würde. Auch ein Mangel an B-Vitaminen (v.a. B 6) sowie an Magnesium wirkt nachteilig auf den Aufbau.

Und was verbraucht unglaublich viele B-Vitamine?? Zucker, Weißmehle, Koffein... ist das nicht spannend? Und macht es gleichzeitig so unglaublich einfach, weil es nur ein paar Grundprodukte sind, die dir schaden. Lässt du diese weg, geht es dir auf ganzer Linie besser!

Darum ist es ganz einfach, deinen Serotoninspiegel hoch zu halten:

- durch eine vitalstoffreiche lebendige Ernährung
- körperliche Aktivität
- viel Kuscheln und
- ein gutes Umfeld

So kannst du auf natürliche und gesunde Weise dein Glückshormon stimulieren und deine Leistungsfähigkeit und Zufriedenheit verbessern und v.a. Heißhungerattacken vermeiden.

Versteckspiel Zucker

Kehren wir noch einmal zum Fabrikzucker zurück:

Woher weißt du, ob Zucker in einem Nahrungsmittel enthalten ist?

Auf jedem Nahrungsmittel müssen die Inhaltsstoffe aufgedruckt sein. Die Zutaten stehen in der Reihenfolge ihrer Mengenanteile, d.h. an erster Stelle die Zutaten von der größten Menge, an letzter Stelle, wovon am wenigsten enthalten ist.

Doch so einfach ist es nicht, die Nahrungsmittelindustrie weiß, wie sie unerwünschte Stoffe, wie den Zucker, verschwinden lassen kann. Mit dem Wort „Zucker" ist nur die Saccharose gemeint, der Rohr- und Rübenzucker. Es gibt aber unendlich viele andere Zuckerarten und Bezeichnungen für Zucker, die für den Laien nicht ersichtlich sind.

Es kann durchaus „ungezuckert" auf der Verpackung stehen und es ist trotzdem Zucker enthalten. Entweder indem der Zucker auf viele verschiedene Zuckerarten aufgeteilt ist (siehe unten) oder indem am Anfang Enzyme zugesetzt werden, die nicht deklariert werden müssen, die aber Kohlenhydrate in Einfachzucker aufspalten. Dann ist letztendlich doch Zucker im Produkt, muss aber nicht darauf stehen, da er erst im Prozess entstanden ist.

Wie gehst du am besten vor?

Auf jeder Packung ist eine Nährwerttabelle aufgedruckt. Suche nach den Kohlenhydraten. Diese sind nochmal unterteilt in „Kohlenhydrate, davon Zucker" und eine Grammzahl. Diese Angabe ist selten für das ganze Produkt, sondern z.B. nur für 100 g angegeben. Bei einer Packung Bonbons findest du z.B. auf der Nährwerttabelle den Wert „77 g Zucker", wenn du genau schaust, ist dieser nur für 100 g ausgerechnet, die Packung enthält aber 400 g! D.h. du hast hier über 300 g Zucker in einer 400 g Packung Bonbons! Bei Getränken ist meist nur der Gehalt für 100 ml angegeben oder sogar nur für „1 Glas"! Hier musst du sehr aufmerksam sein.

Wenn du ausrechnest, wieviel Zucker die Produkte wirklich enthalten, wird es dir ganz schwindelig. Sicher kennst du die Fotos mit den Würfelzuckerbergen, was nicht nur spannend, sondern auch „heilsam" ist, sich diese plastisch aufzubauen.

Ein Würfelzucker wiegt 3 g, dann hätte z.B. die „Kinderschnitte" 4 Würfelzucker (WZ) enthalten, das entspräche 12 g. Die ganze Schnitte hat 24 g, also ist die Hälfte davon Zucker! In einer Dose Kaba von 800 g hast du 200 WZ (also 600 g Zucker) und in einer Flasche Softgetränk von 1,5 Liter ca. 47 WZ, also 140 g!!!

D.h. es ist in **einem** Getränk schon die Durchschnittsmenge an Zucker, die du angeblich am Tag zu dir nimmst! In der Schokocreme am Morgen sind im 400 g Glas 75 WZ, also über 200 g Zucker! So kannst du jedes Produkt nehmen und dir den Zuckergehalt ausrechnen!
Im Online-Detoxkurs gibt es auch ein anschauliches Video dazu (siehe Anhang)

Sicher hast du schon gehört, dass Zucker viele verschiedene Namen hat. Er steht nicht nur als Zucker auf der Packung, sondern z.B. als

Saccharose, Traubenzucker, Dextrose, Glukose, Glukosesirup, Isoglucose, Fruchtzucker, Fruktose, Galaktose, Glykogen, Laktose, Sirup, Melasse, Raffinade, Rohrzucker, brauner Zucker, Reismalz, Gerstenmalz, Traubenzucker, Fruchtzucker, Milchzucker, Ahornsirup, Apfel- und Birnendicksaft, Ursüße, Urzucker, Sucanat, Demerara, Rapadura, Rübensirup, Agavendicksaft etc.

Es gibt über 70 verschiedene Zuckerarten, die alle fabrikatorisch hergestellt und stark verarbeitet sind und gesundheitlich schädliche Auswirkungen auf deinen Körper haben. Ein paar einzelne schauen wir nachfolgend noch genauer an.

In deinen Detox-Wochen schaust du genau nach deiner Zuckerbilanz. Am einfachsten geht das, wenn du für ein paar Tage ein Ernährungsprotokoll führst, indem du aufschreibst – ehrlich – was du alles über den Tag verteilt isst und trinkst. Dadurch machst du den Zucker sichtbar und dir bewusst, wo du aufpassen und v.a. austauschen kannst.

Denn keine Angst, wir streichen nicht alles Süße aus deinem Leben, wir stellen es nur anders her!
Dadurch verändert sich dein Essverhalten: das Suchtverhalten fällt weg, du wirst nicht mehr ständig nach etwas Süßem suchen, weil dein Körper nichts mehr vermisst.

Glaubst du mir nicht? Wir werden es zusammen ausprobieren!

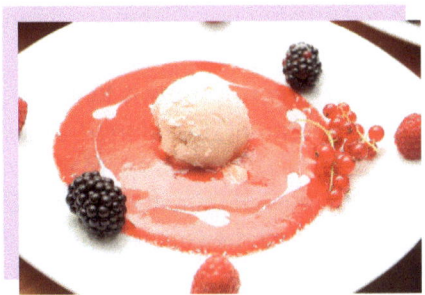

Verschiedene Zuckerarten unter der Lupe

Die letzten Jahre kamen immer mehr Zuckeralternativen auf den Markt, mit dem Versprechen von Gesundheit und ohne Nebenwirkungen. Die blumigen Werbeaussagen von Kokosblütenzucker aus der Kokospalme, von Agavendicksaft frisch vom Baum gezapft oder Erythrit ohne jegliche negative Auswirkungen auf deine Zähne oder deinen Körper. Hört sich toll an und man glaubt es gerne. Im Grunde beruhigt es nur dein schlechtes Gewissen, die Hersteller freuen sich über ihren Umsatz und deine Gesundheit bleibt auf der Strecke.

Schauen wir uns ein paar Alternativen an: (nach ABC sortiert):

- **Ahornsirup:**

Ein Ahornbaum muss mind. 40 Jahre alt sein, bis er erntereif ist. Die Bäume werden angezapft und der Saft über Plastikpipelines zu Sammelstellen gepumpt. Dort wird er über Stunden eingedickt, bis er ein 70-%-iges Zuckerkonzentrat ist. Er besteht zu 60 % aus Saccharose und hat ähnliche Auswirkungen wie Haushaltszucker. Aus 40 Litern Saft gewinnt man 1 Liter Sirup. In der konventionellen Herstellung werden auch Chemikalien eingesetzt.

- **Birkenzucker:**

siehe unter Xylit

- **Brauner Zucker:**

Ist ein Zwischenprodukt bei der Zuckerherstellung. Dieser ist nicht gesünder, sondern ist durch die noch anhaftende Melasse braun, ist noch nicht gebleicht und hat dieselben schädlichen Wirkungen.

- **Dicksäfte (Apfel-, Birnen-, Agavendicksaft):**

Werden ebenfalls durch Erhitzen hergestellt, die Säfte werden auf einen Zuckergehalt von bis zu 90 % eingedickt und enthalten v.a. Fructose (bei Agavendicksaft 80-90 %). Das kann zu Fettleber und Diabetes führen.

- **Erythrit (gemischt mit Xylit als „Xucker" im Handel) E 968**

Ein Zuckerersatzstoff der durch aufwändige chemische Katalyseprozesse aus Traubenzucker, Pilzkulturen oder Mais erzeugt wird. Erythrit wird zwar zu 90 % über den Dünndarm aufgenommen, der Rest sorgt für die typischen Nebenwirkungen wie Blähungen, Bauchschmerzen und Durchfall. Er ist kein natürliches Produkt.

- **Fructose = Fruchtzucker / Fructosesirup**

Hier muss ich ein bisschen weiter ausholen:

Fructose kommt natürlich in Obst und Gemüse vor und ist in dieser Form auf keinen Fall schädlich, auch wenn gerne anderes behauptet und uns Angst vor Früchten gemacht wird. Wenn du Obst isst, findet keine überschießende Blutzuckerreaktion statt, da außer Fruchtzucker noch viele andere Vitalstoffe und Ballaststoffe in der Frucht sind, die das verhindern.

Doch es gibt noch eine ganz andere Fructose: Die isolierte und hochkonzentrierte industriell hergestellte Fructose, sie wird enzymatisch aus Maisstärke erzeugt. Sie ist in vielen Fertigprodukten, Süßigkeiten, Getränken etc. enthalten und ist ausgesprochen gesundheitsgefährdend.

Der isolierte Fruchtzucker, der größtenteils direkt in die Leber transportiert wird, ohne dass er den Blutzuckerspiegel beeinflusst, wird meistens für Diabetiker empfohlen. Ca. 30 % davon werden im Dünndarm in Glukose verwandelt und diese bewirkt doch einen Blutzuckeranstieg, aber sanfter als normaler Fabrikzucker. Bei Verzehr von Produkten mit isoliertem Fruchtzucker kann der Dünndarm nur einen Teil davon aufnehmen, der Rest wird in den Dickdarm abgegeben. Die dort ansässigen Bakterien vermehren sich und produzieren gleichzeitig eine Menge Gase und Säuren, die zu Blähungen, Bauchschmerzen und Durchfall führen können. Die veränderte Darmflora führt zu weiteren Beschwerden wie Entzündungsprozesse, Pilzinfektionen und es fallen große Mengen an Harnsäure an.

Die Fructose wird in der Leber in Glykogen umgewandelt (wie auch die Glucose), doch der Speicher ist nicht sehr groß. Nimmst du ständig zu viel isolierten Fruchtzucker zu dir, ist der Leberspeicher bald voll und die Fructose wird umgewandelt in Fett und abgelagert. Im Laufe der Jahre kann dies zu einer Fettleber führen, was gefährlich ist, da eine Organverfettung von außen nicht sichtbar ist. Die Fructose führt dazu, dass du kein Sättigungsgefühl spürst, weil sie das Hormon Leptin blockiert, das deinem Gehirn signalisiert, wann du satt bist. Du isst also mehr vom Produkt, wenn es mit Fructose gesüßt ist.

Fructose ist ebenso wie Glucose (Traubenzucker) ein Einfachzucker (Monosaccharide). Einfachzucker bestehen aus vielen einzelnen Zuckermolekülen. Die Kombination aus Glucose und Fructose ist nichts anderes als unser Haushaltszucker (Saccharose). Reine Fructose ist doppelt so süß wie reine Glucose.

Daher wird sie von der Lebensmittelindustrie besonders geliebt und eingesetzt – und zwar meist in Form von Glucose-Fructose-Sirup (der Glucose-Anteil ist hier höher als 50 %) oder Fructose-Glucose-Sirup (hier ist der Fructose-Anteil höher als 50 %). Oder er wird als High Fructose Corn Syrup (HFCS) bezeichnet. Er hat eine viel höhere Süßkraft als Saccharose (über 40 % mehr) und ist v.a. billiger in der Herstellung.

In den USA stieg der Verzehr von HFCS in den vergangenen 20 Jahren um mehr als 1000 %! Der Verzehr davon ist in den letzten 30 Jahren von null auf 10 Millionen Tonnen gestiegen, zusätzlich zum normalen Zuckerverzehr. Er wirkt besonders gesundheitsgefährdend, da er weniger sättigt und man noch mehr davon isst. Er wird als „Isoglucose" bezeichnet (siehe bei „Isoglucose)

Wenn Produkte mit Fructose gesüßt werden steht oft auf der Packung: „mit weniger Zucker", „weniger süß" oder „mit der Süße aus Früchten" - was eine Verbrauchertäuschung darstellt. Das Produkt beinhaltet dann Fructose oder Fructose-Glucose-Sirup. Auch „modifizierte Stärke" gehört zum Fruchtzucker.

- **Glucose = Traubenzucker = Dextrose / Glucosesirup**

In natürlicher Form in Früchten, Gemüse, Vollkornprodukten zu finden, hier ist er vollkommen gesund und wichtig für deinen Körper. Die Glucose die in Produkten wie Süßwaren, Getränken etc. verwendet wird, wird mit (oft gentechnisch) veränderten Mikroorganismen aus Kartoffel-, Weizen- oder Maisstärke gewonnen. Siehe Fructose.

- **Isoglucose (Maissirup)**

Wird aus Maisstärke hergestellt und v.a. in der Industrie verwendet, ist süßer als Saccharose, billiger in der Herstellung und leichter zu verarbeiten. Im Jahr durften bisher nur ca. 720 000 Tonnen Isoglucose produziert werden. Nach dem 01.10.2017, wenn die sog. „Zuckerquote" fällt, wird die Produktion ansteigen, geschätzt auf ca. 2 Millionen Tonnen. Die Europäische Kommission schätzt, dass bis zu 40 % des verbrauchten Zuckers in Europa durch Isoglucose ersetzt wird, der auch oft aus gentechnisch verändertem Mais gewonnen wird.

- **Isomaltulose** (auch Palatinose)

Wird von Südzucker produziert und im Gesundheitsbereich als „natürlich und gesund" beworben. Wird aus Zuckerrüben mit Hilfe von Enzymen und Hydrolyse gewonnen (oft auch mit Einsatz von gentechnisch veränderten Mikroorganismen). Der Blutzuckeranstieg ist geringer, ansonsten dieselbe Wirkung wie normaler Haushaltszucker. Da er weniger süßt, ist man verführt mehr davon zu konsumieren.

- **Invertzucker**

besteht aus Glucose und Fructose zu gleichen Teilen

- **Kokosblütenzucker**

Der Kokosblütenzucker wird aus dem frischen Saft von Kokosblüten der Kokospalme gewonnen. Hierzu wird der Blütensaft zunächst über dem offenen Feuer zu einem dickflüssigen Sirup eingekocht und so lange weiter erwärmt, bis er auskristallisiert. Nach dem Auskühlen wird er noch gemahlen. Er ist also eine Fabrikzuckerart und hat chemisch eine fast identische Zusammensetzung wie Rohr- oder Rübenzucker. Die Blutzuckersteigung ist geringer, aber auch hier findet eine Insulinausschüttung statt. Und es können Unpässlichkeiten wie Blähungen, Durchfall, Bauchschmerzen hervorgerufen werden. Er stammt aus den Tropen und hat einen langen Transportweg.

- **Maltose = Malzzucker**

In natürlicher Form enthalten z.B. beim Keimen von Getreide (Gerste), in vielen Pflanzen, Brot, Bier zu finden. Malzzucker in Produkten/Präparaten wird oft aus gentechnisch veränderten Enzymen aus Stärke gewonnen.

- **Maltodextrin**

Wird aus Mais- oder Weizenstärke gewonnen, schmeckt weniger süß. Er dient der Nahrungsmittelindustrie als Fettersatz, als Füllstoff zum Strecken von Lebensmitteln und als Trägersubstanz für flüchtige Stoffe wie Aromen. Er wird im Körper zu Glucose umgewandelt und hat dieselbe Wirkung wie Zucker. Er kann zu Sodbrennen, Übelkeit und Durchfall führen

- **Milchzucker**

Kommt normalerweise in der Milch vor, in isolierter Form wird er aus Molke gewonnen. Auch Süßmolkenpulver ist ein Milchzucker.

- **Melasse:**

Ist ein Abfallprodukt in der Zuckerherstellung, besteht zu 67% aus Zucker, verbraucht B-Vitamine im Körper.

- **Mannit E 965**

Besonders schlecht verträglich, unschädlich für die Zähne, wirkt abführend schon ab 10 g täglich, wird als „Durchfallzucker" bezeichnet

- **Maltitsirup:**

= Zuckeralkohol/Zuckeraustauschstoff. Er wird in Diätlebensmitteln verwendet, da er den Blutzuckerspiegel nicht erhöht, kein Insulin benötigt, weniger kariesfördernd ist. Aber er kann eine abführende Wirkung haben, v.a. weil man nie weiß, wie viel davon in einem Produkt enthalten ist.

- **Rohrohrzucker**

Wird aus Zuckerrüben oder Zuckerrohr hergestellt, ist ein teilraffinierter Zucker, dem noch Melasse anhaftet. Auch wenn noch Mineralien enthalten sind, die schädliche Wirkung im Körper ist dieselbe, wie bei normalem Haushaltszucker.

- **Reissirup**

Der (Vollkorn)Reis wird gemahlen, mit Wasser und Enzymen gemischt und erwärmt. Danach wird die Flüssigkeit gefiltert und zu Sirup eingedickt. Reissirup aus Vollkornreis ohne chemische Verfahren in Bioqualität ist vorzuziehen, trotz allem ist er kein natürliches Lebensmittel mehr. Er besteht hauptsächlich aus Glucose, Maltose und Mehrfachzuckern, weswegen es zu einer langsamen Blutzuckerkurve kommt. Er stammt aus Japan und hat einen weiten Transportweg.

- **Saccharose**

Ist der chemische Name für den weißen Haushaltszucker aus Zuckerrohr oder Zuckerrübe, er wird hergestellt unter Einsatz von vielen Chemikalien, Klär- und Reinigungsmitteln wie Chlor und Schwefeldioxid, Bleichmittel usw.

- **Sorbit E 420**

Zählt zu den Zuckeralkoholen, schmeckt weniger süß als Zucker und beeinflusst den Insulinhaushalt nicht. Wird stark chemisch verarbeitet und belastet somit den Körper. Ist als Feuchthaltemittel z.B. in Kaugummi, Toast, Schokoladenfüllungen usw. enthalten. Dadurch halten die Nahrungsmittel länger frisch. Exzessive Kaugummikauer können hier unter heftigem Durchfall leiden. Sorbit wird im Stoffwechsel in Fructose umgewandelt!! Bei 8 Kaugummis pro Tag nimmt man ca. 10 g Sorbit auf. Verdacht als Auslöser für ADHS.

- **Stevia:**

Ist ein Präparat, das mit der Ursprungspflanze nichts mehr zu tun hat. Aus der grünen Urwaldpflanze ist mit viel Chemie ein weißer Süßstoff geworden, der 300-mal süßer ist als Zucker. Ursprünglich aus Südamerika, kommt er jetzt hauptsächlich aus China.

Bei der Herstellung von Stevia kommen bei einer Tonne Steviablätter 86 kg Aluminiumsalze zur Reinigung zum Einsatz *(Hans-Ulrich Grimm „Garantiert gesundheitsgefährdent")*. Der Geschmack von Stevia ist metallisch bitter. Oft wird ein Füllstoff hinzugefügt, wie Maltodextrin, ein reiner Fabrikzucker. Auch sind noch keine Langzeitstudien verfügbar, die aufzeigen was passiert, wenn größere Mengen über einen längeren Zeitraum eingenommen werden, v.a. bei Kindern.

Stevia verwenden kannst du als Grünpflanze, die du in den Garten setzt und die frischen Blätter z.B. in Getränke gibst bzw. die Blätter trocknest und pulverisierst.

- **Vollrohrzucker**

Beim Vollrohrzucker handelt es sich um den schonend verarbeiteten Zuckerrohrsaft. Nach dem Eindicken wird er kurz hocherhitzt, um eventuelle Keime abzutöten. Da Vollrohrzucker keine Kristalle bildet, wird er zur Zerkleinerung gemahlen. Die Wirkung im Körper ist genauso schädlich wie bei Haushaltszucker.

- **Xylit E 967 (Birkenzucker)**

Wurde ursprünglich aus Birkenholzspänen gewonnen, was ein aufwändiges und teures Verfahren ist. Heute wird er industriell aus Glucose hergestellt, z.B. aus Maisstärke, die konventionell meist aus gentechnisch verändertem Mais stammt. Das muss nicht gekennzeichnet sein. Auch Enzyme, die bei der Herstellung verwendet werden, stammen aus gentechnisch veränderten Mikroorganismen.

Er führt dem Körper leere Kalorien zu, ruft biochemische Veränderungen im Körper hervor. Ist koch- und backfest, „zahnfreundlich", kann abführend wirken und zu Blähungen, Durchfall, Bauchschmerzen führen. Er regt den Heißhunger an und kann bei zu hoher Aufnahme zur Bildung von Oxalatkristallen in der Niere führen.

Für Hunde ist Xylit **lebensgefährlich**, da es eine hohe Insulinausschüttung provoziert, die deren Blutzuckerspiegel lebensbedrohlich absenken lässt, was zu Leberschäden bis zu Leberversagen führen kann – und das schon ab kleinsten Mengen.

- **Zuckeraustauschstoffe**

(Mannit/Mannitol, Isomalt, Lactit, Sorbit/Sorbitol, Xylit/Xylitol, Threit, Erythrit, Arabit.) Zuckeraustauschstoffe sind keine Süßstoffe, sie gelangen langsamer ins Blut, werden überwiegend insulinunabhängig verstoffwechselt. Hergestellt aus Weizen- und Maisstärke. Diese sind auch keine Alternative zum weißen Zucker, manche können abführend wirken, zu Blähungen oder Bauchschmerzen führen.

Was ist mit Süßstoffen?
Süßstoffe sind chemische Verbindungen und ca. 30 bis 500-mal süßer wie Zucker. Süßstoffe sind bekannt als Süßkraft, Natreen, Nutra Sweet, Aspartam (auch Canderel oder Assugrin), Saccharin, Cyclamat, Acesulfam. Grundsätzlich sind Süßstoffe nicht zu empfehlen, da du durch den Austausch von Zucker gegen Süßstoff trotzdem in der viel zu süßen Geschmacksgewohnheit verbleibst. Manche stehen im Verdacht krebserregend zu sein, auf jeden Fall abführend zu wirken und einige, dass sie Verhaltensstörungen auslösen können.

~~~~~~~~~~~~~~~~~~~~~~~~~~~

Alle diese verschiedenen Zuckerarten schaden deinem Körper und sie haben alle mehr oder weniger dieselbe Wirkung wie Zucker! Die Lösung ist es nicht, nach noch mehr Alternativen zu suchen, noch mehr Chemie aufzuwenden oder von noch weiter her irgendwelche Ersatzsubstanzen einzuführen, sondern zu einer natürlichen Geschmacksempfindung zurückzukommen. Wieder die Süße einer Erdbeere schmecken und nicht mit Zucker nachsüßen, einen Kräutertee pur genießen, ohne zusätzliche Süße und deine Sinne natürliche Lebensmittel riechen und schmecken lassen.

Natürlich essen wir trotzdem alle gerne etwas Süßes und ich habe dir versprochen, dass das weiterhin möglich ist. Du wirst merken, wenn du alle künstliche Süße weglässt, verlangt dein Körper nicht mehr danach und ein Stück Kuchen oder ein Dessert sind dann wirklich doppelter Genuss.

Und womit süßt du jetzt?
Übrig bleibt nicht viel, aber es langt völlig. Süßen kannst du mit süßen Früchten, z.B. Apfel und Banane. Ein Apfelbrei beispielsweise muss nicht extra gesüßt werden, da langt die Süße aus den Früchten. Beim Frischkornmüsli genügt die Süße aus den Bananen, ein extra Süßungsmittel ist nicht nötig. Bestimmte Gerichte kannst du auch mit Trockenfrüchten süßen, wie z.B. Fruchtriegel, Nachspeisen, Kuchen etc.

Generell wird sich dein Süßempfinden stark verändern die nächsten Wochen. Wenn du die extreme Süße aus Zucker weglässt, wirst du erst merken, wie die Lebensmittel wirklich schmecken. Und nach deinen vier Wochen Zucker-Abstinenz wirst du die zuckersüßen Sachen nicht mehr essen können und wollen. Wirklich ☺

Das Hauptsüßungsmittel in der gesunden Küche ist der Honig!
Warum? Honig ist ein reines Naturprodukt, welcher noch zusätzlich viele Vitalstoffe enthält.

Das wichtigste am Honig ist jedoch, dass sämtliche Schäden, die der Zucker verursacht, hier nicht entstehen! Einzige Ausnahme ist die Zahnkaries. Durch seinen hohen natürlichen Zuckergehalt und seine Klebrigkeit, kann Honig auch zu Zahnkaries führen. Allerdings nur durch den Genuss pur, z.B. mit einem Honigbrot. Ist Honig in einer Speise gelöst, wie in Kuchen, Cremes, Desserts, Salatsoße, Getränken usw., verursacht er keinerlei Schäden mehr.

Viele argumentieren, dass es egal ist, ob Honig oder Zucker zum Backen verwendet wird, da durch die hohe Erhitzung sämtliche Vitalstoffe des Honigs zerstört werden. Das stimmt natürlich, bei einer Erhitzung über 40° werden hitzeempfindliche Vitamine und Vitalstoffe vernichtet. Aber: du isst normalerweise keinen Kuchen um dir Vitamine zuzuführen, dafür nimmst du täglich Obst, Gemüse und Vollkornprodukte zu dir. Der wichtige Unterschied liegt darin, dass du mit Honig einen Kuchen süßen kannst und damit ein Genussmittel hast, welches dir nicht schadet. Im Gegensatz zu einem Kuchen, der mit Zucker gesüßt ist: hier hast du die schädliche Wirkung des Zuckers mit seinen gesamten Folgen.

Auch beim Honig gibt es Qualitätsunterschiede. Honig ist nur dann ein hochwertiges Lebensmittel, wenn der größtmögliche Grad an Naturbelassenheit garantiert ist. Am besten, du kaufst ihn bei einem Imker deines Vertrauens oder Honig vom Deutschen Imkerbund, die einen hohen Qualitätsstandard haben. Rückstände wie Pestizide, Antibiotika oder andere Schadstoffe sollten nicht enthalten sein.

Zum Kochen und Backen verwende ich am liebsten einen Akazien- oder Blütenhonig, da diese neutral im Geschmack sind. Ein Waldhonig wäre viel zu intensiv und würde den Geschmack (z.B. des Kuchens) übertönen. Ist ein Honig zu fest zum Verarbeiten, kannst du ihn im Wasserbad erwärmen. Die verwendete Honigmenge hängt ab von dem Süßungsgrad, den du erreichen willst. Da Honig einen starken Eigengeschmack hat, brauchst du automatisch weniger davon. Der Kuchen oder das Dessert soll auf keinen Fall nach Honig schmecken, dann war die Menge zu viel.

Zum Süßen verwendest du:
- Süße Früchte, gering Trockenfrüchte
- Honig von guter Qualität

Und du vermeidest:
- Fabrikzucker und alle Produtke die ihn enthalten, auch die alternativen Süßmittel

Die FETTE – wirklich so schlecht wie ihr Ruf?

Fette haben einen schlechten Ruf und sind als „Dickmacher" verschrien. Jeder meidet Fett, wo er nur kann, dabei sind Fette lebenswichtige Nährstoffe und Energiespender. Und vor allem:

Fett macht NICHT fett!

Wie das?
Das wird uns doch seit Jahren eingetrichtert?
Ja, und lenkt damit gut ab vom eigentlichen Übeltäter.

Du ahnst es schon: dem Zucker. Wenn Fett uns dick machen würde, gäbe es das Übergewichtsproblem nicht, da jeder nur noch fettarm, fettreduziert und „Light" kauft.

Die Fettsucht (Übergewichtigkeit) ist kein Zuviel an Fett in der Nahrung, sondern ein Mangel an bestimmten Wirkstoffen, was zu Stoffwechselstörungen führt. Die Übergewichtigkeit erreicht gerade eine Dimension, dass es schon zu einer Epidemie wird und gerade bei Kindern nimmt es erschreckende Ausmaße an. Hier hat sich die Übergewichtsrate in den letzten 10 Jahren verdoppelt!

Das überschüssige Fett bei einem zu dicken Menschen stammt nicht aus dem Fett, welches er gegessen hat. Im Stoffwechsel wird Fett nicht wieder zu Fett abgebaut, sondern wie alles was wir essen, zerlegt und im Stoffwechsel verarbeitet. Das überschüssige Fett beim übergewichtigen Menschen ist die Folge einer Stoffwechselstörung, wobei die Kohlenhydrate (also Zucker und die Stärke in Form von Weißmehl) nicht richtig abgebaut, in krankhaftes Fett umgewandelt und abgelagert werden.

Diese Stoffwechselstörungen werden durch langen Vitalstoffmangel durch minderwertige Kost (Verzehr von Weißmehlen, Fabrikzucker, konservierte Produkte) herbeigeführt (siehe Lektion über Zucker ab Seite 55).

Fett ist nicht nur gesund, sondern auch unverzichtbar für deine Gesundheit. Aber es kommt darauf an, welche Qualität du verwendest. Für deinen Körper solltest du nur das Beste und hochwertigste Fett auswählen!

Eine kleine Exkursion in das Thema Fett:

Wir unterscheiden zwischen pflanzlichen und tierischen Fetten. Zu den pflanzlichen gehören z.B. die Öle aus Sonnenblumenkernen, Oliven, Sesamsamen, Leinsamen, Nüssen etc.

Tierische Fette sind z.B. in Milch- und Milchprodukten, Butter, Käse, Fleisch und Wurst enthalten. Die Fette werden unterteilt in gesättigte, ungesättigte sowie in „entartete" Fette, die sog. Transfette. Bei den ungesättigten Fetten unterscheidet man zwischen einfach und mehrfach ungesättigten Fetten. Diese sind essentiell d.h. lebensnotwendig und müssen mit der Nahrung zugeführt werden. Die mehrfach ungesättigten Fette unterteilen sich in Omega-6-Fette und Omega-3-Fette.

Zum besseren Verständnis der Fettmaterie schauen wir uns ein wenig die Chemie und Inhaltsstoffe der Fette an:

Fette sind Triglyceride und bestehen immer aus 1 Molekül Glycerin (Alkohol) und 3 Molekülen Fettsäuren. Der qualitative Unterschied besteht darin, ob ein Fett gesättigt, ungesättigt oder mehrfach ungesättigt ist. Fettsäuren sind kettenartige Verbindungen aus Kohlenstoff (C) und Wasserstoff (H).

Bei gesättigten Verbindungen sind alle Kohlenstoffe mit Wasserstoffen verbunden, also gesättigt. Bei einfach ungesättigten Fettsäuren sind 2 Kohlenstoffe nicht mit Wasserstoff gesättigt, sondern sie bilden eine Doppelbindung zwischen 2 Kohlenstoffatomen. Bei mehrfach ungesättigten Fettsäuren sind es mehrere Stellen, die nicht mit Wasserstoffatomen gesättigt sind. An diesen Stellen kommt es zu einer chemischen Reaktion, meist zu einer Verbindung mit Eiweißstoffen und es entstehen Lipoproteide (Lipo= Fett, Proteid= Eiweiß), die für den Ablauf der Stoffwechselvorgänge wichtig sind.

Gesättigte Fettsäuren sind damit Stoffe, die keine neuen Verbindungen eingehen können. Ungesättigte Fettsäuren sind wertvolle, lebendige und lebenswichtige Stoffe; sie enthalten die hochwertige Linol- und Linolensäure und bestehen meist aus pflanzlichen Fetten. Sie sind reich an fettlöslichen Vitaminen (A, D, E, K) und unentbehrlich für deine Gesundheit.

Hört sich sehr kompliziert an, musst du dir aber nicht merken. Viel wichtiger ist es für dich, beim Einkauf auf die Herstellungsweise zu achten.

Herstellung:

Früher wurden die Fette aus den Ölfrüchten rein durch Pressung gewonnen. Diese sog. kaltgeschlagenen/kaltgepressten Öle enthielten noch die ursprünglichen fettlöslichen Vitamine und ungesättigten Fettsäuren, welche für die Gesunderhaltung unentbehrlich sind. Bei dieser Methode blieb ein bestimmter Prozentsatz in den Ölfrüchten zurück und es wurde nach neuen Wegen gesucht, die rentabler sind. In Zukunft wurde das Fett mittels Lösungsmittelextraktion mit Hexan (ein Leichtbenzin) aus den Früchten geholt. Dabei kann das gesamte Öl extrahiert werden, dafür gehen hier wesentliche Vitalstoffe verloren und es bleiben Spuren von Fremdstoffen zurück, die schädlich auf den Körper wirken können.

Diese chemischen Fette werden bei ihrer Herstellung enormen Verfahren unterworfen, u.a. auf über 240° erhitzt, wobei sämtliche Inhaltsstoffe abgetötet und danach künstlich wieder zugeführt werden, wie künstliche Vitamine, Beta-Carotin für eine schöne Farbe, Aromastoffe, Konservierungsstoffe usw.

Wichtig ist, dass du genügend naturbelassenes Fett zu dir nimmst, da die fettlöslichen Vitamine, die ungesättigten und hochungesättigten Fettsäuren fundamental sind für deine Gesundheit. Fabrikfette tragen durch ihren Mangel an Vitalstoffen und durch den Zusatz von chemischen Stoffen zur Entstehung von ernährungsbedingten Zivilisationskrankheiten bei!

Menge:

Die Gesamtfettmenge sollte pro Tag maximal 30% der Energiezufuhr betragen, das entspricht ca. 60 – 80 g Fett pro Tag. Das erscheint auf den ersten Blick viel - ist es aber nicht, denn eine Bratwurst enthält z.B. schon ca. 30 g Fett! Der Durchschnittsbürger nimmt täglich ca. 130 g Fett zu sich und liegt damit weit über dem Bedarf. Oftmals werden diese Fette als raffinierte Fette in Form von Fertigprodukten konsumiert. Deshalb dürften viele damit noch weit über den 130 g liegen.

Aufgabe von Fetten:
- Energielieferanten und Energiespeicher
- werden von allen Zellen des Körpers zum Aufbau gebraucht
- Schutz- und Wärmefunktion
- Lösungsmittel für die fettlöslichen Vitamine A, D, E, K – sonst könntest du diese nicht aufnehmen.
- liefern lebenswichtige essentielle Fettsäuren
- wichtige Geschmacksträger und sättigen dich

Das Verhältnis zwischen **Omega-3- und Omega-6-Fettsäuren** hat sich enorm verschoben, so dass wir heutzutage viel zu viel Omega-6 zu uns nehmen. Beide Formen der mehrfach ungesättigten Fettsäuren haben wichtige Funktionen und halten bestimmte biologische Prozesse im Körper im Gleichgewicht. Besteht ein Überhang zu Omega-6, kann dies negative Auswirkungen auf deinen Körper haben. Es werden dann vermehrt Hormone produziert, die eine Umwandlung von Omega-3-Fettsäuren in ihre entzündungshemmende Wirkungsform blockieren. Daher kann ein ungünstiges Verhältnis der beiden Fettsäuren entzündungsfördernde Wirkungen nach sich ziehen (siehe Seite 79).

In Mais- und Sojaöl haben wir vermehrt Omega-6-Fettsäuren. Auch wenn du diese Öle nicht verwendest, kannst du davon betroffen sein, denn Schlachttiere werden hauptsächlich mit Soja und Mais gefüttert. Somit sind in den herkömmlichen Fleisch- und Milchprodukten fast nur noch Omega-6-Fette vorhanden. Bekommen die Tiere überwiegend Grünfutter, ist mehr Omega-3 enthalten. Wir nehmen Omega-6 auch in großen Mengen auf durch Fertig- und stark verarbeitete Produkte (siehe unten).

Die Omega-3-Fettsäuren haben eine entzündungshemmende Wirkung und beeinflussen damit positiv deine Herz-Kreislauf-Gesundheit. Sie unterstützen die Durchblutung, hemmen die Bildung von Blutgerinnseln und reduzieren das Thromboserisiko. Auch die Versorgung von Gehirn und Nervenzellwänden wird von den Fettsäuren unterstützt. Du kannst also gezielt deine Fettbilanz optimieren, wenn du auf ein gutes Verhältnis der Fettsäuren achtest

Omega-3-Fette sind enthalten in:
Walnüsse, Walnussöl, Leinsamen, Leinsamenöl, Schwarzkümmelöl, Kürbiskerne, Kürbiskernöl, Wildkräuter, Paprika, Lauch, Salat, Spinat, Sprossen, dunkelgrüne Blattgemüse, Avocado, Mandeln, Cashewnüsse, Sesam, Olivenöl, Quinoa etc.

Omega-6-Fette sind enthalten in:
Fleisch- und Milchprodukte, Margarine, Mayonnaise, Pommes frites, Backwaren, Fertigprodukte, Distel-, Mais, Soja- und Sonnenblumenöl, welche oft für verarbeitete Produkte unter dem Begriff „pflanzliche Öle" verwendet werden.

Beispiel Margarineherstellung:

- **Ölgewinnung-Extraktion:**

Die Rohstoffe werden zerkleinert und unter Wärme wird mit Lösungsmitteln (N-Hexan, ein Leichtbenzin und Schwefelkohlenstoff) das Öl herausgelöst.

- **Raffination:**

Um das Rohöl zu veredeln wird mit Chemikalien und unter hohen Temperaturen (bis 280°) alles entfernt was Aussehen und Geschmack beeinträchtigen könnte.

Die Raffination umfasst 5 Stufen:

1. Entlecithinierung
das Rohöl wird mit Wasser verrührt und Lecithin abgetrennt, da es sich sonst bei Lagerung absondert und trübe wird

2. Entschleimung
das Öl wird mit Phosphorsäure erhitzt, verrührt und zentrifugiert, damit Begleitstoffe, wie Mineralstoffe, Vitamine, Wachse, Harze entfernt werden

3. Entsäuerung
das Öl wird mit Natronlauge verrührt, damit ein ranzig werden und kratzig schmecken verhindert wird. Wichtige Vitamine und Antioxidantien werden hier zerstört

4. Bleichung
das Öl wird erhitzt und mit Bleicherde oder Aktivkohle verrührt und durch Filterpressen gefiltert. Dabei wird v.a. das Carotin entfernt

5. Desodorierung
durch Wasserdampfdestillation bei bis zu 300 ° werden die letzten Reste von geruchsaktiven Aldehyden, Ketonen, Vitaminen und freien Fettsäuren sowie Geruchs- und Geschmacksstoffen entfernt. Danach Abkühlung auf 50 °

- **Modifikation:**

Um eine streichfähige Margarine herzustellen wird in 3 zusätzlichen Schritten weiterbehandelt:

1. **Härtung/Hydrierung**
unter Druck mit Wasserstoff und hohen Temperaturen werden bei der Hydrierung die ungesättigten Fettsäuren aufgebrochen, Wasserstoff kann sich anlagern und es entstehen neue Verbindungen wie gesättigte Fettsäuren und unerwünschte Transfettsäuren. Dadurch wird die Streichfähigkeit und Haltbarkeit des Fettes verbessert.

2. **Fraktionierung**
das Fett wird erwärmt, die festen von den flüssigen Bestandteilen getrennt oder mit Tensiden/Lösungsmitteln herausgewaschen, nochmalige Raffination wegen der chemischen Rückstände

3. **Umesterung**
die Fettmoleküle werden chemisch zerlegt, bei 200 ° 1-2 Std. gerührt, die Fettsäuren werden vom Glycerinmolekül abgekoppelt und anschließend in beliebiger Form zusammengefügt, nochmalige Raffination

- **Rekombination:**

Am Ende wird alles künstlich beigefügt was vorher entzogen wurde: Synthetisches Carotin, künstliche Aromastoffe, Konservierungsstoffe, Emulgatoren, künstliche Antioxidantien, synthetische Vitamine, Kartoffelstärke!
Guten Appetit!   **Aufstellung nach einer Grafik von Rudolf Schiller**

Entzündungshemmende Ernährung:

Entzündungen im Körper spielen eine große Rolle bei der Entstehung von Krankheiten, z.B. bei Herzkreislauferkrankungen, Krebserkrankungen, Bluthochdruck, entzündliche Darmerkrankungen, Arthritis, Neurodermitis usw.

Bestimmte Lebensmittel können Entzündungen fördern oder hemmen. Eine basenüberschüssige Ernährung hat eine entzündungshemmende Wirkung und wirkt sowohl vorbeugend, als auch lindernd bei chronisch-entzündlichen Erkrankungen.

Wichtig ist es, hier auf eine ausgewogene Fettversorgung zu achten, mit hochwertigen Fetten und einem optimalen Fettsäure-Verhältnis. Die Omega-6-Fettsäuren (Linolsäure, Arachidonsäure, Gamma-Linolensäure) fördern Entzündungen. Die Linolsäure kommt z.B. in hoher Konzentration in Distelöl (Omega-6-Omega-3-Verhältnis 154:1) und Sonnenblumenöl (120:1) vor. Das sind Fette, die oft in Süßigkeiten, Fertiggerichten oder Gebäck zu finden sind. Die Arachidonsäure kann Entzündungsprozesse noch verstärken bzw. zur Entstehung beitragen. Sie kommt nur in tierischen Produkten vor, kann aber auch aus der Linolsäure im Körper gebildet werden.

Leidest du unter einer Erkrankung mit chronischen Entzündungen, hilft es, hier gezielt Omega-3-reiche Lebensmittel (keine Präparate!) zu dir zu nehmen und entzündungsfördernde Nahrungsmittel zu meiden. Da bei Entzündungen immer freie Radikale beteiligt sind, ist eine antioxidantienreiche Ernährung zu empfehlen. Diese hast du automatisch, wenn du vitalstoffreich und basenüberschüssig isst.

Entzündungsfördernde Nahrungsmittel:
Fabrikzucker, Weißmehlprodukte, Transfette (siehe Seite 80), Wurst, Fleisch, Distelöl, Sonnenblumenöl, Alkohol, Milchprodukte

Entzündungshemmende Lebensmittel:
Gemüse!, Früchte, Sprossen, Nüsse (Haselnüsse, Macadamianüsse, Mandeln, Pinienkerne, Walnüsse), Leinsamen, Leinöl, Walnussöl, Oliven, Olivenöl, Nussöle, Kurkuma, Ingwer, Knoblauch, Zwiebel, Hanföl, Kokosfett, Avocado, Zitrone, Amaranth, Quinoa, Hirse, Vollkornreis, Mangold, Brennnessel, Brokkoli, Blaubeeren usw.

Vorsicht - Transfette:

Neben diesen Fetten gibt es noch sog. entartete Fette, die Transfette. Transfette kommen in der Natur nicht vor, sie werden hergestellt, damit Öle schnittfest und länger haltbar sind. Und v.a. sind sie billig in der Produktion und damit industriefreundlich.

Sie entstehen, wenn pflanzliche Fette hydrogenisiert (gehärtet) werden, um sie zu Margarine oder Bratfett zu verarbeiten. Oder wenn die Fette starker Hitze ausgesetzt sind, wie z.B. beim Frittieren. Sie verhindern, wie bei den gesättigten Fetten, die Umwandlung essentieller Fettsäuren. Transfette sind noch ungesünder, weil sie nicht nur Cholesterin und die Blutfettwerte erhöhen, sondern auch die Entzündungsfaktoren in den Blutgefäßen. Zudem schwächen sie das Immunsystem, fördern Herzerkrankungen, Darmkrebserkrankungen, Allergien, Unfruchtbarkeit, Übergewicht usw.

Selbst bei der Entstehung von psychischen Erkrankungen spielen die Transfette eine Rolle. Forscher machen Transfettsäuren u.a. mit verantwortlich für die Entstehung von Depressionen. Diese Industriefette würden im Körper *„bestimmte Entzündungsstoffe fördern (Interleukin 6 und C-reaktives Protein) und die Neurotransmitter im Gehirn stören, was unsere Stimmung negativ beeinträchtigt. Extrem fettarme Diäten oder zu wenig Omega-3-Fettsäuren können Stimmungsschwankungen und Depressionen damit noch fördern".* (Fachblatt Public Health Nutrition, 2012 / Studienleiterin Almudena Sanchez-Villegas).

Transfette sind in unzähligen Produkten enthalten, z.B. in Pommes, Donuts, Hamburgern, Croissants, Chips, in Margarine, Instantsuppen, Keksen, Müsliriegeln, Pizza, in Backwaren aus Blätterteig, Saucen, Trockensuppen, Panaden auf tiefgefrorenen Hähnchen- und Fischfilets, Fertiggerichten sowie Süßwaren und Snacks, Nuss-Nougat-Creme, Crackern usw.

In den USA sind Transfettsäuren seit 2006 verboten bzw. es muss auf der Verpackung stehen, ob diese enthalten sind. In Deutschland gibt es kein solches Verbot. Verbraucher müssen sich mit dem Hinweis auf "gehärtete" oder "zum Teil gehärtete Fette" zufrieden geben. Bei uns müssen Transfette nur auf Lebensmitteln deklariert werden, die der Diät-Verordnung unterliegen. Dazu zählen beispielsweise Säuglingsnahrung und Produkte für Menschen mit Verdauungs- und Stoffwechselkrankheiten. Bei nicht verpackten Lebensmitteln, etwa Gebäck oder Croissants vom Bäcker, kann der Verbraucher kaum herausfinden, ob Transfette enthalten sind.

Dänemark hat seit 2003 eine gesetzliche Obergrenze von maximal zwei Prozent für industriell hergestellte Transfettsäuren im Fettanteil von Lebensmitteln vorgeschrieben. Auch Österreich, Ungarn, Island, Norwegen und die Schweiz legten daraufhin Höchstgrenzen fest.

„In Deutschland gibt es kein solches Verbot, es ist auch keines geplant", sagt die Lebensmittelbehörde. Es existiert nicht einmal ein Grenzwert für Transfette, wie in Dänemark. Und auch keine Kennzeichnungspflicht. *„Das sei nicht nötig"*, erklären die Behörden, *„denn in Deutschland gebe es, was Transfettsäuren betrifft, kein Problem".* Die WHO (Weltgesundheitsorganisation) fordert ein Verbot, um Transfette weitestgehend aus der Nahrung zu verbannen.

Und nun? Wem glaubt man jetzt?
Meiner Meinung nach sollten Transfette so wenig wie nur möglich in der täglichen Ernährung vorkommen. Wer nicht auf Kekse, Croissant und Pizza verzichten möchte, backt am besten selbst und verwendet Öle, die unbedenklich sind. Fertigprodukte oder v.a. frittierte Lebensmittel sollten nur seltene Ausnahmen sein, v.a. die in Fast Food Restaurants, in denen das Frittierfett stundenlang erhitzt wird.

Finger weg von Light-Produkten

Da die Werbung gut funktioniert und die Mehrheit schon Angst vor Fett und seinen Folgen hat, greifen wir gerne zu „Light-Produkten" oder fettreduzierten Nahrungsmitteln. Da gibt es Cola light, fettarme Margarine, fettarmen Joghurt, Light Marmelade, Light Schokolade, Light Wurst, fettarme Milch, Chips light, Light Käse usw. Witzigerweise gab es eine Zeitlang auch „Gummibärchen ohne Fett" – dabei war in Gummibärchen noch nie Fett enthalten, aber so verkauft es sich viel besser!

Doch wo kommt der Geschmack her, wenn Fett als Geschmacksträger fehlt? Dann muss etwas anderes dafür herhalten - und das ist meist Zucker. Ökotest hat 2007 Kindermilchprodukte untersucht und sämtliche 23 fettarmen Varianten hatten einen massiv erhöhten Gehalt an Zucker.

Sehr häufig wird auch ein Zuckerersatzstoff verwendet, z.B. Fructose (du weißt schon, der Zucker, der besonders dick macht....). Du kaufst also ein Light-Produkt, weil du denkst, dass weniger Fett dir beim Abnehmen hilft und hast dafür ein Produkt mit einem höheren Zuckergehalt und dazu dem Dickmacher Fructose! Und du isst unbewusst von Light-Produkten mehr, weil du denkst, dass diese dich schlank machen.

Außerdem verwenden die Firmen oft Fettaustauschstoffe, die dir vorgaukeln sollen, dass es sich um eine cremige Substanz handelt. Hinter den Austauschstoffen verbergen sich Eiweiße, Kohlenhydrate oder Ballaststoffe, die technologisch so bearbeitet wurden, dass sie den Geschmack des Restfettes im Produkt entweder aufnehmen oder im Mund das Gefühl einer vollmundigen cremigen Masse hinterlassen.

Manche Produkte werden mit Luft oder Stickstoff aufgeschlagen, um das Volumen zu vergrößern. Oder die Hälfte des Fettes wird durch Wasser ersetzt! Durch bestimmte Zusatzstoffe können Nahrungsmitteltechnologen Wasser die Konsistenz von Butterfett geben. Das macht das Produkt billig und „leicht". Allerdings müssen jetzt weitere Zusatzstoffe beigemengt werden, damit das Produkt genießbar ist (Emulgatoren, Aromastoffe, Geschmacksverstärker).

Damit es „gesünder" wirkt und den Aufdruck „fettreduziert UND zuckerfrei" tragen darf, werden Süßstoffe verwendet. Nur: viele Süßstoffe wirken appetitsteigernd! Darum werden Süßstoffe (und Aromastoffe) gerne in der Ferkelmast eingesetzt – das sollte dir doch zu denken geben!

Grundsätzlich ist es wichtig, in deiner täglichen Nahrung genügend naturbelassene Fette und Öle zu integrieren, da sie nötig sind für einen funktionierenden Stoffwechsel. Auch und v.a. wenn du abnehmen willst!

Viele meiden das Fett, weil sie Angst haben, dass Fett dick macht. Aber das aufgenommene Fett hat mit deinem Gewicht nichts zu tun. Wenn du gezielt abnehmen möchtest, musst du Fabrikzucker jeglicher Art und Weißmehlprodukte meiden. Außerdem deinen Frischkostanteil erhöhen, nur 3 Mahlzeiten am Tag essen und nur echte Getränke zu dir nehmen – alles, was du in deiner Detox-Kur sowieso anwendest. Darum nehmen viele ganz nebenbei und ungeplant auch während der Kur ein paar Kilo ab.

Unterstützen kannst du deinen Abnehmerfolg mit Sport und Bewegung!

Welche Fette sollst du zu dir nehmen??

Qualitativ hochwertige, natürliche Fette, die auf deinem Speiseplan stehen können:
- kaltgepresste unraffinierte Öle, z.B. Olivenöl, Nussöl, Leinöl, Kürbiskernöl etc., erkennbar an der Bezeichnung nativ, naturbelassen oder kaltgepresst
- Butter und Sahne (ohne Stabilisator), Sauerrahm, Creme fraiche, Schmand aus biologischer Herstellung
- Ölsaaten wie Sonnenblumenkerne, Sesam, Leinsamen, Kürbiskerne
- Nüsse wie Haselnüsse, Walnüsse, Mandeln

Fabrikfette, sog. „tote" Fette, sortierst du aus deinem Speisezettel aus:
- Margarinen jeglicher Art
- raffinierte hocherhitzte Öle
- mit Fabrikfetten zubereitete Produkte
- fettarme Produkte, „Light-Produkte"
- alle gehärteten und teilweise gehärteten Fette

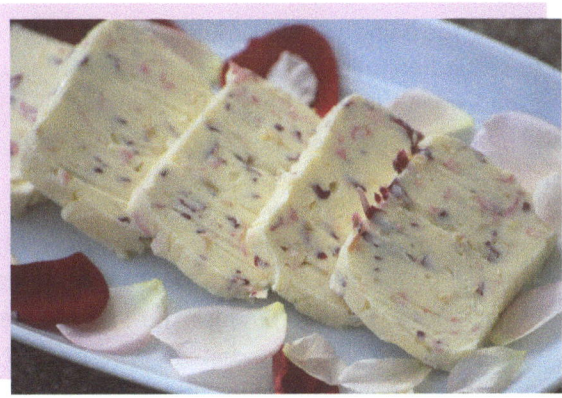

Rosenblütenbutter

Das Märchen vom bösen Cholesterin

Seit Jahren wird uns Angst gemacht vor dem Verzehr von Butter und stattdessen Margarine empfohlen, um unseren Cholesterinspiegel zu senken. Ein hoher Cholesterinspiegel soll schuld sein an Herzinfarkt und Gefäßerkrankungen. Obwohl der Konsum von Margarine, Mager- und Lightprodukten boomt und spezielle Produkte (wie z.B. Margarine mit Stoffen zur Cholesterinsenkung) auf dem Markt sind, ist die Herzinfarkttodesrate nicht gesunken, im Gegenteil.

„Cholesterin ist für unseren Körper unentbehrlich", das schrieb Dr. Max-Otto Bruker schon vor Jahrzehnten in seinem Buch *„Cholesterin - ein lebensnotwendiger Stoff"*. Wenn wir nicht genügend Cholesterin mit der Nahrung zuführen, produziert unser Körper es einfach selbst.

Cholesterin ist ein Milliardengeschäft! 2007 wurden 33,7 Milliarden Dollar Umsatz nur mit Cholesterinsenkern erzielt! Das bekannteste Mittel Atorvastatin (die Handelsnamen sind Sortis oder Lipitor) war 2011 mit mehr als 12,2 Milliarden Dollar das umsatzstärkste Medikament weltweit (*Süddeutsche Zeitung 11/2013*)

Immer mehr Menschen werden zu Cholesterinkranken erklärt, z.B. dadurch, dass der „normale Wert" ständig weiter heruntergesetzt wird. Aber: Cholesterin ist ein lebenswichtiger Stoff, ein wichtiger Bestandteil der Zellmembranen (Reparatur und Neuproduktion), ein Baustoff für Nervengewebe und Organe, Bestandteil der Gallenflüssigkeit, verantwortlich für den Fett-Transport, wichtig für die Herstellung von Vitamin D und manchen Hormonen wie z.B. Cortisol.

Cholesterin ist für deinen Organismus unglaublich wichtig und fast alle Körperzellen können es selbst herstellen, das meiste davon wird in der Leber produziert. Auch mit der Nahrung kannst du Cholesterin aufnehmen, es ist in tierischen Fetten, in Fleisch, Fisch, Milchprodukten und Eiern enthalten.

Doch selbst wenn du größere Mengen davon verzehren solltest, ist die körpereigene Cholesterinproduktion um ein Vielfaches höher: ca. 90 % des Bedarfs werden durch Eigenproduktion gedeckt. D.h. nur 10 % gelangt über die Nahrung in den Körper und hat somit keinen wirklichen Einfluss auf den Cholesterinspiegel. Kommt zu viel Cholesterin durch die Nahrung hinzu, drosselt der Körper sofort seine eigene Produktion und er scheidet das Überflüssige wieder aus.

Und wenn vom Arzt ein zu hoher Cholesterinspiegel diagnostiziert wird?
Dieser schwankt ständig und ist nur eine Momentaufnahme für die augenblickliche Lebenssituation und kann wenige Tage später wieder niedriger sein. Ist der Cholesterinspiegel wirklich krankhaft erhöht, dann nur weil die Blutgefäße in einem so desolaten Zustand sind, dass sie viel Cholesterin als Baumaterial brauchen, um diese zu kitten. Meist tritt dies mit weiteren Symptomen auf, wie Bluthochdruck, Übergewicht, Blutzuckerprobleme usw. D.h. der gesamte Stoffwechsel ist im Ungleichgewicht und sollte dringend in Ordnung gebracht werden. Es hat keinen Sinn, nur diesen einen Blutparameter „Cholesterin" anzusehen, sondern immer den ganzen Menschen.

Werden jetzt nur Cholesterin senkende Medikamente verschrieben, sinken zwar die Werte, die Ursache bleibt aber weiterhin bestehen und wird damit zu einem Risiko für Herz-Kreislaufkrankheiten und Zivilisationskrankheiten jeglicher Art. Diese sog. „Statine" sind mit hohen Nebenwirkungen verbunden, wie Leberfunktionsstörungen, Nierenversagen, Muskelschwäche, grauer Star, Diabetes, Darmprobleme, Müdigkeit, Kopf- und Herzschmerzen etc.

Wie hoch ist zu hoch?
Der angebliche „Normalwert" wurde in den letzten Jahren ständig weiter abgesenkt. Lag er vor ca. 30 Jahren noch bei 260 mg sind es heute nur noch 200 mg oder weniger, die als Grenzwert angegeben werden. So werden Millionen Menschen zu Kranken gemacht. *„Fast 5 Millionen Menschen nehmen Statine (Arzneistoff zur Cholesterinsenkung) ein, nur bei 2 Millionen wäre es sinnvoll gewesen"* (Süddeutsche Zeitung, 11/2013). Nicht jeder Mensch ist gleich, manche hatten vielleicht schon immer einen hohen Wert, aber messen ihn im zunehmenden Alter zum ersten Mal.

Halb Margarine – halb Medikament:
Viele greifen dann zu einer stark beworbenen Pflanzenmargarine, die in ihrer Werbung verspricht „den Cholesterinspiegel zu senken" (du kennst sie bestimmt...). Diese Margarine ist weniger ein Nahrungsmittel, als eher ein Medikament, das wir uns unbeschwert aufs Brot streichen. Denn woher weißt du, wie viel du von der Margarine nehmen darfst? Welche Dosierung ist die Richtige? Was ist, wenn deine Kinder von der Margarine essen? Oder Familienmitglieder, die keinen erhöhten Wert haben? Wie viele Sterine kannst du deinem Körper ohne Schaden zumuten? Viele Verbraucher kaufen die Margarine auch aus Prophylaxe und erhoffen sich eine positive Wirkung auf ihre Gesundheit.

Die darin enthaltenen pflanzlichen Stoffe, die sog. „Phytosterine", stehen im Verdacht, das zu verursachen, was sie eigentlich verhindern sollen:
Ablagerungen in Gefäßen und ein erhöhtes Risiko für Herzkreislaufkrankheiten (*Oliver Huizinga von „Foodwatch" in Spiegel Online vom 28.11.2012*). Auch Nebenwirkungen wie Magen-Darm-Probleme oder Kopfschmerzen stehen nicht auf der Packung, wie das bei einem Medikament der Fall sein sollte. Von daher müsste es diese Margarine in der Apotheke zu kaufen geben und nicht im Supermarkt.

Was sind die Ursachen für die Ablagerungen an den Gefäßinnenwänden?
Die Schädigungen an der Arterienwand können vielfältige Ursachen haben:

- isolierte Kohlenhydrate, wie Fabrikzucker und Auszugsmehl, lassen den Blutzuckerspiegel steigen, dies kann im Laufe der Jahre die Arterienwand schädigen und führt generell zu vielfältigen Stoffwechselerkrankungen (*Prof. Yudkin vom Ernährungswissenschaftlichen Institut in London*)
- eine ungesunde Ernährungs- und Lebensweise führt zu einem Überschuss an freien Radikalen, was zu oxidativem Stress und damit zu Zellschäden in den Arterienwänden führen kann
- der Überverzehr an tierischem Eiweiß (= Fleisch, Wurst, Fisch, Quark, Käse, Eier, Milch, Joghurt) führt zu Ablagerungen auf den Gefäßinnenwänden
- ein Übermaß an Omega 6-Fettsäuren fördert Entzündungsstoffe und schädigt das Gefäßsystem
- Magnesiummangel ist ein Risikofaktor, genauso wie Vitamin-C- und Vitamin-K-Mangel
- chronische Übersäuerung führt zu verhärteten Arterien, damit zu einem verlangsamten Blutfluss und einer Versteifung der roten Blutkörperchen, was die Bildung von Ablagerungen begünstigt
- die Gefäßwandschäden, verursacht durch die Mangelzustände, werden „abgedichtet" durch körpereigene Reparaturmaßnahmen, verwendet wird Cholesterin (1-30 %), v.a. Protein (Eiweiß) und Calcium.

Du brauchst also keine Angst vor einem zu hohen Cholesterinspiegel haben und lass v.a. nicht nur diesen einen Wert behandeln. Ist dein Wert dauerhaft viel zu hoch, heißt das, dass der gesamte Stoffwechsel auf Trab gebracht werden sollte. Wenn du deine Lebens- und Ernährungsweise gesund und aktiv gestaltest mit einer vitalstoff- und antioxidantienreichen Ernährung aus frischen Zutaten, kann der aus dem Gleichgewicht geratene Körper wieder in seine gesunde Balance gebracht werden.

Tägliche Konserve Auszugsmehl

Unsere Ernährung hat sich in den letzten 150 Jahren sehr gewandelt. Damals verzehrten die Menschen hauptsächlich das, was sie anbauten: frisches Gemüse, Kartoffeln, Obst und Getreide vom Feld. Fleisch war eine Ausnahme und von Tieren im eigenen Stall, Milch gab es frisch von der Kuh und Eier von den Hühnern am Hof. Da die Produkte alle nicht lange haltbar waren, wurde nach einer Möglichkeit der Konservierung gesucht – haltbare „Konserven" wurden erschaffen.

Dazu gehörten das Auszugsmehl/Weißmehl, die Margarine - ein Streichfett aus Chemie und der Zucker - ein Konservierungsmittel, das die Haltbarkeit aller Produkte verlängerte. In den Supermarktregalen fand man vermehrt Obst in Dosen, Süßigkeiten, weißen Kochbeutelreis, Fertigkuchen, Limonaden und in heutiger Zeit Energydrinks, Fertigpizzas, Pfannkuchenteig aus der Flasche und Grießbrei im Beutel! Spitzenreiter der Absurdität: geschälte Eier und geschälte Bananen in Plastik verpackt!

Heutzutage gibt es viele Haushalte, in denen gar nicht mehr gekocht wird, warum auch? Mit Fast-Food-Restaurants und der Tiefkühltruhe im Supermarkt ist man bestens versorgt! Eine dramatische Entwicklung, vor allem für die Kinder, die jetzt heranwachsen!

Besonders gravierend ist die Veränderung von Getreide in Auszugsmehl, in Verbindung mit raffiniertem Zucker, weil wir diese täglich verzehren. Beide zusammen bezeichnet man als „raffinierte Kohlenhydrate" - im wahrsten Sinne des Wortes.

Macht Getreide uns krank?

Getreide wird seit vielen tausend Jahren als Grundnahrungsmittel verzehrt. In Israel wurden von Forschern die Überreste eines Mahlsteins zusammen mit Stärkekörnern gefunden, die aus der Zeit von 20 000 vor Christus stammen, die Körnerreste von Gerste oder Weizen. Schon unsere Urahnen haben also Getreide verzehrt. Die Römer haben Getreideschrot zu Brei verarbeitet und täglich gegessen und wurden als „Breifresser" verspottet. Und das Bergvolk Hunza in Nordpakistan ernährt sich seit unzähligen Generationen als Selbstversorger hauptsächlich von Getreide, getrockneten Aprikosen, Kernen und wildem Gemüse und hat eine enorme Widerstandskraft gegen chronische Leiden und eine unglaublich jugendliche Spannkraft im fortgeschrittenen Lebensalter.

Ein Getreidekorn enthält alle Stoffe, die du brauchst zur Gesunderhaltung, v.a. die B-Vitamine, Ballaststoffe, Mineralstoffe, Spurenelemente, sowie Stoffe, die noch nicht benannt, aber für deine Gesundheit unentbehrlich sind, was durch Tierversuche herausgefunden wurde. Die Forschungen von Prof. Kollath zeigten, dass Ratten, die mit Weißmehl gefüttert wurden, nach wenigen Wochen starben, die Ratten mit Getreide blieben gesund. Mit einer künstlich zusammengestellten Kost, der es an Vitalstoffen mangelte, konnte bei den Versuchsratten eine unverkürzte Lebensdauer erzielt werden, aber sie hatten Gesundheitsschäden, die denen unserer Zivilisationskrankheiten sehr ähnlich waren. Diese Krankheiten konnten durch Zugabe von einzelnen Vitaminen nicht beeinflusst werden, wohl aber durch Zugabe von Vollgetreide. Dass sich die Schäden erst in den Generationen zeigen, wurde auch durch die Forschungen von Bernàsek erbracht. (siehe „Unsere Nahrung, unser Schicksal" Dr. M.O. Bruker)

Bis vor ca. 150 Jahren gab es ausschließlich Vollkornbrot aus dem ganzen gemahlenen Korn. Im Jahr 1830 wurde die Walzenmühle, 1876 die Sulzberger Mühle erfunden. Jetzt konnten größere Mengen gemahlen werden und die Haltbarkeit war ein zentrales Thema. Da der Getreidekeim ölhaltig ist, war ein Mehl nicht lange haltbar, es wurde mit der Zeit ranzig. Darum wurde nach einer Möglichkeit gesucht, ein unbegrenzt haltbares Mehl herzustellen. Durch die Entfernung der Randschichten des Getreidekorns und des ölhaltigen Keimes konnte dies erreicht werden. Nur noch der Stärkekern wurde vermahlen und damit eine Mehlkonserve geschaffen, das sog. Auszugsmehl, unser weißes Mehl, das zwar unbegrenzt haltbar – aber jetzt ein totes Nahrungsmittel war.

Dass gerade im Keim und den Randschichten unentbehrliche Vitalstoffe enthalten sind, entdeckte man erst später. Allein im Keim sind unzählige Vitamine, Mineralstoffe und Spurenelemente, von Vitamin B-1 sogar eine so große Menge auf kleinstem Raum, wie in keinem anderen Lebensmittel. Wird das Korn geschält und Randschichten und Keim entfernt, bleibt eine minderwertige vitalstoffarme Konserve übrig. Der wertvolle Keim fand als Kraftfutter für Masttiere seine Verwendung.

Warum ist es jetzt wesentlich, welches Mehl oder Brot du verwendest?
Da du Getreide und Mehlprodukte täglich in vielfältigster Form zu dir nimmst (zum Kochen und Backen, als Nudeln, Reis, Haferflocken/Müsli, dein tägliches Brot), sind die Auswirkungen auf deinen Körper fatal. Die Stärke des Getreidekorns braucht zur Verarbeitung im Körper bestimmte Vitalstoffe, die im Weißmehl nicht mehr enthalten sind. So kommt es zu Mangelerscheinungen, die zu Stoffwechselstörungen und im Laufe der Jahre zu den ernährungsbedingten Zivilisationskrankheiten führen.

Das kennst du schon vom Zucker, die Wirkung ist hier ähnlich. Vor allem das Vitamin B 1 spielt eine große Rolle, da es für den normalen Ablauf des Kohlenhydratstoffwechsels und anderer Stoffwechselvorgänge unentbehrlich ist.

Der Vitamin-B-1-Bedarf beträgt täglich ca. 1,5 mg, der Durchschnittsbürger kommt nur noch auf höchstens 0,8 mg und leidet somit an einer ständigen Unterversorgung. Ohne Vitamin B 1 gibt es aber keinen normal funktionierenden Kohlenhydratstoffwechsel. Das Nervensystem benötigt besonders viel B 1; die Zunahme der psychosomatischen Erkrankungen der letzten Jahrzehnte zeigt den bereits chronischen B 1-Mangel in unserer Gesellschaft durch die tägliche minderwertige Nahrung.

Und wie sieht es heute aus?
In den Supermärkten kannst du dir den ganzen Tag über „frisch gebackenes Brot" aus dem Automaten holen. Brot, welches wochenlang frisch bleibt und v.a. zu einem Spottpreis. Wie kann das funktionieren?

Schauen wir uns das Thema Brot ein bisschen genauer an!

Unser tägliches Giftbrot gib uns heute – was ist wirklich drin im Brot?

Unser tägliches Brot – das früher großen Wert hatte, täglich dafür gedankt wurde und eine sättigende Abendmahlzeit war - ist heute zu einem nicht nur wertlosen, sondern sogar gesundheitsgefährdenden Produkt verkommen. Wie kann das sein?

Laut Gesellschaft für Konsumforschung kauften die privaten Haushalte in Deutschland im Jahr 2018 ca. 1,7 Millionen Tonnen Brot – d.h. nach wie vor wird viel Brot täglich verzehrt, es ist ein Grundnahrungsmittel. Ob jedem bewusst ist, WAS er da isst?

Brötchenduft haben wir heutzutage auf Schritt und Tritt: in den Tankstellen, Supermärkten, Bahnhöfen, überall stehen die Backstationen mit den sog. „frischen" Backwaren. Zumindest denken wir das. Tatsächlich hat das aber nichts mehr mit frischgebackenen Brötchen oder Brezen zu tun.

Die Teiglinge sind monatelang tiefgefrorener Fertigteig aus der Fabrik (oft aus dem Ausland) und der leckere Duft, der uns anlockt, ist nur ein chemischer Stoff. Die Backmischungen müssen nur noch mit Wasser angerührt werden und bestehen u.a. aus Emulgatoren, Backenzymen, Verdickungsmitteln, Maltodextrin, Malz, Phosphaten, Zitronensäure usw.

In einem konventionellen Brot können bis zu 150 Backmittel und chemische Stoffe enthalten sein. Für jedes Backproblem gibt es ein passendes Mittel, z.B. für die dunkle Farbe, den typischen Brötchengeruch, die aromatische Kruste, für eine Verkürzung der Knetzeit, Volumenvergrößerung oder längere Frische. Jedes Gebäckstück muss aussehen wie das andere – der Verbraucher will das so. Das erreicht man nicht durch Handwerk, sondern nur durch Chemie und Maschinen.

Die Liste an Giftstoffen ist leider noch viel länger: sowohl Glyphosat, als auch genmanipulierte Enzyme, die allergiefördernd sind, können in den Backwaren enthalten sein und müssen v.a. nicht deklariert werden.

Glyphosat ist das meistverkaufte Unkrautvernichtungsmittel der Welt, mind. 40 % unserer Ackerflächen werden mit Glyphosat behandelt, auch bekannt als „Roundup". Es wird deshalb so umschweifend verwendet, weil es nicht nur Unkraut vernichtet, sondern das Getreide damit auch schneller erntereif wird. Jährlich werden in Deutschland 8000 Tonnen Glyphosat ausgebracht. Die WHO (Weltgesundheitsorganisation) schätzt das Unkrautvernichtungsmittel als *„wahrscheinlich krebserregend"* ein.

Der WDR hat 2015 (*Patricia Metz, WDR*) einen Test mit 20 Mehrkornbroten und -brötchen auf Weizen- und Roggenbasis durchgeführt. *„Die Proben kamen aus Supermärkten, Discountern, SB-Backshops, Bäckereien und Biomärkten. Die Analyse ergab, dass sämtliche untersuchten Bio-Produkte frei von Glyphosat waren. Auch in fünf konventionellen Produkten fanden die Lebensmittelexperten kein Glyphosat. Fündig wurden sie bei elf der 16 konventionellen Produkte. Diese wiesen Glyphosatspuren unterhalb der Rückstandshöchstmenge auf. Knapp dreiviertel der konventionellen Produkte in unserer Stichprobe enthielten also Glyphosat."*

Die Höchstmengen werden geregelt durch die „Rückstandshöchstmengenverordnung". Bei Glyphosat sind das z.B. 10 mg/kg für Weizen und Roggen, bei Milchprodukten 0,05 mg/kg. Finden jetzt Lebensmittelüberwacher verstärkt höhere Werte, dürfen diese Höchstwerte *„unter Berücksichtigung der durchschnittlichen Verzehrmenge des jeweiligen Lebensmittels nach oben korrigiert werden"*. Das heißt, die Verzehrmenge wird nach unten korrigiert. Das ist ganz legal, nur der Verbraucher weiß davon nichts.

Weiter heißt es in dem Bericht vom WDR:

„Ein Beispiel: Bis 2011 betrug der Rückstandshöchstgehalt für Glyphosat in Linsen 0,1 mg/kg. Als die Lebensmittelüberwachung in 2011 bei 34 Proben erhöhte Rückstandsmengen von Glyphosat feststellte, stellten die Lebensmittelhersteller an die deutschen Behörden einen so genannten "Importtoleranzantrag". Daraufhin wurde der Wert von 0,1 mg/kg auf 10 mg/kg angepasst."

Das Bundesinstitut für Risikobewertung schreibt zur Definition von Rückstandshöchstgehalten auf seiner Homepage: *"Ein Rückstandshöchstgehalt (...) gibt die maximal zulässige Konzentration eines Pflanzenschutzmittelwirkstoffs in einem Lebensmittel an. Rückstandshöchstgehalte dienen als verbindliche Handelsstandards zur Gewährleistung des freien Warenverkehrs. Lebensmittel sind nur verkehrsfähig, wenn sie die Rückstandshöchstgehalte einhalten."*

Genauso verhält es sich mit dem ADI-Wert (acceptable daily intake), d.h. wieviel wir von dem Produkt täglich verzehren dürfen ohne Schaden zu nehmen. Bei Glyphosat sind das 0,3 mg pro Kilogramm Körpergewicht. Doch hier ist es genauso wie bei Zusatzstoffen: wie ist es, wenn du nicht nur Glyphosat, sondern noch viele andere Giftstoffe parallel aufnimmst? Wie wirkt sich das Zusammenspiel von Schwermetallen, Aluminium, Quecksilber, Blei, Nitrat, Glyphosat in deinem Körper aus? Verstärken sie sich gegenseitig in ihrer Wirkung? Und woher weißt du, wieviel Glyphosat du am Tag zu dir nimmst?

Das weiß kein Mensch und wurde auch noch nie untersucht. Wir sind hier vollkommen ungeschützt diesen Giftstoffen ausgeliefert und wissen nicht, wie sie auf den Körper wirken und ob sie ausgeschieden oder abgelagert werden. Und dem Staat ist es anscheinend wesentlich wichtiger, die großen Konzerne zu unterstützen, als die Gesundheit von den Verbrauchern und unseren Kindern zu gewährleisten.

Interessant ist, woher die Zahlen kommen und wer welche Studien erstellt: Bei unabhängigen Studien sind 70 % der Meinung, dass Glyphosat krebserregend ist, bei den Industriestudien sind es nur 7 %.
Wie heißt es so schön? „Ein Schelm, wer dabei Böses denkt".....

Prof. Christoph Kreiß (*Hochschule für Wirtschaft und Technik, Aalen*) sagt in einem Interview: *„Die Zulassungsbehörden haben bis vor kurzem ausschließlich industrieinterne Studien verwendet. D.h. der Konzern kann die Rahmenbedingungen so wählen und beeinflussen, dass das gewünschte Ergebnis herauskommt."*

Nach heftigen Protesten der Bevölkerung bekam Glyphosat im **Sommer 2016** keine Wiederzulassung, die Entscheidung wurde um 18 Monate vertagt. Die Krebsagentur der Weltgesundheitsorganisation hat das Mittel als "wahrscheinlich krebserregend beim Menschen" eingestuft.

Nachtrag im Juli 2017: die EU-Kommission hat einen Vorschlag zur Wiederzulassung von Glyphosat eingereicht. Dieser Entwurf soll dem EU-Agrarausschuss zur Abstimmung vorgelegt werden. Es werden die negativen Auswirkungen auf Tiere und Pflanzen völlig missachtet, es gibt weder ein Verbot von der Privatanwendung, noch im landwirtschaftlichen Bereich. Allen Untersuchungen und Protesten zum Trotz, wird weiter dafür gekämpft, dass ein offensichtlich stark gesundheitsschädliches Mittel zugelassen wird und wirtschaftliche Interessen haben den Vorrang!

Nachtrag September 2017: Das Umweltinstitut München teilt in einem Bericht mit, dass die britische Zeitung „The Guardian", das österreichische Wochenmagazin „News" und weitere Medien berichten, dass das deutsche Bundesinstitut für Risikobewertung (BfR) seine *„Bewertung über Glyphosat über viele Seiten aus dem Zulassungsantrag von Monsanto abgeschrieben hätte"*. Diese Bewertung wäre die Grundlage der Abstimmung über die weitere Zulassung oder dem Verbot von Glyphosat (*www.umweltinstitut.org vom 15.09.2017*)

Nachtrag Juli 2022: Glyphosat ist derzeit bis zum 15. Dezember 2022 für die Verwendung in der EU zugelassen. Wegen eines verzögerten Verfahrens zur Wiederzulassung schließt die EU-Kommission eine temporäre Verlängerung der aktuellen Zulassung nicht aus. Es wird sich also noch lange hinziehen bis hier ein endgültiges Urteil oder Verbot erteilt wird (oder eben nicht).

Doch Glyphosat ist nicht das einzige Gift in unseren Backwaren. Auch das Problem **Enzyme** ist gravierend und niemandem bekannt.
Bei einer spannenden Backstuben-Führung in der Augsburger Biobäckerei „Schubert" habe ich vom Bäckermeister diese interessanten Informationen über die Verwendung von Enzymen in konventionellen Bäckereien bekommen:

„Die natürliche Enzymausstattung von Mehlen ist für eine optimale Teig- und Gebäckqualität nicht ideal. Damit die Backwaren lange frisch bleiben, locker sind, gut aussehen und "rösch" schmecken, werden Enzympräparate verwendet. Dadurch lassen sich Ergebnisse erzielen, die mit einem natürlichen Rohstoff nicht erreichbar wären. Z.B. werden die Teigführung und die Geschmacksbildung beschleunigt, man kann auf Vorteige und lange Teigführung verzichten oder diese reduzieren."

Durch dieses Verfahren werden eine lockere Krume und ein größeres Volumen erreicht. Auch dass das Brot nach 8 Wochen noch wie frisch schmeckt, hat seine Ursache in der Verwendung von Enzymen und dass der Teig von Tiefkühlbrötchen nach Monaten noch in Ordnung ist, liegt dem zugrunde.

Wie dies funktioniert beschreibt er so:
„Enzyme aus Mikroorganismen lassen sich punktgenau im Labor konstruieren, produzieren und beliebig zusammenstellen, das geschieht mit Hilfe von GENTECHNIK! Da der Produktionsorganismus nach der Enzymherstellung abgetrennt wird, ist eine Gentechnik-Kennzeichnung NICHT erforderlich (das nennt man weiße Gentechnik).

Da die Enzyme in der Backwarenherstellung nur als technische Hilfsstoffe verwendet werden und nach dem Backvorgang nicht mehr aktiv sind, müssen Enzyme nicht deklariert werden, weder als Zusatzstoff noch als Zutat. Allerdings führen neue Verfahren dazu, bei denen die Enzyme mit Fett oder Zucker besprüht werden, dass diese viel höhere Temperaturen und saure Umgebungen überstehen! Das konnte inzwischen nachgewiesen werden und die Produkte werden grundlegend verändert."

Da kannst du also noch so sehr auf Zusatzstoffe achten, wenn Enzyme nicht gekennzeichnet werden müssen, weißt du nicht, wo sie enthalten sind. Dadurch wird das Allergiepotential gefördert. Welche Nebenwirkungen sich auf Dauer entwickeln, weiß niemand. Solange du konventionelle Backwaren kaufst, kannst du fast sicher sein, dass Enzyme enthalten sind. *„90 – 95 % ALLER in Deutschland produzierten Backwaren werden mit Enzymen hergestellt - der Rest sind Biobackwaren. Viele Bäcker wissen gar nicht, dass sie Enzyme verwenden, da fast alle Bäckereien industrielle Backmittel verwenden, in denen diese bereits enthalten sind."*

Die Wirkung von Enzymen im Körper ist nicht erforscht, keiner weiß, wie sie uns auf Dauer schädigen. Viele Allergien, Nahrungsmittelunverträglichkeiten und Intoleranzen kommen z.B. nicht durch den Verzehr von Weizen/Gluten etc. (was viele glauben) sondern durch den Inhaltsstoff Enzyme im Brot (so die Aussage vom Bäckermeister der Biobäckerei). Das finde ich logisch und nachvollziehbar.

Viele Biobäcker verwenden KEINE isolierten Enzyme, sondern haben andere Methoden und Möglichkeiten gutes Backwerk herzustellen – aber mit der "Einbuße" dass die Brötchen z.B. nicht so groß sind, nicht so lange frisch halten etc. Hier ist ein Umdenken dringend erforderlich, was dir als Verbraucher wichtiger ist! Unterstützen wir doch die traditionellen Bäcker und Biobäcker in ihrem Handwerk, sonst werden wir bald nur noch Chemiebrot zu kaufen bekommen!

Wie erkennst du ein richtiges Bio-Vollkornbrot?

Die Backriesen reagieren auf den Trend zu Vollkornbrot und bieten Vollkornbackmischungen an, wie „Fünfkornbrot", „Kraftkornbrot", „Vitalbrot" usw. Der Verbraucher kauft es in der Annahme, etwas für seine Gesundheit zu tun und legt dafür mehr Geld hin, hat aber letztendlich kein gesundes Produkt erworben.

Ein natürliches Brot enthält an Zutaten nur Getreide (frisch mit einer Getreidemühle vor dem Backen gemahlen), Wasser, Salz, ein Triebmittel wie Hefe oder Sauerteig und evtl. noch Gewürze. Am Aussehen kannst du das nicht erkennen, gerade „dunkle" Brote sind oft mit Malz, Malzsirup oder Karamellsirup eingefärbt.

Auch Zuckercouleur – ein brauner/schwarzer Farbstoff – wird verwendet. Dieser wird bei hohen Temperaturen (120 – 150 °) unter Zusatz von Säuren oder Laugen hergestellt. Je nach verwendeter Säure ist vom Verzehr abzuraten. Ist das Brot nicht verpackt und somit keine Zutatenliste nachlesbar, frage nach einer Liste, um diese einzusehen. Jeder Bäcker muss diese greifbar haben.

In Zukunft musst du noch aufmerksamer sein, was du zu dir nimmst, wo du einkaufst und welchen Stellenwert du deiner Nahrung gibst. Das kann frustrierend sein, kann aber auch anspornen! Unterstützen wir lieber die wenigen (Bio)-Bäcker in ihrem Handwerk und lassen die hübschen Zusatzstoff-Aufback-Brötchen liegen, von denen wir nicht wissen was drin ist. Oder backe ab und zu selbst, das ist gar nicht schwer und macht großen Spaß und du weißt, dass du ein wertvolles Produkt vor dir hast.

Je frischer, desto besser
Es geht generell nicht darum, keine Kohlenhydrate mehr zu essen, wie es oft propagiert wird, sondern es geht darum, die Qualität der Kohlenhydrate zu verändern. Weißmehl, Weißmehlprodukte und Zucker sind raffinierte Kohlenhydrate, die deiner Gesundheit schaden, zu starken Blutzuckerschwankungen führen, zu Stoffwechselstörungen und damit zu den ernährungsbedingten Erkrankungen.

Vollgetreide und Vollkornprodukte sind wertvolle komplexe Kohlenhydrate, reich an Ballaststoffen, die deinem Körper wichtige Vitalstoffe zuführen, genauso wie Kohlenhydrate in Form von Kartoffeln oder Gemüse, Hülsenfrüchte usw.. Diese Kohlenhydrate sind wichtig für dich und deinen Stoffwechsel und sie machen satt.

Führe wieder das ganze Getreidekorn in deine Ernährung ein, verwende ein frisch gemahlenes Vollkornmehl zum Kochen und Backen, kaufe ein wertvolles Vollkornbrot oder backe selbst, achte auf hochwertige Zutaten, verwende Vollkornnudeln und Vollkornreis.

Je frischer dein Mehl gemahlen ist, desto mehr Vitalstoffe sind darin enthalten. Ein Vollkornmehl fertig in der Packung gekauft, enthält nur noch Mineralstoffe und Spurenelemente, so gut wie keine Vitamine mehr, dafür aber Konservierungsstoffe zur Haltbarmachung. Dasselbe gilt für einfache pure Vollkornhaferflocken, denen keinerlei Stoffe zugesetzt wurden, aber trotzdem nicht hochwertig sind, da sie schon monatelang in dieser Packung liegen. Auch wurde vorher meist der Keim entfernt, obwohl es als „Vollkorn" deklariert wird. Denn der ölhaltige Keim würde das Produkt bald ranzig machen.

Auch Fertigmüslis dienen deiner Gesundheit nicht. Fertigmüslis enthalten oft große Mengen Zucker in vielfältigster Form, Konservierungsstoffe oder Farbstoffe, je nachdem in welcher Qualität du es kaufst. Sobald du ein modernes Müsli bevorzugst, in dessen Packung bunte Kugeln, Kissen oder „Smacks" zu finden sind, kannst du sicher sein, dass sie Zucker und Zusatzstoffe enthalten. Das hat mit einem gesunden Frühstück nichts zu tun, da könntest du dir auch ein Stück Torte servieren.

Am wertvollsten wäre es, ein frisch geschrotetes Getreide oder – wer die Möglichkeit hat – frisch geflocktes Getreide zu einem Müsli zu verarbeiten. Frisches Obst und Nüsse dazu und du hast ein echtes Powermüsli am Morgen, das dir Energie gibt für den Tag, dich satt macht bis zur nächsten Mahlzeit, deinem Darm gut tut und deine Abwehrkräfte stärkt.

Zum Ausprobieren kannst du am Anfang auch erstmal ein Bio-Vollkornmehl kaufen, um dich an den Geschmack und die Verarbeitungsweise zu gewöhnen und deine Familie langsam heranzuführen. Oder du lässt es dir für ein paar Tage im Voraus frisch im Bioladen mahlen. Aber wenn du dich wirklich gesund ernähren willst und die wertvollen Inhaltsstoffe ausnutzen, lohnt sich die Anschaffung einer eigenen Getreidemühle, so dass du dein Mehl täglich frisch mahlen kannst. Eine einmalige Anschaffung, ich habe meine schon über 30 Jahre. ☺

Die Weizenhysterie – dick, krank und dumm durch Weizen?!?

Weizen macht „dick, dumm und krank" behaupten ein paar wenige amerikanische Autoren in ihren Buch-Bestsellern! Sogar Krankheiten wie Alzheimer, Depressionen, Diabetes, Krebs und Herz-Kreislauferkrankungen sollen ihre Ursache im Weizenverzehr bzw. dem Verzehr von Gluten haben. Der neueste „Trend" geht dahin, jegliche Krankheitserscheinungen auf eine Glutenunverträglichkeit zu schieben und letztendlich wäre dies für einen frühen Tod verantwortlich.

Aber ist das wirklich so?
Hast du Beschwerden und bist krank, muss die Krankheitsursache gefunden werden. Zahlreiche unserer Krankheiten sind ernährungsbedingt, d.h. nicht, dass sie durch den Verzehr von nur einem einzigen Lebensmittel entstehen, sondern durch jahrelange minderwertige vitalstoffarme Ernährung.
Das hast du nach der Lektüre bis hier sicher schon erkannt.

Dass z.B. bei der Krankheit Zöliakie (eine chronische Erkrankung der Dünndarmschleimhaut) glutenhaltiges Getreide vermieden werden muss, ist selbstverständlich. Gluten ist das Klebereiweiß im Getreide, auf das der Körper bei Zöliakie krankhaft mit Entzündungen reagiert. Aber es stimmt nicht, dass diese Erkrankung durch Weizen hervorgerufen wird. Dieser ist in keinster Weise gefährlich, sondern die Zöliakie ist eine Folge der sog. Zivilisationskost. Nur ca. 1 % der Bevölkerung ist daran erkrankt.

Die Modediagnose „Glutenunverträglichkeit" oder „Glutensensitivität" hat ihre Ursache in einem gestörten Stoffwechsel und einer krankhaften Darmflora, was viele Symptome (wie Darmbeschwerden, Durchfall, Blähungen, starke Müdigkeit usw.) nach sich zieht.

Die Behauptung „kein Weizen, kein Diabetes" der Anti-Weizen-Autoren ist schlichtweg falsch. Die Ursache von Diabetes liegt im Verzehr von raffinierten Kohlenhydraten, also von Fabrikzucker jeglicher Art und von Produkten aus Auszugsmehlen. Das haben die Forscher Cleave und Campbell schon 1966 wissenschaftlich belegt. Dass Weizen und allgemein Vollkornprodukte den Blutzuckerspiegel in die Höhe treiben, ist kompletter Unsinn. Ein Lebensmittel, das noch viele andere Inhaltsstoffe enthält, hat generell eine langsame Blutzuckersteigung zur Folge, da alle Bestandteile im Stoffwechsel verarbeitet werden müssen. Eine überschießende Reaktion bewirkt jedoch der Fabrikzucker, da dieses ein leeres Kohlenhydrat ist und sofort ins Blut geht.

Mit den zahlreichen glutenfreien Produkten in den Supermärkten wird dir aber suggeriert, dass Gluten etwas Schlechtes ist. Und du wirst verführt diese Produkte zu kaufen, im Glauben sie tun deiner Gesundheit etwas Gutes. Meist sind dies aber nur minderwertige Präparate mit vielfältigen Zusatzstoffen. Aber es ist ein lukratives Geschäft, der Markt mit alternativen Produkten boomt. Inzwischen traut sich niemand mehr, überhaupt etwas mit Gluten zu essen, aus Angst krank und dick zu werden und kauft von vornherein glutenfreie Nahrungsmittel, auch ohne jegliche Diagnose.

Und noch etwas fällt auf: da jetzt das Gluten (oder Fructose, Lactose, Histamin usw.) an allem schuld sein soll, fällt das Thema Zucker komplett unter den Tisch. Und mit der Veganwelle sind Fabrikzucker und auch die künstliche Margarine plötzlich wieder ohne jegliche Bedenken im Speisezettel integriert. Die veganen und „Frei-von"-Alternativen gelten als „gesund", egal wie künstlich sie hergestellt sind oder wie viele Zusatzstoffe sie enthalten. Für die Nahrungsmittelindustrien eine erfreuliche Entwicklung, die entsprechend intensiv beworben wird! (siehe auch Kapitel über „Vegan" auf Seite 113)

Üblicherweise wird in Amerika ein Hybridweizen (= von zweierlei Herkunft gemischt) verwendet, den wir genauso wenig verzehren sollten, wie gentechnisch veränderte Nahrung oder Nahrung die Gentechnikanteile enthält. In allen Bereichen sollten samenfeste Sorten in biologischer Qualität bevorzugt werden, am besten bezogen von einem anerkannten Biolandwirt.

Dass immer mehr Unverträglichkeiten und Intoleranzen auftreten, hat seine Ursache in unserer zivilisatorischen Ernährung über Jahrzehnte hinweg, die im Laufe der Zeit zu Mangelerscheinungen, Stoffwechselstörungen und v.a. zu Darmschädigungen führen kann. Auch der sorglose Gebrauch von Medikamenten (Antibiotika, Schmerzmittel) und Giftstoffen durch chemische Substanzen in Verpackungen, Putzmittel und Kosmetika spielt hier eine Rolle.

Bei Verdauungsproblemen und einer gestörten Darmflora kann die Folge eine Schädigung der Darmwand sein, das sog. „Leaky-Gut-Syndrom". Aufgrund der durchlässigen Darmwand können unvollständig verdaute Nahrungsteilchen in den Blutkreislauf und deinen Organismus kommen und in Folge zu Entzündungen, Allergien, Nahrungsmittelunverträglichkeiten und einer mangelnden Verdauung führen (siehe auch Seite 28).

Die Behandlung besteht jetzt nicht darin, das Gluten (oder auch Fructose/Lactose) zu meiden. Das wäre nur eine Symptombehandlung, die eigentliche Ursache bleibt bestehen und kann weitere Schäden anrichten. Eine ursächliche Heilbehandlung besteht in einer Regenerierung des Darmes durch eine vitalstoffreiche gesunde Kost und eine Entgiftung des Körpers durch Weglassen von säurebildenden und schädigenden Nahrungsmitteln. Und das ist nicht etwa der Weizen, sondern Genussgifte wie Zucker und Koffein oder Produkte mit Zusatzstoffen und gefährlichen Inhaltsstoffen. Dein Stoffwechsel muss auf Trab und deine Lymphe zum Fließen gebracht werden, damit Schadstoffe abtransportiert werden können. Wie du das machst, ist hier im Buch ausführlich beschrieben.

Aber wie kommt es, dass es den Menschen tatsächlich besser geht, wenn sie den Weizen weglassen??
Weil sie mit dem Weizen automatisch die raffinierten Kohlenhydrate vermeiden in Form von Weißmehl, Weißmehlnudeln, -pizza, -brot, -brötchen, -kuchen, -gebäck usw. Und damit gleichzeitig die enthaltenen Zusatzstoffe und den Fabrikzucker. Und weil sie sich im Rahmen der Umstellung generell mehr mit ihrer Ernährung beschäftigen und gesünder essen, so dass Beschwerden verschwinden und sie Gewicht verlieren.

Was kannst du also tun?
Dein Körper braucht natürlich Kohlenhydrate, sie sind ein wichtiger Energiespender, machen satt und sind als Ballaststoffe (z.B. im Getreide) wichtig für deine Darmperistaltik.

Aber auf die Qualität kommt es an und du weißt jetzt, dass ein riesiger Unterschied besteht zwischen einem ausgemahlenen Weißmehl und einem Vollkornmehl, ob das nun Weizen ist, Dinkel oder Roggen. Es spielt immer deine Gesamternährung eine Rolle, WAS du isst und auch WIE du isst (gerade bei Magen-Darm-Problemen).

Wer Weizen als Vollkornprodukt zu sich nimmt, schadet seiner Gesundheit nicht. Bei wem größtenteils Brot, Nudeln, Kuchen oder Desserts auf dem Speiseplan stehen, die allesamt aus <u>weißem</u> Weizenmehl zubereitet und mit Fabrikzucker gesüßt sind und wer darüber hinaus wenig Obst und Gemüse verzehrt, dem droht eine Mangelversorgung mit wichtigen Vitalstoffen, was das Risiko für Krankheiten erhöht.

Nach dem großen Weizenhype der letzten Jahre, kommen aber auch langsam genügend Bücher heraus, die die Wertigkeit und Wichtigkeit des vollen Korns wieder herausstellen und v.a. die Angst vor Weizen nehmen. Zum Glück!

Verwende für deine Gesundheit:
- Vollkornmehl und Vollkornprodukte
- Vollkornreis
- Vollkorngetreide
- Vollkornnudeln

Vermeide dafür:
- Auszugsmehl und alle Produkte daraus
- Weißmehlnudeln
- geschälter Reis

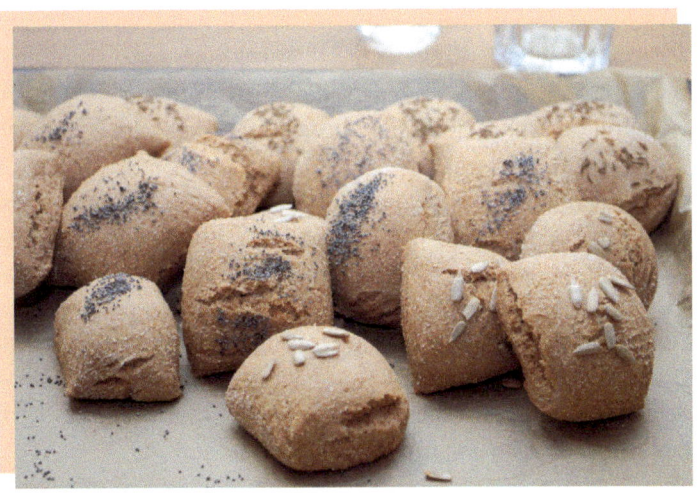

Milch – wirklich lebensnotwendig?

Kennst du solche Sprüche?
„Milch – unentbehrlich für Kinder!"
„Ohne Milch ist ein gesunder Knochenaufbau nicht möglich!"
„Du brauchst Eiweiß und Calcium aus Milch für deine Gesunderhaltung."
„Täglicher Milchgenuss ist ein MUSS wenn du „groß und stark" werden willst."
„Milch und Milchprodukte sind unverzichtbar für die Vermeidung von Mangelerscheinungen!"

Und - glaubst du das?
Musst du wirklich täglich Milch, Quark, Joghurt, Käse usw. konsumieren, um gesund zu bleiben? Oder hast du schon ganz gegenteilige Informationen gehört?

Schauen wir uns das Thema Milch genauer an:

Früher hatten Bauern nur wenige Tiere im eigenen Stall, die Tiere wurden artgerecht gehalten und ernährt, die Milch wurde von Hand gemolken und verarbeitet. Heute gibt es Milchprodukte im Überfluss, die Großbauern halten die Tiere in Massenställen und sie werden oft artfremd ernährt (z.B. mit Soja und Mais statt mit Grünfutter). Die Milch wie früher „direkt von der Kuh", eine sog. „Rohmilch" gibt es fast nicht mehr. Die großen Mengen an Milch, die uns heute zur Verfügung stehen, gibt es erst seit wenigen Jahrzehnten dank industrieller Konservierungsmethoden.

Milch ist mind. grundsätzlich pasteurisiert. Eine **Pasteurisierung** tötet alle Keime ab, auch die nützlichen Milchbakterien, wichtige Enzyme und hitzeempfindliche Vitamine. Sie wird auf ca. 72 Grad Celsius für 30 Sekunden erhitzt.

Eine weitere Methode ist die **Homogenisierung**, dabei wird die Milch unter hohem Druck durch feinste Düsen gepresst, die Milch wird in winzige Kügelchen zerteilt, um das Aufrahmen der Milch zu verhindern. Die Anzahl der Fettkügelchen erhöht sich bei der Homogenisierung um das Tausendfache.

Bei der **Ultrahocherhitzung** wird die Milch nur wenige Sekunden auf 150 ° erhitzt, anschließend sofort auf 5 ° heruntergekühlt. Dadurch ist sie mind. 6 Wochen haltbar. Und somit ein totes Produkt. Wie sagte Dr. Max Otto Bruker immer zur H-Milch: „Das ist eine zwei Mal totgeschossene Milch". Wie recht er doch hatte – heutzutage sind noch mehr unserer Nahrungsmittel „totgeschossen".

Seit einigen Jahren wird im Kühlregal mit der "länger haltbaren Frischmilch" geworben, die als **ESL-Milch** bezeichnet wird. ESL (extended shelf life) bedeutet so viel wie „längeres Leben im Kühlregal". Sie hält gekühlt 2-3 Wochen. Gewonnen wird sie durch zwei verschiedene Methoden, die - im Gegensatz zu pasteurisierter Milch und H-Milch - nicht gesetzlich definiert sind. Die eine ist die Hocherhitzung, die andere eine Kombination aus Mikrofiltration (zur Entfernung der Keime) und Erhitzung.

Bei der Hocherhitzung wird die Milch für zwei Sekunden auf 125-127 °C erhitzt. Dafür die Bezeichnung „Frischmilch" zu verwenden ist lächerlich, denn was soll an einer Milch, die auf über 100 ° erhitzt wurde noch frisch sein? Auf der Verpackung steht der Aufdruck „länger frisch" oder „extra lange frisch", was den Verbraucher verwirrt, weil er glaubt damit eine bessere Milch zu kaufen. Ein weiterer Nachteil ist, dass man es nicht herausschmecken kann, wenn eine ESL-Milch verdorben ist.

Die Vorteile der ESL-Milch hat nur der Supermarkt, der einen größeren Vorrat an Milch einkaufen kann, die ihm nicht so schnell verdirbt. Erkennen kannst du eine ESL-Milch an dem Aufdruck „länger haltbar" während eine pasteurisierte Milch den Aufdruck „traditionell hergestellt" tragen darf.

Aufgrund der Massentierhaltung ist in einer Flasche Milch auch nicht nur die Milch von einer einzigen Kuh, sondern die gemischte Milch von tausenden verschiedenen Kühen, d.h. es sind viele verschiedene Eiweißstrukturen enthalten. Ist es eine Milch aus konventioneller Tierhaltung, ist sie zusätzlich mit Hormonen, Antibiotika und Pestizidrückständen verpestet.

Gesundheitliche Auswirkungen:
Milch ist ein Übergangslebensmittel, es soll unsere Babys so lange versorgen, bis sie bereit sind für feste Nahrung. Aber das Baby soll keine Kuhmilch bekommen - die ist schließlich für das Kälbchen gedacht - sondern Muttermilch. Kuhmilch enthält viel zu viel Eiweiß, viel weniger Kohlenhydrate und eine komplett andere Zusammensetzung von Mineralstoffen und Vitaminen als Muttermilch. Das Kalb vervielfacht sein Gewicht im ersten Lebensjahr, es soll schnell groß und fett werden. Dafür sind in der Kuhmilch spezielle artspezifische Stoffe wie Wachstumshormone und Antikörper.

Milch ist eine Säuglingsnahrung und nur für die Stillphase gedacht, danach braucht der Mensch (und jede Tierart) keine Milch mehr! Oder hast du schon eine ausgewachsene Kuh gesehen die noch Milch trinkt? Oder irgendeine andere Tierart? Nur wir Menschen denken, wir bräuchten als Erwachsene noch täglich Milch und Milchprodukte.

Unser Immunsystem erkennt dieses Eiweiß als „artfremd" und bekämpft es. Bei zu hohem Verzehr von Milch bzw. generell tierischem Eiweiß kann es zu Intoleranzen, Hautproblemen, Verschleimung der Atemwege, Anfälligkeit für Atemwegsinfektionen und Allergien kommen. Aber auch zu Arteriosklerose durch Ablagerungen von tierischem Eiweiß auf den Gefäßinnenwänden und damit zu Herz-Kreislauferkrankungen und Herzinfarkt.

Auch soll Milch das Krebsrisiko erhöhen, da der hohe Östrogengehalt der Milch (durch Verwendung von Milch von trächtigen Kühen) hormonbedingte Krebserkrankungen begünstigt. (*Zusammenfassung Dr. med. Henrich, / Pro-Vegan-Stiftung, www.provegan.info*)

Zusätzlich trägt der Milchgenuss zur Übersäuerung des Körpers bei, weswegen wir in unseren Detox-Wochen auf Milch und bestimmte Milchprodukte komplett verzichten. Dabei kommt es nicht auf die Qualität der Milch an (Rohmilch wäre in diesem Falle nicht besser), sondern generell auf die artfremden Inhaltsstoffe der Milch. Eine Ausnahme bilden die tierischen Fette wie Sahne, Butter, Schmand/Sauerrahm, hier ist der Eiweißanteil nur gering, da der Fettanteil größer ist. Bei Bestehen von Krankheiten, deren Ursache in einer Unverträglichkeit des tierischen Eiweißes liegt (siehe oberer Abschnitt), sind diese Produkte so gut wie immer verträglich.

Wenn du keine Unverträglichkeiten hast, keine Krankheiten bestehen oder keine Neigung zu ständigen Infekten, kannst du nach der Detoxzeit auch ab und zu Milchprodukte zu dir nehmen, wenn du nicht darauf verzichten willst. Z.B. eine (echte) Frischmilch verwenden (zum Kochen und Backen, nicht als Getränk!) oder ein gutes Stück Käse essen aus bester Bioqualität. Wichtig für dich ist es zu wissen, du BRAUCHST keine Milch, um dir damit Nährstoffe zuzuführen oder gesund zu bleiben. Im Gegenteil. Eiweiß und Calcium holst du dir hochwertiger aus frischem Obst, Gemüse und Getreide. Auch Milchprodukte sind Genussmittel und genauso zu behandeln.

Inzwischen gibt es in jedem Supermarkt zahlreiche Alternativen wie Hafermilch, Mandelmilch, Nussmilch usw. Diese gekaufte Pflanzenmilch ist natürlich auch konserviert, erhitzt und enthält manchmal auch Zucker und Zusatzstoffe. Wenn du sie verwendest, schau unbedingt auf die Inhaltsstoffe. Gesünder wäre es, sie selbst herzustellen. Das ist relativ einfach, ein Rezept findest du auf S. 157.

Und wie deckst du deinen Eiweißbedarf?

Eiweiß ist ein wichtiger Nährstoff, den du brauchst zu deiner Gesunderhaltung, eine tägliche Zufuhr ist also nötig. Aber welches Eiweiß ist das Richtige? Wieviel brauchst du davon und in welcher Form sollst du es zu dir nehmen? Zu diesen Fragen gibt es viele verschiedene Antworten.

Schauen wir uns zuerst das Thema Eiweiß allgemein an:
Eiweiße bestehen aus Aminosäuren, von denen es 20 verschiedene gibt, acht davon sind für den menschlichen Körper essentiell (= lebensnotwendig) – das bedeutet, dass du sie mit der Nahrung aufnehmen musst. Die anderen 12 kann dein Körper selbst herstellen. Eiweiß wird als vollwertig bezeichnet, wenn es alle essentiellen Aminosäuren enthält. Eiweiße kommen in pflanzlichen und in tierischen Lebensmitteln vor. Nahrungseiweiße (auch Proteine genannt) versorgen den Körper mit lebensnotwendigen Aminosäuren, die er für den Aufbau von Muskeln, Organen, Knorpel, Knochen, Haut, Haaren und Nägel braucht. Daneben steuern Eiweißverbindungen wie Hormone und Enzyme wichtige Stoffwechselvorgänge im Körper. Auch das Immunsystem nutzt Eiweiße für seine vielfältigen Funktionen.

Eiweißbedarf:

Noch immer ist der Glaube verbreitet, dass wir Unmengen an Eiweiß brauchen, um stark und leistungsfähig zu sein. Der Eiweißbedarf ist aber viel geringer, als bisher angenommen wurde, etwa 2 % der Gesamtnahrungsmenge. Als Maßstab kannst du den Gehalt der Muttermilch nehmen. Sie enthält nur ca. 2 % Eiweiß - damit verdoppelt ein Säugling sein Gewicht in weniger als 1 Jahr. Ein Erwachsener, der nur noch einen Erhaltungsstoffwechsel hat (und nicht wie der Säugling einen Aufbaustoffwechsel), braucht weniger als 2 % Eiweiß. Die empfohlene Menge liegt bei 70 g pro Tag, aber viele Untersuchungen beweisen, dass 30 – 35 g täglich völlig ausreichen.

Die Tatsache, dass wir unseren Bedarf aus rein pflanzlichen Eiweißen decken können, ist vielen nicht bewusst. Unser Körper braucht keine tierischen Eiweiße, diese sind artfremd und viele Menschen reagieren krankhaft auf die Zufuhr. Durch unsere heutige Ernährungsweise kommen wir schnell auf eine viel zu hohe Eiweißzufuhr durch den täglichen Verzehr von Fleisch, Wurst, Käse, Eier, Quark, Milch, Joghurt usw. Wenn du Eiweiß aus tierischer Herkunft zu dir nimmst, besteht dieses hauptsächlich aus gesättigten Fettsäuren, kaufst du es dazu in schlechter Qualität (Billigfleisch, Billigprodukte) nimmst du zusätzlich Hormone, Antibiotika oder andere Medikamente zu dir; außerdem mangelt es ihnen an wichtigen Vitalstoffen wie Enzyme, sekundäre Pflanzenstoffe, Vitamine etc.

Das führt zu vielfältigen Folgekrankheiten:
- Zunahme der Erkrankungen des Bewegungsapparates (Knochen, Muskeln, Sehnen, Bänder, Wirbel), rheumatische Erkrankungen
- Zunahme sog. Allergien (Heuschnupfen, Ekzeme, Neurodermitis usw.)
- Infektanfälligkeit (ständige Erkältungen, Ohrentzündungen usw.)
- Übersäuerung des Körpers, dadurch Überlastung der Nieren
- Umwandlung der überschüssigen Eiweiße durch die Harnsäure in Kristalle, die in den Gelenken gelagert werden, in denen sie Gicht verursachen können
- Verursachung von Herz- und Kreislaufkrankheiten durch Ablagerung auf den Gefäßinnenwänden

Viel wichtiger bei der Eiweißfrage ist die Unterscheidung in der Qualität. Natives Eiweiß ist ein natürliches, unerhitztes Eiweiß, welches du in bester Form in Getreide, Obst, Gemüse, Nüsse, Hülsenfrüchte und Frischkost finden kannst.

Im Gegensatz dazu steht das denaturierte Eiweiß, welches durch Erhitzung seine lebendige Struktur und damit seinen Wert für deine Gesundheit verloren hat. V.a. tierische Eiweiße nehmen wir nur in denaturierter Form zu uns. Tierisches Eiweiß macht groß und schwer, aber nicht gesund. Wenn von Fleisch die Rede ist im Zusammenhang mit „hochwertig", ist damit keinesfalls vollwertig oder gesund gemeint. Folglich solltest du bei deiner Nahrung nicht auf die Quantität des Eiweißes, sondern auf die Qualität achten. Natives (unerhitztes) Eiweiß ist das Wertvollste für deinen Körper, damit kannst du spielend deinen Eiweißbedarf decken und brauchst kein Fleisch!

Tierische Eiweiße sind vorwiegend enthalten in:
Fleisch, Wurst, Fleischbrühen, Tiergelatine, Milch, Milchprodukte, Eier, Fisch, Meeresfrüchte, Milchprodukte (Käse, Kefir, Buttermilch, Quark, Joghurt)

Diese Produkte dürfen verzehrt werden, da sie hauptsächlich tierisches Fett enthalten und nur einen geringen Anteil an tierischem Eiweiß:
Butter, Sahne, Sauerrahm, Creme fraiche, Schmand

Gute pflanzliche Eiweißquellen:
Nüsse, Mandeln, Vollkorngetreide, Vollkornreis, Hirse, Hülsenfrüchte (Bohnen!!, Linsen), Kichererbsen, Gemüse, Kartoffeln, Sonnenblumenkerne, Sellerie, Äpfel, Lauch, Karotten usw.

Osteoporose – was ist die wirkliche Ursache?

Aber was ist mit Osteoporose? Auch da wird uns eingeredet, dass wir dringend Milch zu uns nehmen müssen, um der Krankheit vorzubeugen bzw. im Krankheitsfall den Zustand zu bessern.

Bei Osteoporose handelt es sich um „Knochenschwund im Alter" - was so nicht mehr stimmt, auch jüngere Menschen sind zunehmend betroffen. In Deutschland sind ca. 7-8 Millionen Frauen und Männer erkrankt. Bei den Betroffenen nimmt die Knochendichte ab, der Knochen wird porös und bricht leicht, was schon bei leichten Stürzen oder sogar bei „Niesen" passieren kann.

Inwieweit unser Lebensstil an der Entstehung beteiligt ist, zeigt eine Untersuchung von Lancet 1993 an den sterblichen Überresten von Frauen aus dem 18. Jahrhundert: die Knochen der Verstorbenen waren stärker und dichter als die Knochen jeder heutigen Frau (*Bio-Zeitung 5/2006*)!

Die üblichen Präventionsmaßnahmen heutzutage bestehen meist aus hohen Calciumgaben und dem Verzehr von Milchprodukten – beides äußerst schädlich für deinen Körper! Die Verabreichung von Medikamenten im Krankheitsfall kann die Krankheit nicht heilen, sondern nur verzögern und diese haben wiederum Nebenwirkungen. Wieviel wichtiger wäre es, sich vorher knochenfreundlich zu ernähren und wirkliche Prävention zu betreiben, durch einen gesunden Lebensstil. Interessant ist, dass es in der chinesischen und japanischen Sprache nicht einmal ein Wort für „Osteoporose" gibt!

WAS also ist Osteoporose?

Laut Definition eine Mineralstoffwechselstörung, eine Knochenstoffwechselkrankheit, bei der die Knochenmasse schneller abgebaut (katabole Stoffwechselprozesse) als aufgebaut (anabole Stoffwechselprozesse) wird. Offiziell zählt in der Schulmedizin Calciummangel als wichtigste Ursache, darum wird Betroffenen v.a. der Verzehr von Milchprodukten empfohlen.

Doch was passiert, wenn ein Knochen an Calciummangel leidet?
Er verliert die Festigkeit, d.h. der Knochen verbiegt sich, bricht aber nicht (was bei Osteoporose der Fall ist). Interessant ist, dass Calcium und Kalium Mineralstoffe sind, die katabole Stoffwechselprozesse fördern (und damit den Knochenabbau). Von daher ist die große Zufuhr von Calcium in Form von Milchprodukten oder Präparaten, da sie katabol wirken, kontraproduktiv!

Oft sind die Calciumwerte im übrigen Körper dadurch erhöht, dass man die „Verkalkungen" an Stellen vorfindet, an denen sie nicht hingehören, z.B. in den Blutgefäßen. Deswegen ist es gefährlich Calcium als Präparat zu supplementieren, denn durch den Calciumüberschuss verhärten die Gefäße und das Gewebe, was folglich zu Herzinfarkt und Schlaganfall führen kann.

Das heißt jetzt nicht, dass du Calcium (in natürlicher Form!) vermeiden müsstest, denn abbauende Stoffwechselprozesse sind natürlich nötig (genauso wie der Mineralstoff Calcium als Bestandteil vom Knochen). Aber du brauchst den Mineralstoff nicht in Form von Milch.

Den Knochenaufbau aktiviert z.B. Magnesium. Magnesium ist ein wichtiger Bestandteil des Knochens, es aktiviert außerdem die Umwandlung von Vitamin D in die aktive Form (ohne Vitamin D kann Calcium nicht transportiert werden). Wichtig ist hierbei das richtige Calcium-Magnesium-Verhältnis, es sollte bei 2:1 liegen. Bei Milch liegt das Verhältnis z.B. bei 10:1, bei Käse sogar bei 30:1. Und eine zu hohe Calciumzufuhr fördert zusätzlich die Ausscheidung von Magnesium.

Puh, hört sich das alles kompliziert an!

Es zeigt jedoch, dass die Körpervorgänge ziemlich komplex sind und du nicht einfach „auffüllen" kannst, was dir evtl. fehlt. Es ist immer ein Zusammenspiel vieler Faktoren und setzt ein Grundwissen an diesen Vorgängen voraus. „Viel hilft viel" war noch nie ein guter Ratgeber.

Wie kannst du jetzt Calcium (und andere Stoffe) so zu dir nehmen, dass sie deine Knochen stärken, aber deine Gefäße elastisch lassen? Wie kannst du degenerative Veränderungen vermeiden bzw. ein Fortschreiten der Krankheit verhindern?

Generell fördert ein übersäuerter Körper Krankheiten, da es zu vielen Folgeerscheinungen wie z.B. Magen-Darmstörungen kommen kann. Ist die Darmfunktion aber eingeschränkt, können die aufgenommenen Mineralstoffe nicht richtig verwertet werden – ein Teufelskreis.

Schauen wir uns erst einmal an, was den Knochenabbau und damit die Krankheit fördert und da treffen wir auf ein paar „alte Bekannte", von denen du bereits gehört hast:

- **Isolierte Kohlenhydrate:** dazu gehören Fabrikzucker, Weißmehl und alle Produkte daraus. Sie sind stark säurebildend, hemmen die Ausschüttung des anabol wirkenden Hormons Somatropin und verstärken damit die katabolen Stoffwechselprozesse.

- **Milchprodukte:** haben ein schlechtes Calcium-Magnesium-Verhältnis, welches zu Calciumüberschuss führt und enthalten viel tierisches Eiweiß (Ausnahme: Butter, Sahne, Sauerrahm). Außerdem sind sie arm an anderen Mineralstoffen.

- **Stress:** verstärkt katabole Stoffwechselprozesse und übersäuert

- **Kaffee:** führt zu einer verstärkten Ausscheidung von Mineralstoffen über den Urin und ist stark säurebildend

- **Alkohol und Softgetränke:** verhindern den Knochenaufbau und die Aufnahme von Mineralstoffen, sind stark säurebildend

- **zu viel Kochsalz:** führt zu Calciumsalzen, die die Calciumaufnahme verhindern und die Calciumausscheidung und generell die Mineralstoffausscheidung beschleunigen

- **zu viel tierische Eiweiße:** lassen den Calcium- und Harnsäurespiegel des Urins ansteigen

- **eine gestörte Darmflora**: Mineralstoffe können nicht aufgenommen werden

- **Mangel an Mineralstoffen**: wie Magnesium, Kalium, Silicium, Vitamin K, Vitamin D etc. Der Mangel sollte nicht durch Präparate behoben werden, sondern durch natürliche Lebensmittel, s.u.

- **zu wenig Bewegung:** Bewegung hilft beim Aufbau von Knochenmasse

Wie kannst du deine Knochen unterstützen, dass sie dich gut durchs Leben tragen?

Am besten beginnst du mit einer natürlichen Detox-Kur und danach einer basenüberschüssigen vitalstoffreichen Nahrung, die alle Vitalstoffe enthält und einer Übersäuerung vorbeugt. Also alles, was du jetzt hier in diesem Buch lernst.

Zusätzlich kannst du:

- Sonnenlicht tanken um Vitamin D aufzunehmen
- tägliche Bewegung in deinen Tagesablauf einbauen
- evtl. eine Darmsanierung in Betracht ziehen
- Entspannungstechniken erlernen
- v.a. auf die Zufuhr von Vitamin C, Calcium, Magnesium, Silicium, Kalium, Vitamin K etc. in natürlicher Form achten (s.u.)
- starke Säurebildner wie Zucker, Koffein, Alkohol, Milchprodukte, Stress vermeiden

Knochenfreundliche Inhaltsstoffe hast du z.B. in folgenden Lebensmitteln:

- **Calcium:** Brokkoli, Grünkohl, Bohnen, Brennnessel, Petersilie, Mandeln, Nüsse

- **Kalium:** dunkelgrüne Blattgemüse, Wildpflanzen, Hülsenfrüchte, Kartoffeln, Getreide

- **Vitamin K:** Rosenkohl, Spinat, Schnittlauch, Getreidegräser, Grünkohl, Chicorée, Blumenkohl

- **Silicium**: Hirse, Braunhirse, Hafer, Gerste, Weizen, Datteln, Kartoffeln, Möhren

- **Vitamin C:** Zitrusfrüchte, Sanddorn, Paprika, Kohlgemüse (Brokkoli, Rosenkohl, Grünkohl), Wildfrüchte, Petersilie

Wenn du also ganz allgemein abwechslungsreich, bunt und naturbelassen isst, hast du schon viel für deine Knochen getan!

Wer Fleisch isst, stirbt früher

Warum ist Fleischverzehr ungesund?

Das Thema Fleisch ist sehr emotionsgeladen und es gibt zwei Lager, dich sich anfeinden: die Fleischesser und die Veganer (oder Vegetarier). Keiner hat Verständnis für den anderen. Gesund leben kann man mit jeder Variante – oder eben auch gerade nicht.

Denn nur weil du fleischlos lebst, heißt das nicht, dass du gesund lebst. Die Gestaltung des restlichen Speisezettels ist hier ausschlaggebend. Wenn du zwar auf Fleisch verzichtest, dich ansonsten aber von Weißmehlprodukten und Zucker ernährst, wird das entsprechende Folgen haben. Ein Fleischesser, der auf Qualität achtet, dieses selten isst und sich ansonsten vitalstoffreich ernährt, wird eine bessere Gesundheit aufweisen können, als ein Veganer, der vorwiegend auf stark verarbeitete Ersatzprodukte ausweicht.

Den Veganern/Vegetariern geht es hauptsächlich um ethische Gesichtspunkte, was ein wichtiger Aspekt ist. Hier muss dringend in der Tierhaltung etwas passieren, die Missachtung der Lebensqualität unserer Mitgeschöpfe ist unfassbar grausam. Wer jemals einen Film über die Tierhaltung gesehen hat oder die Methoden der Schlachtung, wird diese Bilder nicht mehr vergessen und hoffentlich Konsequenzen ziehen. Rüdiger Dahlke hat in seinem Buch „Peace Food" das Leid der Tiere aufgezeigt, beschrieben wie es in Schlachthöfen zugeht, wie die Tiere noch zusätzlich gezielten Qualen ausgesetzt sind und zusehen müssen, wie ihre Kollegen abgeschlachtet werden, bevor sie selbst an der Reihe sind. Das ist so detailliert beschrieben, dass ich manche Seiten nicht zu Ende lesen konnte. Dass dies der Realität entspricht, sieht man an den jüngsten Skandalen in Schlachthöfen, die erst ans Licht kamen.

Von daher ist es mir ein Anliegen, dir nicht den Fleischverzehr zu verbieten (das ist deine persönliche Entscheidung), aber ich möchte dich aufmerksam machen, wie gut es dir täte, darauf zu verzichten. Aus ethischen und aus gesundheitlichen Gründen.

Der Fleischkonsum hat die letzten Jahrzehnte unglaublich zugenommen. Lag der Verzehr im Jahr 1890 noch bei ca. 12 kg Fleisch, die jeder im Jahr an Fleisch verzehrt hat, sind es 2015 schon 59 kg im Jahr gewesen. (*Landsberger Tagblatt, 2017*). Da das nur Durchschnittswerte sind, bei dem jeder Mensch (auch Babys, Kleinkinder, alte Menschen) mit eingerechnet werden, verzehrt der „normale erwachsene Deutsche" also noch wesentlich mehr. (<u>Aktualisiert:</u> Im Jahr 2020 wurden 57 kg Fleisch pro Kopf verzehrt! – der Fleischverzehr nimmt in den letzten Jahren tendenziell ab!)

Produziert wurden im Jahr 2016 in Deutschland über 8,25 Millionen Tonnen, soviel wie noch nie. (Aktualisiert: 2021 waren es 7,6 Millionen Tonnen!).Fast die Hälfte davon wird exportiert. Laut dem *„Fleischatlas" (Heinrich-Böll-Stiftung)* verzehrt jeder Einzelne in seinem Leben über 1000 Tiere. Eine erschreckende Zahl.

Wie heißt es in der Werbung seit Jahrzehnten? „Fleisch ist ein Stück Lebenskraft!" Und das glauben viele heute immer noch! Dass sie nur mit einem großen Stück Fleisch satt werden und Fleisch brauchen um gesund, stark und „kräftig" zu sein, um genug Energie für den Alltag zu haben. Fleisch macht vielleicht „groß und schwer", aber nicht gesund. Wer täglich Fleisch und Wurst zu sich nimmt, verringert seine Lebenserwartung und erhöht sein Risiko für Herz-Kreislauferkrankungen.

Bei Billigfleisch aus dem Supermarkt kannst du davon ausgehen, dass Antibiotika, Pestizide und Stresshormone gleich mit auf dem Teller liegen. Denn diese Emotionen und das Leid, das die Tiere vorher erfahren haben, die unzähligen Medikamente, die sie im Laufe ihres kurzen Lebens bekommen und die Pestizide, die mit dem Futter aufgenommen werden, gelangen durch den Fleischverzehr in deinen Körper. Das hat Auswirkungen auf Körper, Geist und Seele und damit auf deinen Gesundheits- und Gemütszustand. Eine Krebsentstehung oder Aggressivität durch gespeicherte Emotionen im Gewebe sind durch zahlreiche Studien belegt (*siehe Buch von Rüdiger Dahlke „Peace Food").*

Die Futtermittel, die die Tiere bekommen, sind alles andere als gesund. Bis vor kurzem galt zwar ein Fütterungsverbot von tierischen Fetten an Wiederkäuer, aber nur in Deutschland. Futter aus dem Ausland durfte nach wie vor Tierfette aus Schlachtnebenprodukten von Rindern und Schweinen enthalten, z.B. als Milchaustauschmittel für Kälber (*Landsberger Tagblatt, Juli/2017, Autor Andreas Schopf*).

Inzwischen ist es in Deutschland wieder erlaubt, wohl aus wirtschaftlichen Gründen. Auch sonst sind in der EU laut Bundesamt für Verbraucherschutz über 500 Futterzusätze zugelassen, u.a. umstrittene Antibiotika, Pflanzenschutzmittel (welche das Futter haltbar machen) oder Harnstoff (der die Eiweißbildung unterstützt). Alles Stoffe, die nicht nur schlecht sind für die Tiere und ethisch nicht vertretbar, sondern vom Verbraucher auch aufgenommen werden durch den Konsum von Fleisch (oder Milch) dieser Tiere.

Zu Fleisch zählt übrigens auch Fisch! Oft findet man in Restaurants beim vegetarischen Angebot Fischgerichte. Aber Fisch ist ja auch ein Tier und damit Fleisch. Und leider bei weitem nicht so gesund, wie viele immer denken.

Durch die zunehmende Verschmutzung der Gewässer enthalten auch Fische Schadstoffe und Gifte, wie Schwermetalle. Auch Fisch stammt meist aus „Massentierhaltung" wo sie mit Antibiotika und mit Futtermitteln versorgt werden, die mit Pflanzenschutzmitteln verseucht sind, wie z.B. Ethoxyquin.

Die Chemikalie sorgt dafür, dass das Futter nicht ranzig wird. Als Pflanzenschutzmittel ist es seit 2011 EU-weit nicht mehr zugelassen, als Futtermittel schon. Es gibt keine Langzeittests zur Wirkung von Ethoxyquin auf den menschlichen Organismus, aber nach einzelnen Studien steht es im Verdacht die Erbsubstanz zu schädigen und den Leberstoffwechsel zu verändern. *(Untersuchung der Umweltschutzorganisation Greenpeace, Thilo Maack, 2016)*

Dr. Björn Hardebusch vom Chemischen und Veterinäruntersuchungsamt Freiburg sagt: *„In allen konventionellen Produkten sind Ethoxyquin-Rückstände nachweisbar. Nur bei fünf Produkten waren die Gehalte unter der Nachweisgrenze. Bei den Bioprodukten haben wir kein EQ nachgewiesen. Oder nur sehr geringe Mengen, unterhalb der Nachweisgrenze."*

Wer trotzdem Fisch kauft, sollte auf anerkannte Biolabels achten und Lachs z.B. aus Wildfang kaufen.

Außerdem enthält Fleisch (und Fisch) tierisches Eiweiß, ein artfremdes Eiweiß, auf das unser Immunsystem reagiert. Hier haben wir dieselbe schädliche Komponente wie bei der Milch (siehe ab Seite 100). Das Problem ist auch die Menge. Früher gab es den Sonntagsbraten – heute gibt es bei vielen drei Mal täglich Fleisch und Wurst. Das kann zu vielfältigen Krankheitserscheinungen führen.

Folgende Krankheiten entstehen durch die übermäßige Zufuhr von tierischem Eiweiß:
- Erkrankungen des Bewegungsapparates (Knochen, Muskeln, Sehnen, Bänder, Wirbel), was z.B. zu Rheuma, Arthritis, Arthrose führt
- Zunahme von Allergien (Heuschnupfen, Ekzeme, Neurodermitis usw.)
- Infektanfälligkeit (ständige Erkältungen, Ohr- und Mandelentzündungen usw.)
- Ablagerungen auf den Gefäßinnenwänden, die zu Arteriosklerose und Herzinfarkt führen können
- Umwandlung der tierischen Eiweiße durch die Harnsäure in Kristalle, die in den Gelenken abgelagert werden und zu Gicht führen
- eine starke Übersäuerung des Körpers
- die Entstehung von Krebs!

Wie kommt es dann zu diesen Empfehlungen und Ratschlägen, dass nur tierisches Eiweiß hochwertig ist und unser Körper das braucht?

Im Jahr 1914 gab es einen Versuch von Wissenschaftlern mit Ratten: die eine Gruppe bekam tierisches Eiweiß, die Kontrollgruppe pflanzliches Eiweiß. Das Ergebnis überzeugte: die Tiereiweiß-Gruppe wurde deutlich größer und schwerer als die Vegetarier-Ratten, also musste das Tiereiweiß viel hochwertiger sein! Und das glauben wir heute noch immer.

Erst viele Jahre später kam man auf die Idee, auch den Gesundheitszustand der Ratten zu beurteilen und stellte fest, dass die vegetarischen Ratten wesentlich gesünder waren und fast doppelt so lange lebten wie die anderen. Diese litten an körperlichen Symptomen, sowie an Verhaltensstörungen (Kannibalismus) und es kam in den nachfolgenden Generationen zu Fehlbildungen und Totgeburten.

Auch interessant:
In Stockholm gab es Untersuchungen (*Universität Karolinska Institut*) über 16 Jahre über die Essgewohnheiten von mehr als 74 000 Menschen und die Auswirkungen ihres Fleischkonsums auf ihre Lebenserwartung. Die Sterberate lag um 21 % höher bei der Gruppe mit dem höchsten Fleischkonsum (über 117 g pro Tag) gegenüber der Gruppe mit dem niedrigsten Fleischkonsum (unter 46 g pro Tag). Auch traten Herzinfarkte und Schlaganfälle deutlich häufiger auf (*Kurt Widhalm, Präsident des Österreichischen Akademischen Instituts für Ernährungsmedizin (ÖAIE)*).

Es kommt also durchaus auf die Qualität des Eiweißes an und v.a. auf die Tatsache, dass pflanzliche Eiweiße vollwertig und ausreichend sind. Der menschliche Körper braucht kein tierisches Eiweiß um gesund zu bleiben.

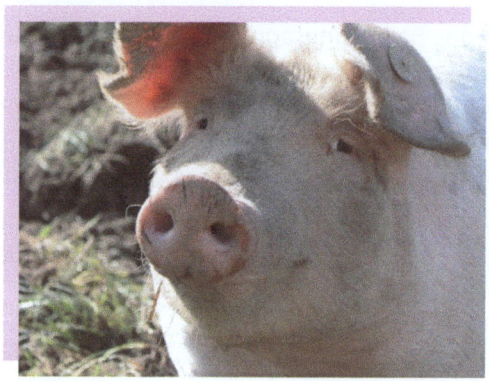

Wie gesund ist Vegan?

Vegan ist in aller Munde – im wahrsten Sinne des Wortes! Die letzten Jahre ist ein wahrer Boom ausgebrochen: waren früher die Vegetarier die absoluten „Exoten" und „Alternativen", muss man sich heutzutage fast entschuldigen, wenn man „nur Vegetarier" ist.

Die vegetarische oder vegane Lebensweise findet immer mehr Anhänger. Laut Allensbacher Studie ernähren sich Stand 2020 ca. 2,6 Millionen Menschen vegan und 3,6 Millionen Menschen vegetarisch (wobei ich mich schon frage, wie sie diese Zahlen erheben…. mich hat noch nie jemand gefragt wie ich mich ernähre….).

Bei Vegan ist die Devise: NICHTS mehr vom Tier, kein Fleisch, keine Milchprodukte, auch kein Honig von der Biene, wer ganz streng lebt, kauft auch keine Lederschuhe und Kleidung aus Wolle, keine Kosmetika, die Stoffe vom Tier enthält oder Wein, der mit Lab hergestellt wurde.

Grundsätzlich ist die vegane Welle zu begrüßen, ein Umdenken unserer Konsumgesellschaft ist dringend nötig. Produkte aus Massentierhaltung sind nicht mehr tragbar. „Ohne Fleisch" können sich aber viele nicht vorstellen, hier bei uns auf dem Land ist es „normal", dass täglich ein Fleischgericht auf dem Tisch steht. Dass Milchprodukte ungesund sein könnten, ist für die meisten undenkbar. Aber es gibt aus ernährungsphysiologischer Sicht keinen Grund tierische Eiweiße zu essen.

Der Massentierhaltung können wir nur entgegentreten, indem wir kein Billigfleisch mehr einkaufen. Wenn es gelegentlich Fleisch sein muss, dann kaufe wirklich Bioqualität, die zwar teurer ist, aber mit dem hohen Preis hilft, das Fleisch zur Beilage werden zu lassen. Dasselbe gilt für Milchprodukte. Dein Körper braucht weder Fleisch noch Milch, diese zu verzehren ist reiner Luxus, auf Kosten der Tiere. Auch wenn du es noch nicht schaffst, konsequent vegetarisch zu leben, jede Einschränkung ist ein Schritt darauf zu.

Ist Vegan wirklich die gesündere Alternative?
Wie ernährt sich der „Durchschnittsveganer"?
Die Nahrungsmittelindustrie richtet sich natürlich nach Trends und reagiert mit ihrem Angebot darauf. Inzwischen hat jeder Supermarkt seine Bio- und Vegan-Ecke, im Kühlregal liegen die Tofuwürstel neben der Sojasahne, das Tofugeschnetzelte neben dem veganen Käse. Alles ist möglich, für alles gibt es einen Ersatz. Aber: sind diese industriell stark verarbeiteten veganen Produkte noch natürlich?

Was ist mit den unzähligen Zusatzstoffen wie Aromastoffe, Konservierungsstoffe, Farbstoffe, Stabilisatoren, Zuckerarten die enthalten sind - sollte die Priorität bei der Ernährung nicht auch DEINER Gesundheit dienen? Bei Diskussionen oder Rückmeldungen von Veganern habe ich gemerkt, dass das tatsächlich nicht die Priorität ist. Ihnen geht es nicht um ihre eigene Gesundheit, sondern rein um ethische Gesichtspunkte. Aber ich finde es schon wesentlich, dass meine Ernährung auch MICH gesund erhält. Du nicht?

Und das tun die veganen Ersatzprodukte definitiv nicht. Sie sind – wie der Name schon sagt - „Ersatzprodukte", aber in keinster Weise gesünder als z.B. Fleisch- oder Milchprodukte und müssen deshalb auch so behandelt werden. D.h. du kannst ab und zu ein Sojaprodukt verwenden, im Sommer Tofuwürstchen auf den Grill legen oder ein vegetarisches Schnitzel essen. Dies sollten aber genauso Ausnahmen sein, wie der Fleischverzehr oder dein Joghurt zum Frühstück.

Was ist Soja?
Grundlage vieler veganer Produkte ist Soja. Die Sojabohne hat ursprünglich viele wertvolle Bestandteile. So ist sie in den verarbeiteten Sojaprodukten aber nicht mehr enthalten, sondern sie wird einer starken Denaturierung unterworfen durch moderne Produktionsverfahren. Das sog. „texturierte Sojaprotein" (Textured Vegetable Protein TVP) wird durch Erhitzung und hohem Druck in sog. Extrudern durch feine Düsen gedrückt, wodurch es eine fleischähnliche Konsistenz annimmt.

Dabei gehen die wertvollen Inhaltsstoffe verloren und es können sich toxische Stoffe bilden, die gesundheitsschädlich wirken. Auch Hexan wird als Lösungsmittel eingesetzt, um das Sojaöl vom Sojaprotein zu lösen (bei Bioprodukten nicht erlaubt). Dies kann schwere Nervenschäden oder Hautirritationen verursachen. Ist das Sojaprodukt aus konventioneller Produktion, stammt es fast ausschließlich aus genmanipuliertem Anbau. Je stärker ein Produkt verarbeitet ist, desto schlechter ist es für dich.

Außerdem enthält die Sojabohne hauptsächlich Omega-6-Fettsäuren, die in großen Mengen entzündungsfördernd wirken. Die enthaltenen Phytoöstrogene (pflanzliche Hormone) können das Hormongleichgewicht stören. Die Aussagen zum Pro und Kontra von Sojaprodukten sind widersprüchlich. Ich halte es mit Sojaprodukten wie mit Fleisch: selten und in guter Qualität. Und keine Produkte, in denen noch zusätzliche Zusatzstoffe enthalten sind.

Vegane Koch- und Backbücher überfüllen inzwischen die Regale in den Buchhandlungen. Sie sehen superschön aus, mit ansprechenden Fotos und ich bin verführt, mir neue Bücher anzuschaffen.

Aber dann lese ich die Rezepte, z.B. *„Für den Boden Zucker und weiche Margarine mit den Quirlen des Handrührgeräts schaumig schlagen und die übrigen Zutaten unterrühren"* - die „übrigen Zutaten" sind dann ein Weißmehl Typ 405, ein Ei-Ersatzpulver und Pflanzenmilch. Weiter im Rezept: *„Für die Streusel Mehl, Zucker, Vanillezucker und kalte Margarine zügig mit der Hand vermischen".* Als Mehl auch hier ein 405-er Weißmehl, bei der Margarine steht „vegane Margarine".

Die bekannten Zusätze in unserer Nahrung, die uns auf Dauer krank machen, sind plötzlich in der veganen Ernährungsweise wieder selbstverständlich enthalten:

- **Zucker jeglicher Art**
- **Pflanzenmargarine, industriell hergestellte Fette**
- **Zusatzstoffe**
- **stark verarbeitete Produkte**
- **Eiweißkonzentrate**

Ist das vielleicht ein Grund, dass die vegane Lebensweise so einen Boom erfährt und stark beworben und vorangebracht wird? Denn industriefreundlich ist sie.

Wenn du vegan leben UND dabei auch gesund bleiben oder werden möchtest, esse VOLLWERTIG VEGAN. Hierzu gibt es zwei gute Bücher die ich empfehlen kann (siehe Anhang)

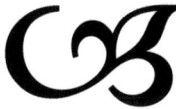

Koffein – das legale Suchtmittel

Noch ein unterschätzter Punkt für dein körperliches und seelisches Wohlbefinden ist der Konsum von Kaffee: Für viele ist Kaffee kein Genussmittel mehr, den man sich vielleicht am Sonntag zu einem Stück Vollwert-Torte gönnt, sondern Kaffee ist das tägliche Getränk, der Aufputscher, das „ohne komm ich nicht in die Gänge-Zaubermittel". Ich kenne viele Leute, die nicht nur eine Tasse, sondern 4, 5 oder sogar 6 Tassen Kaffee am Tag trinken (der Spitzenreiter war eine Klientin mit 15 Tassen Kaffee täglich, den sie nach der Detox-Kur komplett gestrichen hatte).

Dass die Menschen überhaupt so viel Kaffee trinken und ihn als Wachmacher und zur Konzentration benutzen, liegt hauptsächlich daran, dass sie generell zu wenig Energie haben. Sie arbeiten zu viel und schlafen zu wenig, sie bewegen sich nicht mehr und die Ernährung ist oftmals mangelhaft. Diesen Energiemangel durch Suchtstoffe zu pushen und mit Fast Food den Zeitmangel auszugleichen, rächt sich in der Entstehung von Krankheiten wie Depressionen, Burnout, Herzkreislauferkrankungen usw., die rasant ansteigen und zunehmend junge Menschen betreffen.

Während deiner Detoxzeit ist es wesentlich, dass du den Kaffee komplett weglässt, um die Entgiftung deines Körpers zu unterstützen. Als starker Kaffeetrinker wirst du höchstwahrscheinlich Entzugserscheinungen bekommen, wie Kopfschmerzen oder starke Müdigkeit. Das alleine ist schon ein Zeichen, dass Kaffee ein Suchtstoff ist, der deinen Körper abhängig macht.

Kaffee wurde die letzten Jahre zum absoluten Lifestyle-Produkt. Kaffee bekommst du an allen Ecken, „Kaffee-to-Go" ist der neueste Hit. Es geht nicht mehr darum, sich gemütlich hinzusetzen und seine Tasse zu genießen. Nein, der Kaffee wird schnell beim Run zum nächsten Termin getrunken, es ist „hip" mit dem Becher in der einen Hand und dem Handy in der anderen gesehen zu werden. So sind jetzt schon die „To-Go"-Becher zum Müllproblem geworden.

Noch extremer ist es beim Kapselkaffee. Nicht nur dass dieser um ein vielfaches teurer ist, v.a. die Kapseln stellen ein großes Umweltproblem dar. Der Verbrauch des Kapselkaffees stieg von 800 Tonnen im Jahr 2005 auf ca. 20 600 Tonnen im Jahr 2015! (*Landsberger Tagblatt 4/2017*). Die Stiftung Warentest hat für das Jahr 2015 einen Müllberg von 5000 Tonnen leerer Kapseln ausgerechnet. Beim Kapselkaffee zahlst du übrigens für 1 kg Kaffee 80 €! Wow!

Aber es geht hier nicht nur um Müll- und Umweltprobleme, v.a. geht es um deine Gesundheit. Koffein ist ein gefäßaktiver Stoff, der einiges durcheinander bringt. Leider liest man nicht nur ständig in diversen Berichten, wie „gesund" Kaffee ist, dass 4-5 Tassen am Tag (!!) nicht schaden, sondern er wird sogar von Ärzten empfohlen, z.B. bei Darmproblemen (Verstopfung). Eine Tasse Kaffee entspricht ca. 100 mg Koffein!

Was passiert in deinem Körper, wenn du Kaffee trinkst?

Das Koffein imitiert ein Hormon, das den Nebennieren signalisiert mehr Adrenalin auszustoßen. Adrenalin ist ein Stresshormon, welches der Körper aktiviert wenn eine Gefahrensituation vorliegt. Trinkst du Kaffee (oder ein anderes koffeinhaltiges Getränk), wird Adrenalin ausgestoßen, die Nebennieren gehen davon aus, dass eine stressauslösende Situation vorliegt. Das setzt mehrere Körperreaktionen in Gang:

- deine Muskeln werden angespannt
- dein Blutzuckerspiegel steigt an, um Energie freizusetzen
- dein Puls und deine Atmung beschleunigen sich und dadurch
- wird deine Aufmerksamkeit gesteigert

Das sind alles Funktionen die in einer akuten Gefahrensituation sehr nützlich sind – aber: du sitzt vielleicht nur im Büro und hast dir eine Tasse Kaffee geholt, um konzentriert weiterarbeiten zu können. Wenn der Adrenalin-Kick nach einiger Zeit abebbt, fühlst du dich müde, erschöpft und bekommst vielleicht Kopfschmerzen. Das ist meist der Moment, wieder zum Kaffeeautomaten zu gehen!

Im Laufe der Zeit verlangt dein Körper stetig nach mehr, um denselben Effekt zu erzielen, deswegen steigert sich über die Jahre bei vielen auch der Kaffeekonsum. Und du findest es „normal" und weißt nicht, dass deine extreme Erschöpfung und dein Energiemangel von deinem Koffeinverbrauch kommen, der dich eigentlich wach machen sollte.

Doch in Wirklichkeit stresst Kaffee, entzieht dir Energie und dein Körper verweilt bei regelmäßigem Kaffeegenuss (also mehrere Tassen pro Tag) in einer permanenten Stresssituation, die dich z.B. nachts nicht mehr gut schlafen lässt, zu Stimmungsschwankungen und Reizbarkeit führt.

Doch das ist nicht alles, auch körperlich gibt es einige Negativa:

- der beruhigend wirkende Neurotransmitter Serotonin wird reduziert (siehe Seite 62)
- Kaffee wirkt stark säurebildend
- der Cholesterinspiegel wird erhöht
- B-Vitamine werden verbraucht
- die Eisenaufnahme wird verhindert
- Magnesium und Calcium werden vermehrt über den Urin ausgeschieden
  (Dr. Inge Hofmann, Lebensmittel- und Biochemikerin, Fachautorin für Ernährung und Gesundheit, München)
- die Atmungsintensität deiner Zellen wird um bis zu 70 % gesenkt
- er kann bei empfindlichen Personen auf Magen-Darm wirken in Form von Durchfall, Übelkeit, Sodbrennen
- er erzeugt Unruhe im Gefäßsystem

Wäre koffeinfreier Kaffee eine Alternative?

Entkoffeinierter Kaffee ist ein Spezialkaffee, dem das Koffein bis auf einen geringen Rest entzogen wurde. Der Gehalt in koffeinarmen Kaffee darf höchstens 0,2 Prozent, in koffeinfreiem höchstens 0,08 Prozent betragen. Diese Mengen entsprechen rund zwei bis sechs Milligramm Koffein pro Tasse. Aber: um das Koffein zu entziehen, werden die Kaffeebohnen in ein Lösungsmittel (Dichlormethan) eingeweicht, dieses Lösungsmittel steht im Verdacht krebserregend zu wirken.

Bei Bio-Kaffee wird das Koffein nur mit Hilfe von Kohlensäure, Wasser und Kohlendioxid entzogen. Dieser Vorgang ist wesentlich zeitaufwändiger und erklärt – neben der Qualität der Kaffeebohnen – den höheren Preis.

In meinen Kursen haben die Frauen oft Angst, dass ein Tag ohne Kaffee nicht möglich ist, dass der Morgen nicht gestartet werden kann, sie nicht richtig wach werden, nicht leistungsfähig sind, sogar Bedenken haben, ob sie unfallfrei zur Arbeit kommen, wenn sie den Wachmacher nicht getrunken haben. Das alles sind schon ganz offensichtliche Zeichen einer Sucht. Wenn du ein Produkt/ein Nahrungsmittel „brauchst", weil dein Körper danach verlangt und es zu Entzugserscheinungen kommt, wenn du es weglässt, ist das für mich ein Alarmzeichen, dass es meinem Körper nicht gut tun kann.
In meinem Podcast findest du auch 2 Folgen über das Thema Kaffee (und viele andere Themen).

Einfaches Beispiel:
Wie ist es, wenn du Äpfel liebst? Wenn du täglich 10 Äpfel isst und der Meinung bist, die tun dir gut, ohne Apfel am Tag geht nicht.

Dann ist das eine Gewohnheit, aber keine Sucht. Denn wenn dir die Äpfel doch zu viel werden und du auf sie verzichtest, wirst du keine Entzugserscheinungen bekommen, du wirst nicht völlig erschöpft und mit Kopfweh auf der Couch liegen. Nein, du greifst einfach zu einem anderen Obst, auf das du gerade mehr Lust hast.

Äpfel oder Obst sind **Lebens-Mittel**.
Kaffee oder Zucker sind **Genuss-Mittel**.
D.h. du kannst natürlich eine Tasse Kaffee trinken an einem schönen Nachmittag zum Genuss oder in Gesellschaft, aber wenn du das täglich machst, wird es zum Sucht-Mittel und dein Körper davon abhängig.

Ob du koffeinabhängig bist, kannst du ganz einfach feststellen: verzichte für ein paar Tage auf deinen Kaffee und schaue wie es dir damit geht. Fühlst du dich matt, launisch, erschöpft, bekommst Kopfweh, ist das ein Anzeichen deines Körpers vom Entzug.

Was tun?
Wie kannst du deinem Körper jetzt wirklich zu mehr Energie verhelfen? Ganz ehrlich: ein Mehr an Energie kommt alleine dadurch, wenn du Kaffee und Fabrikzucker aus deiner Ernährung streichst.

Deinen Morgen kannst du mit einem Kräutertee (z.B. Minze oder Rosmarin sind Wachmacher), einem grünen Smoothie (Energiepush!) oder dem Frischkornmüsli (Power für den Tag) beginnen. Wenn du schwer auf den Kaffeegeschmack verzichten kannst, gibt es alternativ z.B. Getreidekaffee oder Lupinenkaffee, diese sind pflanzlich und enthalten kein Koffein (aber trotzdem auch Röststoffe, deshalb diesen ebenfalls nicht täglich in größeren Mengen trinken). Generell ist es wichtig, genügend Wasser zu trinken, damit dein Körper es als Lösungsmittel zur Verfügung hat, um die Giftstoffe auszuschwemmen (siehe Seite 135)

Kaffee war, ist und bleibt eine Genuss-Droge, die in unserer täglichen Kost nichts zu suchen hat, trotz vieler gegenteiliger Werbung und Behauptungen. Koffein ist jedoch nicht nur in Kaffee enthalten, sondern z.B. auch in Cola-Getränken, Softgetränken oder Energydrinks. Diese werden meist leichtfertig konsumiert, selbst Kinder trinken diese täglich.

Energydrinks – Wachmacher oder gefährlicher Mix?

„Energydrinks verleihen Flügel" – diesen witzigen Werbespruch kennen wir schon seit den 80-er Jahren. Inzwischen gehören Energydrinks zu den „normalen" Getränken im Kühlregal und die Zielgruppe ist groß: Jugendliche, Sportler, Partygänger, aber auch Menschen, die sich während ihrer Arbeit damit pushen, um das Leistungspensum zu schaffen und sogar Kinder.

Im Jahr 2017 machte die Schlagzeile „16-jähriger stirbt nach Genuss von zu viel Koffein" betroffen. Er hatte innerhalb von zwei Stunden einen großen Kaffee, einen koffeinhaltigen Softdrink und einen Energydrink getrunken. Diese große Menge an Koffein hat Herz-Rhythmusstörungen bei ihm ausgelöst, die zu seinem Tod geführt haben. Er hatte keinerlei Vorerkrankungen.

Wie kann das sein?
Sind unsere Kinder in Gefahr, wenn sie Energydrinks und ähnliche Getränke zu sich nehmen? Ist ihnen überhaupt bewusst was sie da trinken und was es in ihrem Körper bewirkt? Bei meinen Vorträgen, auch vor Jugendlichen, musste ich feststellen, dass weder sie, noch Erwachsene wissen, was sie da trinken. Dass niemand das Kleingedruckte liest und v.a. nirgends steht, was die Höchstmenge wäre, die man pro Tag unbedenklich zu sich nehmen darf.

Doch das Geschäft mit diesen Getränken boomt. Mehr als 200 neue Marken kamen in den vergangenen Jahren weltweit auf den Markt und die Hersteller verdienen Milliarden damit. Sie investieren jedes Jahr Hunderte von Millionen Euro in die Werbung. Die Absatzmengen in Deutschland haben sich in den Jahren von 2005 bis 2012 fast vervierfacht *(Lebensmittelpraxis 2013)*.

Nach Erhebungen der *Europäischen Behörde für Lebensmittelsicherheit* (EFSA) konsumieren etwa 60 Prozent der deutschen Jugendlichen zwischen 10 und 18 Jahren Energydrinks, 37 Prozent trinken Energydrinks in Kombination mit Alkohol (*EFSA 2013*). *„Zu den Risikogruppen, die durch einen überdurchschnittlichen Konsum auffallen, gehören die „Hoch-Akut-Trinker". Diese nehmen mehr als einen Liter bei einer Gelegenheit zu sich.*

In Deutschland gehören 17 Prozent der jugendlichen Energydrink-Konsumenten zu den Hoch-Akut-Trinkern. Damit nimmt Deutschland im europäischen Vergleich einen Spitzenplatz ein. Diese Jugendlichen überschreiten die unbedenkliche Koffeinmenge von drei Milligramm Koffein pro Kilogramm Körpergewicht deutlich" (Bundeszentrum für Ernährung).

Was steckt wirklich in diesen Getränken?
Schauen wir uns das „Kleingedruckte" an:

Diese Modedrinks gehören lebensmittelrechtlich zu den koffeinhaltigen Erfrischungsgetränken. Sie enthalten neben Koffein noch Zutaten wie Taurin, Inosit und Glucoronolacton, für die bestimmte Höchstmengen gelten. Außerdem enthalten sie Zucker in mehrfacher Form, v.a. den Süßstoff Aspartam und Zitronensäure.

Was sind das für Stoffe und wie wirken sie?

In den meisten Energydrinks findest du folgende Zutaten:

- **Zucker**

Hier bezeichnet u.a. als Saccharose, Glucose usw. In einer 500 ml-Dose sind ca. 70 g Zucker enthalten (das entspricht einer Menge von ca. 23 Würfelzucker!), der als Suchtstoff dazu führt, immer mehr davon trinken zu wollen und deinen Blutzuckerspiegel komplett aus dem Takt bringt.

- **Koffein**

Kinder, die viele dieser Getränke zu sich nehmen leiden oft unter Aufmerksamkeitsstörungen. Der Koffeingehalt beträgt meist 32 mg pro 100 ml, also 160 mg Koffein pro 500 ml Dose. Das entspricht ungefähr so viel wie zwei Tassen Kaffee. Bei 2-3 Dosen pro Tag wären das sechs Tassen Kaffee…..ob Eltern ihren Kindern wirklich sechs Tassen Kaffee erlauben würden?? (In einem großen Glas Cola sind übrigens ca. 60 mg Koffein enthalten – was schon Kleinkindern gegeben wird).

Die Wirkung von Koffein in den Energydosen ist wesentlich intensiver durch den Inhaltsstoff

- **Taurin**

Das ist eine Aminosäure, die die Wirkung von Koffein noch pusht! Du wirst noch schneller „wacher" und mit „Energie" vollgepumpt.

Seit Dezember 2014 muss der Warnhinweis „Für Kinder und schwangere oder stillende Frauen nicht empfohlen" auf allen Getränken mit einem Koffeingehalt über 150 Milligramm erfolgen. In Deutschland sind maximal 32 mg Koffein pro 100 ml zulässig.

Red Bull umgeht raffiniert diese Regelungen. Der neue 60 Milliliter-Energy-Shot ist nicht als koffeinhaltiges Erfrischungsgetränk, sondern als Nahrungsergänzungsmittel eingeführt worden und enthält hochkonzentriert die gleiche Menge Koffein und Taurin wie eine normale Red-Bull-Dose, aber in viel geringerer Gesamtflüssigkeitsmenge, zudem schmecken diese süßer. Deswegen greifen Kinder und Jugendliche zu Energyshots, ohne über die Inhaltsstoffe nachzudenken. Die Risiken sind kaum einzuschätzen.

Ist kein Zucker enthalten bzw. das Produkt als „Zuckerfrei" beworben, enthält das Getränk

- **Aspartam**

Aspartam ist ein Süßstoff und kann akute Störungen auslösen, wie Kopfschmerzen, Schwindel, chronische Müdigkeit, vorübergehender Gedächtnisschwund, Angstzustände (siehe Seite 51). Schwerwiegender als die unmittelbaren Folgen, sind die Langzeitfolgen. Ein im Aspartam enthaltener Stoff (Aspartat) kann ab einer bestimmten Dosis den Gehirnzellen schaden und wirkt neurotoxisch. Außerdem ist Aspartam (genauso wie Glutamat und Zitronensäure) ein Transporthilfsmittel von Aluminium ins Gehirn, was das Risiko für Alzheimer steigern kann.

- **Zitronensäure**

Wird mit Hilfe eines Schimmelpilzes hergestellt und ist einer der wichtigsten Geschmacksstoffe für Getränke, auch in vielen Süßigkeiten, Fertiggerichten etc. enthalten. Zitronensäure greift stark die Zähne an, kann den Zahnschmelz aufweichen und dient als Transporter von Aluminium ins Gehirn. (siehe Seite 51)

Zusätzlich haben wir **Aromastoffe, Farbstoffe und v.a. künstliche Vitamine** in Höchstmengen enthalten, z.B. bis zu 170 % der empfohlenen Tagesdosis. Diese Vitamine nützen nicht nur nichts, sondern können schaden, da sie die gesamte Vitaminregulation durcheinanderbringen.

Viele benutzen Energydrinks als Wachmacher, ob tagsüber in der Arbeit oder in der Freizeit. Forscher halten mehr als zwei Dosen am Tag für gefährlich. Schon nach 10 Minuten steigert das Koffein den Blutdruck und den Puls, nach 20 Minuten ist der Blutzuckerspiegel auf dem Höhepunkt, du fühlst dich wach und leistungsfähig. Durch den Zucker wird das Glückshormon Dopamin freigesetzt und es geht dir einfach gut.

Nach einer Stunde lässt die Wirkung nach und durch den Abfall des Blutzuckerspiegels kommt die Müdigkeit, Schwäche, Antriebslosigkeit zurück.

Das Bundesinstitut für Risikobewertung (BfR) warnt: *„Da das Koffein die Herzfrequenz nach oben schießen lässt, können bei hohem Konsum Herzrhythmusstörungen auftreten. Nierenversagen oder Krämpfe können die Folge sein. V.a. wenn die Getränke bei intensivem Sport (auch bei intensivem Tanzen) oder mit Alkohol gemischt getrunken werden."*

Herz-Kreislaufkrankheiten nehmen allgemein ständig zu, das Alarmierende ist, dass z.B. erhöhter Blutdruck längst eine Krankheit ist, von der massiv Kinder und Jugendliche betroffen sind. Statt Kinder mit Blutdrucksenkern zu behandeln, sollten Softgetränke in Schulen verboten werden und eine umfassende Aufklärung über die Wirkung von Energydrinks und Koffein (Kaffee) stattfinden. Unfassbar, dass es in Schulen und Klassenzimmern mittlerweile normal ist, dass eine Kaffeemaschine parat steht (für die Schüler!)

Und auch für uns Erwachsene gilt: eine Leistungssteigerung ist nicht durch noch mehr Kaffee und andere Powergetränke zu erreichen. So überschreitest du deine Grenzen und ignorierst Signale, die dir dein Körper sendet.

Energydrinks in jeglicher Form reihen sich ein in die Kategorie „gefährlicher Suchtstoff" – du sollst abhängig gemacht werden von Produkten, die dich verführen, immer mehr davon zu konsumieren. Es geht um rein wirtschaftliche Aspekte, es geht um viel Geld - deine Gesundheit spielt keine Rolle!

Ich persönlich finde diese Getränke noch gefährlicher als Kaffee, da diese viel einfacher in großen Mengen konsumiert werden können und frei verkäuflich in den Supermärkten stehen. Sie gelten als „cool" bei den Kid`s und der Sprung zu Alkohol oder dem Mix von Beidem ist nicht mehr weit – was dann richtig gefährlich werden kann. Die WHO (Weltgesundheitsorganisation) warnt vor den Gesundheitsgefahren und plädiert – genauso wie die Verbraucherorganisation Foodwatch – für ein Verkaufsverbot an Kinder und Jugendliche!

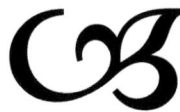

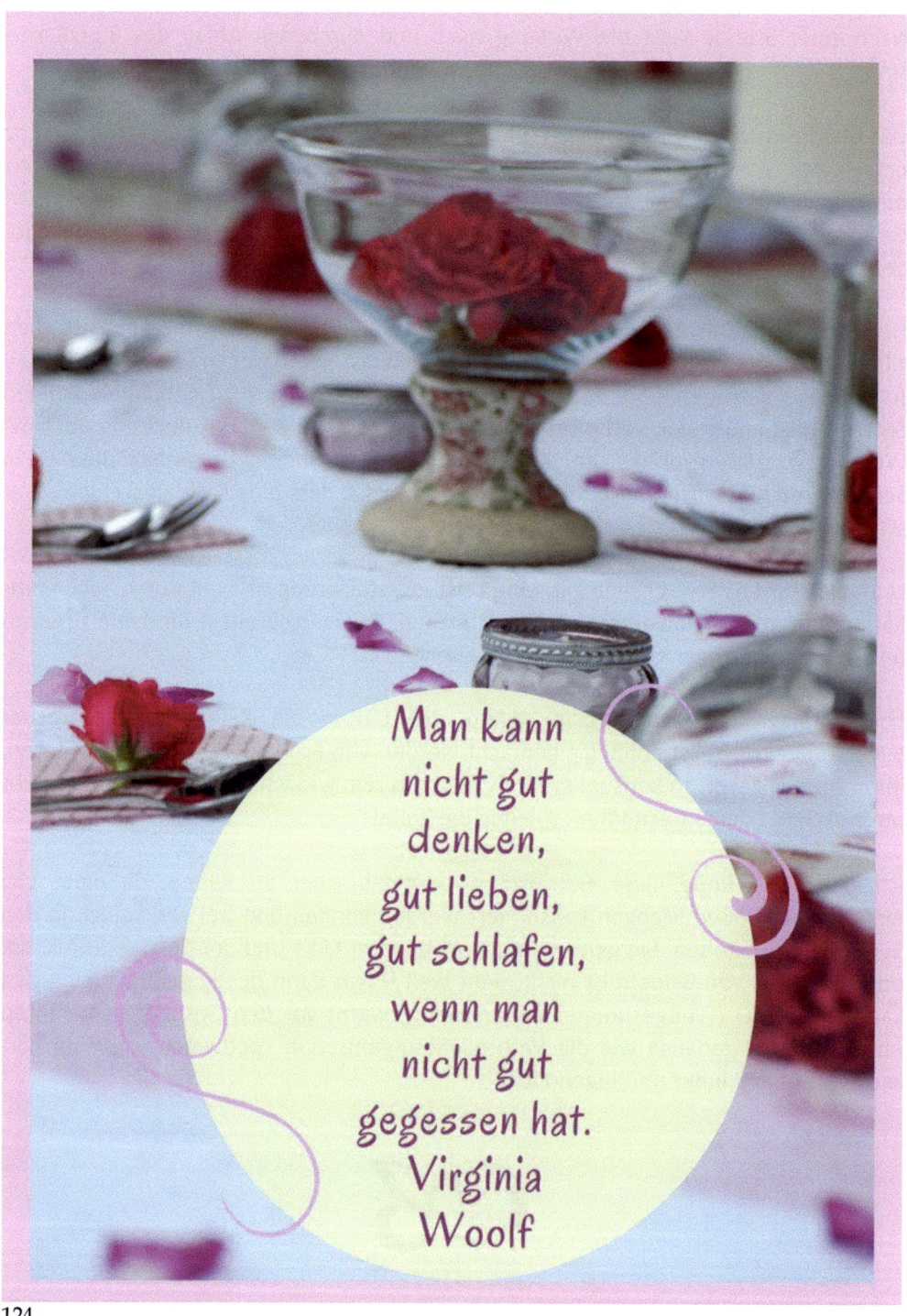

Teil 5: Du bist, was du (nicht) isst

Was ist eigentlich gesunde Ernährung?

„Du bist, was du isst" - den Spruch kennen wir alle.
Spreche ihn dir einmal laut vor.
Fühle ihn richtig und mache dir bewusst, was er bedeutet.
JA – du BIST was du ISST!
Das was du täglich isst, hat Auswirkungen auf dich, auf deinen Körper, auf deine Seele, auf dein Wohlfühlen, auf dein Aussehen, darauf, wie du dich benimmst, was du ausstrahlst, wie du wirkst.
Das glaubst du nicht? Das findest du übertrieben?

Dann beobachte doch die nächsten Tage, was du isst und wie du dich danach fühlst. Schau die Menschen in deiner Umgebung an. Im Supermarkt. Was liegt in ihren Einkaufswägen und wie wirken sie auf dich? Besteht da vielleicht ein Zusammenhang? Zwischen der künstlichen Nahrung, die in Plastik und Pappkarton eingewickelt ist, Fast Food, Süßigkeiten, dem Billigfleisch im Wagen und dem Menschen, der ihn schiebt? Oder beobachte, wie sich die Stimmung deines Kindes verändert nach dem Konsum von Süßigkeiten und Softgetränken.

Bei Umfragen, was den Leuten der wichtigste Wert im Leben ist, steht Gesundheit an vorderster Stelle. Wer wünscht es sich nicht, gesund zu sein und zu bleiben. Interessanterweise tun wir, tust du, aber alles dafür, dass das nicht so bleibt. Denn eigentlich weißt du doch, was du brauchst oder?

Du weißt, dass Zucker nicht gesund ist und dass bei Fleisch, das pro Kilo nur 1,99 € kostet, etwas nicht stimmen kann. Aber deine Gewohnheiten sind so fest in deinem Unterbewusstsein verankert, dass du immer wieder dieselben Handlungen vollziehst, dass du Dinge isst, die du aus deiner Kindheit kennst und dass du dich unbewusst immer noch mit Essen belohnst oder tröstest.
Kennst du das?

Das Problem ist auch die Informationsflut. Denn WAS ist gesunde Ernährung, WIE sollst du dich ernähren? Die Meinungen gehen hier extrem auseinander. Gerne glauben wir den Sprüchen von „Fleisch ist ein Stück Lebenskraft", „Milch macht müde Männer munter und schützt vor Osteoporose", „Wein ist gut fürs Herz" und „Kaffee ist unbedenklich"! Das weißt du jetzt schon besser, wenn du bis hierher gelesen hast.

Es wird immer schwieriger zwischen den unzähligen Ernährungsempfehlungen der verschiedenen „Ernährungsexperten und Coaches" zu unterscheiden, was richtig ist, was gesund ist, wo es nur um Profit geht oder um eine extreme neue Ernährungswelle.

Wie sollst du als Laie wissen, was gut für dich ist? Ob du schnellen oder langsamen Kohlenhydraten den Vorzug geben sollst oder am besten „Low Carb" einführst, weil wieder andere behaupten, Kohlenhydrate sind schlecht für dich. Wie sollst du zwischen guten und schlechten Fetten unterscheiden oder am besten Fette ganz aus deiner Ernährung streichen, wie es wieder andere sagen. Sind jetzt pflanzliche oder tierische Proteine besser? Sollst du dir künstliche Vitamine, Mineralien, Spurenelemente und Antioxidantien einwerfen? Die einen sagen unbedingt, ohne kannst du überhaupt nicht gesund werden. Andere wiederum behaupten das Gegenteil. Und sind die vielen extrem beworbenen Zuckeralternativen wirklich so gesund, wie die jeweilige Werbung behauptet?

Und was ist mit Superfoods? Brauchst du die? Wenn man die neuesten Koch- und Backbücher aufschlägt, meint man, ohne Gojibeeren, Matcha und Moringa, Hanf- und Chiasamen, Weizengras und diversen Zuckerersatzstoffen und v.a. einem Hochleistungsmixer brauchst du gar nicht erst anfangen. Sollst du vollwertig essen, vegetarisch oder vegan, makrobiotisch oder ayurvedisch, trennköstlich oder metabolisch ausbalanciert? Oder doch Paleo mit viel Fleisch oder rohköstlich und gar nichts Gekochtes mehr?

Man könnte meinen mind. ein Diplom in Ernährungswissenschaften erwerben zu müssen, bevor man sich als gesundheitsbewusster Esser überhaupt in die Küche wagen darf, um nichts falsch zu machen. Man bekommt das Gefühl, dass „sich gesund ernähren" etwas total Schwieriges ist. Und dass es ohne Zusatzprodukte nicht funktioniert.

Uff!
Vergiss am besten alles.
Vertrau deinem Gefühl.
Und den Produkten, die es immer schon gab, mit denen sich schon deine Oma und Uroma ernährt haben.

Meine Detox-Kur kommt ohne diese ganzen Produkte aus. Ich möchte zeigen, dass wir alles in unseren normalen Lebensmitteln enthalten haben, was du zur Gesunderhaltung brauchst.

UND: dass dazu keine Wundermittel, keine Superfoods, keine Nahrungsergänzungsmittel oder was auch immer nötig sind. Es ist alles DA! Du musst es nur nehmen, anwenden, dir bewusst machen. Und da ist der Entschluss zu einer Detox-Kur natürlich ein genialer erster Schritt.

Viele möchten schlanker, fitter, energievoller, gesünder sein – aber sie möchten nichts dafür tun. Indem du irgendwelche teuren Präparate nimmst, hast du das Gefühl, etwas FÜR deine Gesundheit zu tun (schließlich sind sie teuer genug) und beruhigst dein Gewissen. Auf Dauer wird das aber nicht funktionieren.

Ohne eine Veränderung deiner Gewohnheiten, ohne ein Loslassen von dem, was dir schadet, ohne ein Umdenken und neue Handlungen, wirst du immer wieder am selben Punkt landen. Klar, es ist der einfachere Weg, aber nicht unbedingt der Nachhaltigste. Ich möchte dir zeigen, dass es einfach ist, gesund zu leben. Mit diesem Buch oder auch meinen Angeboten der Onlinekurse (Detox-Onlinekurs oder auch der Online-Stress-Workshop)
Was einer gesunden Ernährung auch oft im Wege steht, ist Stress und deine Meinung, dass du keine Zeit hast für deine Gesundheit!

Stress – und dein Körper flippt aus!

Stress kennen wir alle – diese Tage, an denen du nicht weißt, wo dir der Kopf steht und drei Dinge gleichzeitig erledigst. Wo der Tag in aller Frühe beginnt und du erst spätabends todmüde ins Bett fällst. Und dazwischen? Hast du dich mit verschiedenen Snacks über Wasser gehalten. Einen Tag funktioniert das ganz gut – aber was, wenn du über Wochen hinweg Stress hast?

In Stresssituationen verbraucht dein Körper Nährstoffe in viel größeren Mengen als üblich, der Vitalstoffbedarf nimmt noch zu. Du bräuchtest in Stresssituationen mehr Vitamine, Mineralstoffe, Spurenelemente usw. als üblich. Wie isst du aber, wenn du Stress hast? Normalerweise besonders ungesund, es sei denn, du bist ein absolutes Ernährungsvorbild!

Die meisten geraten in Stresssituationen in ein immer ungesünderes Ernährungs- und Essverhalten. Du isst zwischendurch und nebenbei, konsumierst Soft- und Energydrinks oder trinkst viel Kaffee, weil du denkst, er hält dich wach und fit.

Was passiert in deinem Körper in dieser Situation?
Er reagiert, indem er Adrenalin durch die Nebennieren ausschüttet, deinen Blutdruck und Blutzuckerspiegel erhöht und deine Muskeln anspannt.

Eigentlich bräuchte dein Körper jetzt Nährstoffe wie Kohlenhydrate oder Magnesium, um das alles gut kompensieren zu können. Sind diese nicht vorhanden, reagierst du „total gestresst". Ist die belastende Situation vorbei, fahren die Stoffwechselvorgänge zurück, dein Körper kann sich regenerieren.

Was aber, wenn auf die Stresssituation keine Ruhephase folgt und du im täglichen Dauerstress bist? Dein Blutdruck fährt nicht mehr herunter, du bekommst mit der Zeit Magen-Darm-Probleme, hast Verspannungen und Rückenbeschwerden. Dein Körper gerät aus dem Gleichgewicht, Körper und Seele in Schieflage.

Bei Stress, Depressionen oder anderen psychosomatischen Auswirkungen ist immer auch ein Mangel an Botenstoffen, den sog. Neurotransmittern, festzustellen. Diese Botenstoffe sind an der Weiterleitung der Nervenimpulse beteiligt. Bei einem anhaltenden belastenden Stresszustand entsteht längerfristig ein Cortisolüberschuss (Stresshormon), was zusätzlich noch zu Fettbildung führen kann.

Denn zu viel Cortisol führt zu Heißhunger und fördert Diabetes Typ II. Das Cortisol versetzt den Körper in Alarmbereitschaft und veranlasst die Fettzellen, schnell Energie für die Muskeln bereitzustellen. Gleichzeitig sorgt das Cortisol dafür, dass der Körper laufend seine Fettdepots auffüllt.

Um den Nachschub sicherzustellen, bevorzugt der gestresste Körper Nahrungsmittel, die schnell viel Energie freisetzen – vor allem schnelle Kohlenhydrate wie Fabrikzucker. Du greifst also in Stresssituationen automatisch zu energiereichen zuckerreichen Nahrungsmitteln.

Die ständige Produktion von Cortisol lässt außerdem das gefährliche innere Bauchfett anwachsen, auch wenn du nicht mehr isst als sonst. Das Viszeralfett ist ein aktives Organ und produziert – im Gegensatz zu Fett an anderen Körperstellen – Entzündungsstoffe. Das gefährliche Gewebe lagert sich zuerst zwischen den inneren Organen ab, bevor die zusätzlichen Pfunde äußerlich sichtbar werden.

Gerade in diesen stressigen Zeiten ist es von daher besonders wichtig, deinem Körper alles zu geben, was er in dieser Zeit braucht: eine besonders vitalstoffreiche Kost, damit er dem Stress gut begegnen kann!

Energiebooster für deinen Körper

Um einen gut funktionierenden Stoffwechsel zu haben, sind ein paar Dinge wesentlich, die du täglich zu dir nimmst. Sie liefern dir die Energie und Bausteine, die deine Zellen und Organe benötigen, damit sie einwandfrei funktionieren. Das sind keine außergewöhnlichen oder exotischen Dinge und v.a. nichts Synthetisches, sondern die Stoffe, die du in natürlichen Lebensmitteln enthalten hast:
gute Fette, natürliche Kohlenhydrate, pflanzliches Eiweiß, Vitalstoffe in Form von Vitaminen, Enzymen, Antioxidantien, Mineralstoffen und Spurenelementen usw.

Vitamine – volle Power für dich

Vitamine sind eine wichtige Gruppe der Vitalstoffe.
Vita = Leben, also Lebensstoffe.
Inzwischen sind ca. 50 verschiedene Vitamine benannt. Man kann sie unterteilen in wasserlösliche und fettlösliche Vitamine und den Vitamin-B-Komplex. Viele kennen nur das Vitamin C und denken, wenn sie im Winter genügend Orangen und im Sommer Salat essen, hätten sie genug für ihren Vitaminbedarf getan. Dem ist aber nicht so. Jedes Vitamin ist bedeutend und hat seinen eigenen Wirkungsbereich. Manche Vitamine ergänzen sich in ihrer Wirkung untereinander und alle sind sie notwendig für einen ungestörten Ablauf der Stoffwechselprozesse im Körper. Da sie vom Körper nicht selbst gebildet werden können, müssen sie durch die Nahrung zugeführt werden.

B-Vitamine sind z.B. unentbehrlich für dein Nervensystem und Vitamin C hilft dir, dass du in Stresssituationen belastbarer bist. Eine Studie an der Uni in Harvard Boston USA hat gezeigt, dass man bei nur 15 Minuten Stress 300-320 mg Vitamin C verliert!

Es gibt viele künstliche Vitamine als Nahrungsergänzungsmittel. Da dein Körper ein hochkomplexes System aus ca. 2 Millionen verschiedenen Substanzen ist, ist es Unsinn isolierte Vitamine zuzuführen, denn es gibt sehr viel mehr Stoffe, als bisher entdeckt wurden. Künstlich zu dir nehmen kannst du nur die bisher bekannten und erforschten Vitamine, diese reichen aber nicht aus. Die ganze Fülle an nötigen Vitalstoffen wirst du nur durch frische natürliche Lebensmittel abdecken können. Isst du täglich vitalstoffreiche Vollwertkost, führst du dir die ganze Bandbreite an Vitaminen zu. Dazu braucht es keine Ergänzungsmittel. Es ist alles DA.

Im Internet findest du lange Listen, welche Vitamine in Lebensmitteln am reichhaltigsten vorhanden sind. Grundsatz sollte sein: abwechslungsreich, regional, biologisch.

Hier ein kleiner Einblick:

- **Vitamin A** findest du in Aprikosen, Honigmelone, Banane, Brokkoli, Grünkohl, Karotten, Mangold, rote Paprika, Petersilie, Tomaten, Zucchini etc.

- Die **B-Vitamine (B1, B2, B3, B 5, B6, Biotin)** finden sich v.a. in Vollgetreide, Banane, Beeren, Nüsse, Blattgemüse, dunkelgrüne Gemüse, Karotten, Hülsenfrüchte usw.

- Das **Vitamin B 12** spielt eine Sonderrolle, da es in pflanzlichen Lebensmitteln nur in sehr geringen Mengen vorkommt. B 12 wird von Bakterien und pflanzlichen Mikroorganismen, Schimmelpilzen, Algen und Hefen gebildet. Das B 12 ist kein tierisches Produkt, das Tier ist nur der Zwischenträger des Vitamins. Auch bei geringer Zufuhr von B 12 von außen, ist im Blut genügend B 12 vorhanden, da es im Darm von Mikroben gebildet wird.

  Es ist auch in Vollgetreide enthalten, z.B. entsteht es gering bei der Herstellung von Frischkornbrei beim Einweichen des Getreides. Milchsaures Gemüse und Gärgemüse enthält Vitamin B 12 und in Gärgetränken, die auf Getreidebasis hergestellt werden, lässt sich auch B 12 nachweisen.

  Interessanterweise ist der Bedarf an B 12 bei Vegetariern viel geringer, als bei Fleischessern. Das liegt wohl daran, dass die Darmflora hier intakt ist bzw. durch den hohen Grünanteil mehr Folsäure aufgenommen wird, die beim Blutaufbau das B 12 teilweise ersetzen kann. In Kräutern, Wildkräutern, Petersilie, Feldsalat etc. ist z.B. reichlich Folsäure enthalten. (*Dr. Max Otto Bruker, Kleinschrift Vitamin B 12, Vegan – Vegetarisch – Vollwertig, Ilse Gutjahr/Dr. Jung*) Das Vitamin B 12 wird in der Leber und in den Körperzellen gespeichert.

- **Vitamin C** kommt nicht nur in Südfrüchten vor, sondern auch in Kohl, Brokkoli, Paprika, Petersilie, Sanddorn, Sauerkraut, Beeren, Feigen usw.

- **Vitamin E** führst du dir durch kaltgepresste Pflanzenöle zu, Nüsse, Sonnenblumenkerne, Vollgetreide, sowie durch Paprika, grünes Blattgemüse, Pflaumen usw.

Dasselbe gilt für **Mineralstoffe, Spurenelemente, sekundäre Pflanzenstoffe.** Sekundäre Pflanzenstoffe sind Inhaltsstoffe die für den Geschmack und die Wirkung verantwortlich sind.

Sicher hast du auch schon einmal etwas von **Antioxidantien** gehört. Darunter fasst man nochmal alle Stoffe zusammen, die deine Körperzellen schützen, entzündungshemmend und krebsvorbeugend wirken. Dazu gehören z.B. wiederum die Vitamine, Enzyme, Mineralstoffe, Spurenelemente, auch Farb- und Aromastoffe die natürlich in Lebensmitteln enthalten sind und sekundäre Pflanzenstoffe. Sie können Oxidationsprozesse im Körper verhindern, fangen freie Radikale (aggressive Verbindungen) ab und neutralisieren sie, indem sie ihnen freiwillig ein Elektron abgeben und das Freie Radikal unschädlich machen.

Besonders antioxidantienreich isst du, wenn du viele verschiedene Früchte, Gemüse, Nüsse und naturbelassene Fette und Öle in deinen Speiseplan einbeziehst. Wildkräuter, Keimlinge und Ölsaaten sind hier sehr wertvoll. Die Antioxidantien verstärken oder ergänzen sich gegenseitig in ihrer Wirkung, das funktioniert nur im Verbund mit frischen Lebensmitteln, nicht in Form von Präparaten.

Grundsätzlich machst du alles richtig, wenn du diese Stoffe mit natürlichen Lebensmitteln zu dir nimmst, dann kann es weder zu einer Über- noch zu einer Unterversorgung kommen. Letztendlich kommt es auf die Bioverfügbarkeit an, d.h. inwiefern der Stoff vom Körper aufgenommen werden kann. Die Verfügbarkeit hängt von deinem allgemeinen Gesundheitszustand ab, deiner restlichen Ernährung und deinem Bedarf.

Nehmen wir das Beispiel Calcium und Milch: Die Deckung des Calciumbedarfs ist nicht gewährleistet durch literweise Milch trinken, ganz im Gegenteil. Mit viel Milch nimmst du viel Calcium auf, parallel aber auch viel tierisches Eiweiß und es mangelt an Kalium, Magnesium und Vitaminen. Die Bioverfügbarkeit von Milchcalcium liegt bei 30 %. Eine wesentlich höhere Bioverfügbarkeit haben z.B. Brokkoli (60 %), oder Grünkohl (50 %) oder auch Bohnen mit 25 %. Einen extrem hohen Calciumgehalt haben z.B. Brennnessel (700 mg auf 100 g) oder Mandeln (150 mg). Du brauchst keine Milch, um dir Calcium zuzuführen.

Milch und Milchprodukte schwächen die Wirkung der Antioxidantien durch bestimmte Aminosäuren. Auch der Genuss von Fabrikzucker, Koffein und Alkohol können die Aufnahme verringern. Es macht also Sinn, diese Genussdrogen auch nach deiner Detox-Kur stark zu reduzieren.

Inzwischen merkst du bestimmt schon, warum gesunde Ernährung so einfach ist?

Es geht immer um dieselben Genuss- und Nahrungsmittel, die negativ auf deine Gesundheit wirken. Lässt du diese weg, hat das Auswirkungen auf unzählige Stoffwechselvorgänge, auf das Zusammenspiel vieler verschiedener Komponenten und auf dein Energielevel.

Nahrungsergänzungsmittel – nötig oder sinnlos?

Und wie ist das jetzt mit den vielgepriesenen Nahrungsergänzungsmitteln? Stimmt es, dass du ohne deine tägliche Kapsel (oder Shake oder Shot oder Booster...) mit pulverisiertem „absolut frischem" Obst und Gemüse nicht gesund leben kannst?

Das Geschäft mit den Nahrungsergänzungsmitteln (NEM) boomt. Keine Diagnose, keine Beratung (egal bei wem) kommt ohne die Verordnung von diversen Präparaten aus, die angeblich unumgänglich sind, um gesund zu bleiben.

Fast jeder Nährstoff, Wirkstoff und jedes Vitamin ist isoliert erhältlich, es gibt mehrere tausend Präparate. Isoliert heißt: aus seinem natürlichen Kontext gerissen. Aber wie wirkt dieser Stoff auf deinen Körper? Und bedeutet es, dass dieser wirklich vom Körper aufgenommen werden kann oder dort ankommt, wo er wirken soll?
Und v.a.: woher weißt du, welcher Stoff dir fehlt und in welcher Menge? Was sind Richtwerte und wer legt diese fest?

Nahrungsergänzungsmittel erinnern zwar an Medikamente, zählen rechtlich aber zu Lebensmitteln. Damit brauchen sie keine Zulassung und keinen Nachweis für die Wirksamkeit und Sicherheit durch klinische Studien. In der EU existieren keine verbindlichen Höchstmengen für Vitamine und Mineralstoffe. Diese im Übermaß zu sich genommen, können die Gesundheit schädigen und bei manchen Präparaten liegt die Spanne laut dem BfR (Bundesinstitut für Risikobewertung) zwischen erwünschten und unerwünschten Effekten sehr schmal. Den Nutzen sieht das Institut „kritisch", sie seien „in den meisten Fällen überflüssig".

Das Problem bei NEM ist, dass sie dich in dem Glauben wiegen, etwas für deine Gesundheit zu tun, in dem Sinne von „Pille geschluckt, Gesundheit gesichert!". Viele leben in der Gewissheit „ich nehme ja Vitamine ein" oder „ich habe genug Gemüse und Obst durch Präparat xy". D.h. du hast keine Veranlassung, deine tägliche Ernährung gesund zu gestalten, hier aktiv zu werden und Gewohnheiten zu verändern, weil es viel bequemer ist, eine Pille einzuwerfen.

Wer seinen Körper mit isolierten Nährstoffen in großen Mengen konfrontiert, läuft Gefahr, ein sehr komplexes, eingespieltes System zu stören und aus dem Gleichgewicht zu bringen.

Du kannst nicht einfach „Vitamine auffüllen", nimmst du zu viel von einem Vitamin zu dir, gerät dein gesamter Vitaminhaushalt ins Ungleichgewicht. UND: du kannst nur isoliert zu dir nehmen, was bekannt ist. In unserer Nahrung sind aber viele Stoffe enthalten die du zur Gesunderhaltung benötigst, aber noch nicht benannt sind (siehe Seite 88). Oft sind in diesen Präparaten auch Farbstoffe, Süßstoffe, Aluminiumsalze, Aromastoffe, Zucker oder Zuckerersatzstoffe etc. enthalten.

Nahrungs-ergänzungs-mittel sind keine Nahrungs-ersatz-mittel. Die Basis ist und bleibt eine frische vitalstoffreiche gesunde Kost. Eine schlechte Ernährung zusätzlich noch mit NEM ausgleichen zu wollen, geht auf Dauer nicht gut.

Wenn du meinst, dass dir einzelne Stoffe fehlen, nimm diese nicht isoliert zu dir, sondern als Lebensmittel. Statt z.B. Omega-3-Kapseln zu schlucken, kannst du gezielt vermehrt Nüsse, Leinsamen, Walnussöl, Leinöl verwenden. Statt Vitamintabletten kaufe lieber frisches Biogemüse und -obst und verzehre ein frisches selbstgemachtes Getreidemüsli. Und achte gerade in Stresszeiten ganz besonders auf deinen Körper und stresse ihn nicht zusätzlich mit Genuss- und Suchtmitteln.

Wann sind dann Nahrungsergänzungsmittel angezeigt?
Evtl. im Krankheitsfall, bei extremen Mangelzuständen, bei schweren Krankheiten wie Krebs etc. Aber bitte nicht auf eigene Faust einnehmen, sondern unter Beratung eines erfahrenen (!) Heilpraktikers oder naturheilkundlich orientierten Arztes (der diese Präparate am besten auch nicht selbst vertreibt...). Sei v.a. sehr kritisch gegenüber Werbe-, Gesundheits- und Heilversprechen. Die Einnahme von Ergänzungsmitteln kann allenfalls eine Begleitung über einen begrenzten Zeitraum sein, im Fokus steht eine Veränderung schlechter Gewohnheiten, um die Grundbasis für deine Gesundheit zu legen.

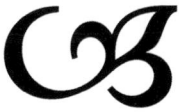

Macht Roh froh?

Jeder hat schon davon gehört, wie gesund Rohkost ist, dass wir täglich einen gewissen Teil unseres Essens roh zu uns nehmen sollten. In den letzten Jahren gibt es vermehrt reine Rohköstler, die gar nichts mehr Erhitztes essen. Warum?

In einer rohen Ernährung hast du alle wertvollen Inhaltsstoffe unverändert enthalten: Vitamine, Mineralstoffe, Spurenelemente, Enzyme, native Proteine, Antioxidantien usw. Du gibst deinem Körper damit reine Powernahrung, sogar eine Heilnahrung. Viele Krankheiten könnten durch reine Rohkost geheilt werden, schreiben bekannte Ärzte wie Dr. M.O. Bruker und Dr. Rüdiger Dahlke. Zur Rohkost zählen alle Lebensmittel, die nicht über 45 ° erhitzt wurden.

Meine eigenen Erfahrungen reichen bis jetzt nur für eine 2-wöchige Rohkostphase und bei der Begleitung meiner Onlinegruppen ("Health, Food & Love über 9 Monate), wo wir auch jeweils eine Rohkostwoche zusammen machen. Das hat mir gezeigt, dass es durchaus abwechslungsreich ist, nur roh zu essen und v.a. dass man wesentlich mehr Energie hat mit dieser Ernährung. Sicher werde ich nicht zu einem Rohköstler werden, dazu esse ich viel zu gerne auch mal Gekochtes und Brot, aber regelmäßig Rohkostphasen durchzuführen oder einen täglichen hohen Rohkostanteil in die Nahrung zu integrieren, ist für jeden eine gute Idee.

Das Besondere daran ist, dass die Enzyme bei der Rohkost in der Nahrung erhalten bleiben und deine Verdauung, deinen Stoffwechsel und die Abwehrkräfte unterstützen. Gerade in deiner Detoxzeit sind Rohkosttage oder ein hoher Anteil davon, eine gute Hilfe zur Entgiftung. V.a. wenn du dabei auch abnehmen willst, geht das umso besser und schneller, je höher der Anteil an roher Nahrung ist.

Zur Rohkost gehören Gemüse, Obst, Salate, Wildfrüchte und Wildkräuter, Smoothies, Nüsse, Trockenfrüchte usw.

Auch deine Detoxwoche könntest du rein roh gestalten, wenn du einen noch intensiveren Powerkick haben möchtest. Inzwischen gibt es zahlreiche Koch- und „Back"-Bücher aus der „Raw"-Küche, die wirklich lecker anzuschauen sind. Achte darauf, dass zum Süßen ausschließlich Trockenfrüchte, Honig oder Nüsse verwendet werden.

Wasser – dein Lebenselixier

Wasser ist wertvoll und wichtig. Damit dein Körper seine Stoffwechselaufgaben gut erfüllen kann, braucht er täglich genügend Flüssigkeit. Gerade beim Abnehmen spielt Trinken eine große Rolle, aber auch bei vielen anderen Krankheitserscheinungen. Hier gilt jedoch nicht die Regel „viel hilft viel"; nicht jeder soll 2-3 Liter am Tag trinken, sondern es kommt auf deine Konstitution an, auf deine Lebens- und Ernährungsweise.

Die Faustregel 30 ml pro kg Körpergewicht ist ein guter Anhaltspunkt. Bei erhöhter Sportaktivität brauchst du mehr, da du durch das Schwitzen Wasser verlierst, bei Verzehr von einem hohen Rohkostanteil weniger Flüssigkeit, da Rohkost Wasser enthält. An der Farbe deines Urins kannst du erkennen, ob du genügend trinkst: bei einer dunkelgelben Farbe (und unangenehmen Geruch) trinkst du definitiv zu wenig.

Dein Körper benötigt Flüssigkeit, um seine wichtigen Aufgaben zu erfüllen. Führst du ihm nicht genügend Flüssigkeit zu, kommt es zu Beschwerden (wie Kopfschmerzen, Müdigkeit, Leistungsschwäche, eine fahle Haut, Konzentrationsstörungen) und im Laufe der Jahre zu Erkrankungen. Um das zu verhindern braucht dein Körper reine Flüssigkeit.

Zu deiner Trinkmenge zählen deswegen nicht Getränke wie Saft, Kaffee, Milch oder Softgetränke. Diese Form der Flüssigkeit nutzt ihm nichts, da sie selbst schon gesättigt ist, so dass sie den wichtigen Aufgaben im Körper nicht nachkommen kann. Zusätzlich kommt noch die Schädigung durch die verschiedenen Inhaltsstoffe dieser Getränke dazu, die du im Laufe des Buches schon alle kennengelernt hast:

- bei gesüßten Säften und Nektaren wäre das ein hoher zugesetzter Zuckeranteil
- bei Softgetränken entweder ein hoher zugesetzter Zuckeranteil oder Süßstoffe wie Aspartam, die negative Auswirkungen auf dein Gehirn haben, plus die Stresswirkung von Koffein
- Energydrinks haben einen erhöhten Koffeingehalt (32 mg auf 100 ml, also 160 mg pro Dose!) und zusätzlich die Aminosäure Taurin, die die Koffeinwirkung nochmal pusht
- Kaffee ist Genuss- und Suchtmittel, das durch den Koffeingehalt den Körper stresst (Stresshormone werden ausgeschüttet) und viele Körpervorgänge durcheinander bringt
- Milch ist kein Getränk, sondern ein Nahrungsmittel und fördert u.a. Allergien

Und v.a. können diese Getränke die wichtigen Aufgaben von Wasser nicht erfüllen.
Denn Wasser brauchen wir:

- als Transportmittel von Nährstoffen
- es ist ein Informationsträger
- es versorgt die Zellen und Gewebe
- unterstützt die Entgiftung und den Abtransport von Schadstoffen
- es ist ein entscheidender Faktor für die Energiegewinnung und
- wichtig für die Zellgesundheit und einen gesunden Bewegungsapparat

Ist die Flüssigkeit schon gesättigt, die du zu dir nimmst, können diese Aufgaben nicht erledigt werden und es kommt zu Mangelzuständen, Schmerzen, Energiemangel oder Unkonzentriertheit. Selbst Mineralwasser bildet da keine Ausnahme, da das Wasser durch die Kohlensäure gesättigt ist.

Da Wasser der Hauptbestandteil deines Körpers ist, musst du ihn stets mit Flüssigkeit versorgen, wenn er gut funktionieren soll. Aber welches Wasser ist empfehlenswert? Soll man lieber Leitungswasser trinken, Mineralwasser, Quellwasser oder ist das total egal? Ein reines lebendiges Wasser wird zunehmend zur Mangelware. Gekaufte Wässer sind leider nicht alle als gut zu bewerten, im Gegenteil. Tragen wir es dann noch in Plastikflaschen nach Hause, enthält das Wasser zusätzlich u.a. den Weichmacher Bisphenol A, der eine hormonähnliche Wirkung besitzt und der Gesundheit schaden kann. Nur wenige gekaufte Wässer sind empfehlenswert.

Unser Trinkwasser gilt in Deutschland als besonders sauber und kontrolliert. Und doch finden sich darin jährlich mehrere hundert Tonnen Arzneimittelrückstände. Und DAS wird überhaupt nicht kontrolliert. Laut dem Toxikologen Hermann Dieter vom Umweltbundesamt finden sich z.B. Blutfettsenker, Antirheumatika, Röntgenkontrastmittel oder Schmerzmittel wie Ibuprofen in unserem Leitungswasser. Oft sind Stoffe wie Uran, Blei und Aluminium enthalten. Die zulässigen Grenzwerte wurden in den letzten Jahren immer wieder nach oben korrigiert, was das Ergebnis verfälscht.

Da wir Wasser täglich verwenden und es wesentlich für deine Gesundheit ist, solltest du dir nur beste Qualität gönnen. Am einfachsten ist es, sich sein gereinigtes Wasser selbst zuhause zu zapfen, um sicher zu gehen. Wir haben seit ein paar Jahren eine Anlage die direkt in der Küche eingebaut ist und immer frisches und gereinigtes Wasser ausgibt (ein 2. Hahn) und nicht nur alle Schadstoffe herausfiltert, sondern auch noch energetisiert und verwirbelt usw. Wenn du mehr wissen möchtest, schreibe mich gerne an.

BIO – muss das sein?
- Alles „bio" oder was? -

BIO ist im Trend, immer mehr Menschen achten darauf, ihre Lebensmittel in Bioqualität zu kaufen, BIO wird überall angeboten, egal wohin man kommt.

Genauso gibt es auch Stimmen dagegen, die behaupten BIO sei nicht besser als konventionelle Lebensmittel nur teurer. Was stimmt nun?

Ich versuche mal ein bisschen Licht in den Bio-Dschungel zu bringen:

Eine britische Studie hat 2009 festgestellt, dass der Nährstoffgehalt keine gravierenden Unterschiede gezeigt hat, das war das Ergebnis aus über 162 wissenschaftlichen Artikeln aus 50 Jahren! (*Metastudie zu Biogemüse aus dem Jahr 2009 im Auftrag der britischen Food Standards Agency*)

Also doch alles nur Schwindel?
Könnte man denken, wenn man nicht weiß, dass bei diesen Studien der Pestizidgehalt der Lebensmittel überhaupt nicht beachtet und bewertet wurde! Und gerade durch die Pestizide gelangen Unmengen an Giftstoffen in unsere Lebensmittel und damit in deinen Körper.

Dem gegenüber steht ein Vergleich von 2012, der in Baden Württemberg im Rahmen des Ökomonitorings zwischen biologisch und konventionell erzeugtem Gemüse gestartet wurde. Die Pestizidbelastung lag bei der konventionellen Ware ca. 45-mal höher, als bei biologisch angebauten Produkten. Das ist doch ein gravierender Unterschied finde ich!

Oft sind in einem Produkt viele verschiedene Gifte zu finden - warum ist das nötig? Das hat einen einfachen Grund: um Überschreitungen von Grenzwerten zu vermeiden! (manchmal werden die Grenzwerte auch einfach nach oben verschoben). Wie sich diese Gifte gegenseitig beeinflussen oder verstärken ist noch nicht untersucht.

Laut Greenpeace werden pro Jahr 270 000 Tonnen Pestizide auf unseren Äckern verteilt. Sie sollen Insekten und Unkraut vernichten oder Pilze abtöten, sind also eigentlich keine Pflanzen"SCHUTZ"mittel, es sind starke Gifte, die nicht nur Schädlinge töten, sondern sich auch verantwortlich zeichnen allergieauslösend, erbgutschädigend oder sogar krebserzeugend zu sein.

Bei konventionell hergestellten Produkten kannst du davon ausgehen, dass sie mit Pestiziden behandelt sind, oft mit chemischen Zusatzstoffen versetzt, aus Massentierhaltung stammen (hier u.a. exzessiver Einsatz von Antibiotika) oder evtl. gentechnische Verfahren zugrunde liegen. Biobauern dürfen weder Kunstdünger verwenden, noch die Schädlinge chemisch bekämpfen, die Verwendung von Hormonen oder leistungsfördernden Medikamenten ist verboten und auch der Einsatz von gentechnischen Verfahren.

Also doch Bioprodukte verwenden?
Die Produkte von Biobauern sind mit verschiedenen Siegeln gekennzeichnet. Inzwischen hat jeder Supermarkt sein eigenes Bio-Label: auf allen möglichen Produkten wird mit „bio", „kontrolliert", „integriert" oder „anerkannt" geworben. Worauf kannst du als Verbraucher achten? Welche Qualitätsunterschiede gibt es?

Das Biosiegel:
Ein wirkliches Bioprodukt muss das staatliche grüne Biosiegel tragen, nur dann sind die Mindeststandards garantiert. Stehen nur „schadstoffkontrolliert" oder „kontrollierter Vertragsanbau" oder ähnliche Phantasiebezeichnungen auf dem Produkt, kann das alles Mögliche sein, aber bestimmt kein Bioanbau.

Bio nach EU-Richtlinien (EG-Öko-Verordnung):
Hier müssen die Mindeststandards eingehalten werden, d.h. mind. 95 % müssen aus ökologischer Erzeugung stammen. Allerdings darf der Bauer gleichzeitig auf seinem Hof konventionell wirtschaften und Gülle aus konventionellen Betrieben als Dünger verwenden, d.h. die darin enthaltenen Rückstände können auch auf die Biofelder gelangen. Ferner sind Aromastoffe laut EU-Richtlinien erlaubt, sowie 47 zugelassene Zusatzstoffe (bei Bioland nur 25, bei konventionellem Anbau bis zu 300!). Sind die Betriebe zertifiziert dürfen ihre Produkte die Bezeichnung:
„bio(logisch)", „öko(logisch)", „aus kontrolliert ökologischem Anbau", „aus kontrolliert biologischem Anbau" tragen und das bekannte grüne Biosiegel aufdrucken.

Bioanbauverbände:
Zusätzlich gibt es sog. „Anbauverbände", dazu zählen z.B. Naturland, Bioland, Demeter, Biokreis, Biopark, Gäa, Ecoland. Diese Anbauverbände haben wesentlich strengere Richtlinien, v.a. Demeter. Wenn man sich anschaut, wie Biobauern arbeiten, welchen Arbeits- und Zeitaufwand sie haben bei einem gleichzeitig geringeren Ertrag, ist der höhere Preis durchaus nachvollziehbar.

Hier steht die artgerechte Tierhaltung im Vordergrund, ein Wirtschaften im Einklang mit der Natur, es wird umweltschonend gearbeitet und ohne den Einsatz von synthetisch-chemischen Pflanzenschutzmitteln. Die Tiere bekommen bei Krankheit pflanzliche oder homöopathische Medikamente, sie haben einen ausreichend großen Stall und können sich genügend bewegen.

Wenn du bedenkst, dass durch Fleisch und Tierprodukte die meisten Giftstoffe in deinen Körper gelangen, ist es enorm wichtig deinen Fleischkonsum zu überdenken. Und v.a. nachvollziehbar, dass die Produkte aus biologischer Tierhaltung, ob Milch, Eier oder Fleisch eine völlig andere Qualität haben, als aus konventioneller Tierhaltung. Dasselbe gilt für Gemüse, Obst und Getreide, welches ohne Giftspritze angebaut wird: dass dieses gesünder, vitalstoffreicher und besser im Geschmack ist, ist somit eine logische Folgerung.

Alleine durch den Kauf von Bioprodukten kannst du die Giftstoffe vermindern, die du aufnimmst, den Vitalstoffgehalt erhöhen und damit deinem Körper das geben, was er braucht um sein Immunsystem zu stärken – die Grundlage eines gesunden Körpers.

Labels im Supermarkt:
Ob Aldi, Lidl, Netto, Rewe oder Norma, jeder Supermarkt hat inzwischen seine eigene Biomarke – kann man diesen vertrauen?

In den letzten Jahren hat sich das Angebot stark verbessert, die Biomarken unterliegen alle den EU-Richtlinien (siehe oben), inzwischen findet man in den Supermärkten sogar Produkte von den Bioanbauverbänden, viele regionale Bioprodukte, sowie ein Angebot von regionalen Biobäckereien. Das Angebot ist flächendeckend gegeben, jeder hat die Möglichkeit Lebensmittel von besserer Qualität zu erwerben und auf belastete konventionelle Ware zu verzichten. Regional heißt übrigens nicht gleichzeitig bio, sondern nur, dass der Erzeuger aus der regionalen Umgebung kommt. Auch die Art der Tierhaltung ist hier nicht automatisch tiergerecht.

Das Argument „Bio ist viel zu teuer" ist damit nicht wirklich tragbar, denn die Biomarken im Supermarkt sind besser, als gar keine Bioprodukte zu kaufen und auf jeden Fall günstiger als im Bioladen. Außerdem sparst du ordentlich, wenn du deinen Fleischkonsum generell stark einschränkst, keine Fertigprodukte mehr kaufst und den Süßigkeitenkonsum überdenkst – DAS sind nämlich die teuren Produkte. Was du hier einsparen kannst, reicht locker für das Mehr bei Bio- und Vollkornprodukten.

Eine wunderbare Möglichkeit gute Produkte günstig zu kaufen sind z.B. Bauernmärkte, Hofläden oder Lieferdienste mit Abokisten.

Außerdem sollte es dir deine eigene und die Gesundheit deiner Familie wert sein, mehr Geld für das tägliche Essen auszugeben und dafür an anderer Stelle einzusparen (wie Kleidung oder Elektronik, Urlaub etc.).

Doch selbst mit „Bio" kannst du dich natürlich auch so richtig ungesund ernähren, denn inzwischen gibt es sowohl Bio-Fastfood als auch z.B. Bio-Backmischungen, viele Produkte mit Biozucker gesüßt oder Bio-Süßigkeiten. Da nützt es nichts, wenn du weniger Schadstoffe zu dir nimmst, aber eine gesundheitliche Schädigung durch die Wirkung von Zucker oder Weißmehlen im Körper erfährst. Das wäre dann der nächste Schritt auf deinem Weg zu Vitalität und Gesundheit: besonders darauf zu achten, welche Bioprodukte du zu dir nimmst.

Wie mit allem, ist es jedem seine eigene Entscheidung, welche Lebensmittel und Produkte er kauft. Meiner Ansicht nach ist die tägliche Ernährung aber der größte, wichtigste und einfachste Punkt, um etwas für deine Gesundheit zu tun!

Hier kannst du mitbestimmen welchen Grad an Gesundheit du gerne hättest, durch deine tägliche Kaufentscheidung. Und v.a. hat der Verbraucher auch die Macht, mitzubestimmen, was in den Läden liegt. Denn wenn keiner mehr die konventionellen belasteten Billigprodukte kauft, werden sie auch nicht mehr hergestellt.
Machst du mit?

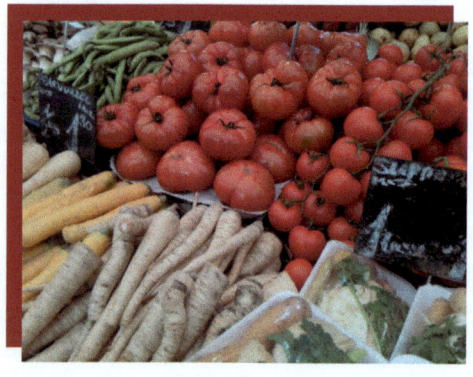

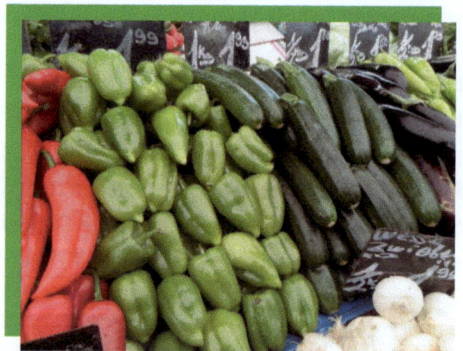

Wie gesund möchtest du sein?

Jetzt hast du dich bis hierher durchgelesen, weißt Bescheid über deine Entgiftungsorgane und ihre Aufgaben und hast unglaublich viele Informationen erhalten über die einzelnen Nahrungs- und Genussmittel und ihre Wirkung auf deinen Körper. Und bestimmt hast du inzwischen einen ganz anderen Blick auf deine Ernährung gewonnen.

Und nun bist du dran!
Jetzt geht es um dich, was du davon umsetzt, wie du deine Ernährung gestalten möchtest und v.a. um die Frage: Wie gesund möchtest du denn gerne sein?
Denn du hast die Wahl!

Schauen wir erstmal deinen momentanen Zustand an. Beantworte dir ehrlich folgende Fragen:

- Wie gesund ernährst du dich wirklich?
- Wieviel Genussmittel nimmst du täglich zu dir?
- Besteht dein tägliches Essen aus Nahrungsmitteln oder aus Lebensmitteln?
- Wieviel reines Wasser trinkst du täglich?
- Wieviel Schlaf und Erholung gönnst du deinem Körper?
- Wie oft bewegst du dich an der frischen Luft?
- Wie oft gehst du dem nach, was dir Spaß macht?
- Wann gönnst du dir Entspannung und Besinnung, Zeit für dich?

Diese Fragen sind unglaublich wichtig, wenn du zu „Leichtigkeit und Lebensfreude" finden möchtest. Denn darum geht es mir in meinen Beratungen: dir zu zeigen, dass das Thema Gesundheit und Ernährung nichts Schweres, Schwieriges, Belastendes ist, sondern dass es mit Leichtigkeit, mit Freude passiert.

Detox heißt einfach nur, dass du dich auf dich selbst besinnst, dass du alles, was dir offensichtlich schadet, weglässt. Und für den Start ist dieser begrenzte Zeitraum von vier Wochen überschaubar; der dich nicht überfordert und dein Ziel greifbar macht. Und in vier Wochen kannst du mehr erreichen, als du denkst. Die Frauen in meinen Kursen finden es oft unglaublich, was sie in der kurzen Zeit alles schaffen können und wie selbst kleine Veränderungen große positive Auswirkungen haben (siehe Berichte Seite 192)

Sicher wird es am Anfang ein paar Hürden für dich geben, werden vielleicht Tage dabei sein, wo du am liebsten aufgeben möchtest. Aber auch da kann ich dir versprechen, dass das nur vorübergehend ist. Verwöhne dich an diesen „doofen Tagen" ganz besonders mit den vielen Anwendungen, die ich dir an die Hand gebe (nicht mit Essen!) und sei besonders liebevoll zu dir.

Ich habe in diesem Jahr zum ersten Mal in meinem Leben zwei Wochen nur roh gegessen. Das war nicht einfach, v.a. nicht für mich, da ich sehr gerne warme Mahlzeiten esse. Aber weißt du, was es für mich leicht gemacht hat?
Mein Entschluss!

Einfach die Entscheidung, dass ich das ausprobieren möchte, dass ich fühlen möchte, wie es mir dann geht, dass ich mir ein Ziel gesetzt habe (zwei Wochen durchhalten) und v.a. dass ich mir Verbündete gesucht habe, die zu dieser Zeit ebenfalls eine Ernährungsumstellung angestrebt bzw. gefastet haben. So konnten wir uns gegenseitig stützen und motivieren.

Und deinen Entschluss hast du sozusagen auch schon gefasst, denn du hast dir dieses Buch gekauft und bis hierher gelesen! Vielleicht gibt es in deinem Umfeld noch Freunde/Freundinnen, die mit dir zusammen starten wollen? So dass ihr euch gegenseitig unterstützen und motivieren könnt? Den Weg gemeinsam geht? Das macht es einfacher und auf jeden Fall noch mehr Spaß!

Dann fangen wir mal an, oder? ☺

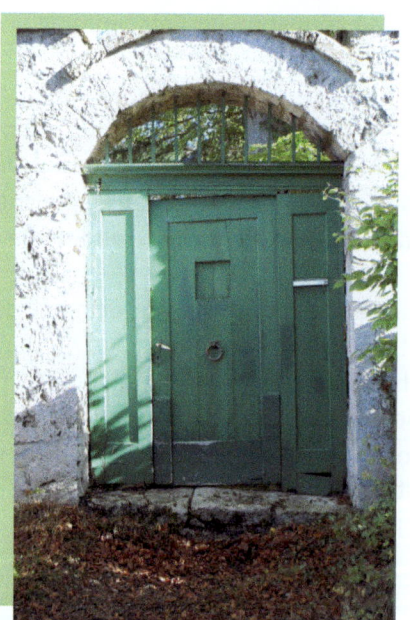

Teil 6: Deine Detox-Vollwertkur! - In vier Wochen mit Alltagsdetox zu Leichtigkeit und Lebensfreude!

Vorbereitungswoche

Wie sieht deine Detox-Kur aus:

Die 3 Grundelemente sind
- Ernährung
- Bewegung
- Entspannung

Und dann gibt es Kombi-Elemente, die das Ganze unterstützen, wie z.B.
- Bäder
- Massagen
- Wickel
- Atemübungen
- Aromaöle usw.

Aber auch gesunde Lebensführung ist ein wichtiges Thema, z.B.:
- Wie startest du in den Tag?
- Welche Rituale bereichern dein Leben?
- Wie ist die Beziehung zu dir selbst?
- Lebst du deine Werte?
- Was denkst du über dich, über deine Mitwelt, über deine Ziele?

Deine Gedanken bestimmen die Ergebnisse und Erlebnisse in deinem Leben. So eine Detox-Kur ist wirklich eine Chance, jetzt etwas in deinem Leben zu verändern und neu zu beginnen.
Das Thema Detox ist sehr umfassend und vielschichtig. Du kannst dir deine Zeit genau so gestalten, dass es zu dir und deinem Alltag passt und v.a. Spaß macht. Du kannst die Zusatzbausteine aus allen vier Wochen austauschen und das nehmen, was dir am besten gefällt. Auch die Rezepte sind frei wählbar und auch nur als Anregung gedacht, deinen eigenen Speiseplan dahingehend umzuändern. Das einzige was du einhalten sollst, ist die Reihenfolge der Dinge die du weglässt und die Fragen für dein Tagebuch in der jeweiligen Woche. Diese bauen aufeinander auf.

Du brauchst keine teuren und außergewöhnlichen Detoxpräparate, im Grunde brauchst du gar nichts Zusätzliches. Außer dass du das, was dir schadet weglässt und dafür viel Wasser und eine bunte lebendige Nahrung zu dir nimmst. Das ist die beste Entgiftung. Der Schwerpunkt deiner täglichen Nahrung soll und muss auf einer naturbelassenen Kost liegen, die genussvoll und vitalstoffreich ist.

Das ist am Anfang vielleicht eine Umstellung für dich und macht das Einkaufen etwas komplizierter. Aber bis zum Ende deiner Detoxwochen ist das für dich normal geworden und du weißt, was du kaufen kannst und wo du es bekommst. Und je mehr du die Lebensmittel weglässt, die deinen Körper belasten und deinen Darm träge machen, umso mehr wird sich dein Denken verändern, wird alles in Fluss kommen und Neues kann entstehen.

In jeder Detoxwoche kombinieren wir verschiedene Möglichkeiten aus den Grund- und Kombi-Elementen. Was du davon machst, kannst du nach Lust und Laune entscheiden. Sie tun dir alle gut.

Die Grundelemente sollen täglich enthalten sein: also täglich sollst du gesund essen, dich bewegen und entspannen! Bewegung regt deinen Stoffwechsel und das Lymphsystem an und Giftstoffe können schneller abtransportiert werden. Entspannung müssen wir meist erst wieder mühsam erlernen. In meinen Kursen ist dies der mit am schwierigsten umsetzbare Punkt im Alltag, weil wir es nicht gewohnt sind, einfach so, mitten am Tag, innezuhalten.

Unterstütze deinen Körper während der Detox-Kur so gut wie möglich und sorge für Ruhe und Entspannung! Schenk dir über den Tag verteilt immer wieder Momente zum Ausruhen. Zehn Minuten mit geschlossenen Augen auf einem Stuhl sitzen kann schon genügen. Vielleicht verlangt dein Körper auch nach längeren Ruhepausen. Dann schenke sie ihm.

Und die Ernährung ist natürlich das A und O, hier gehen wir Schritt für Schritt den Weg voran, so dass du in vier Wochen ohne Anstrengung deine Ernährung umgestellt hast. Von den verschiedenen Kombi-Bausteinen kannst du täglich mind. einen aussuchen, z.B. am Abend einen Leberwickel machen oder ein Fußbad oder eine Atemübung. Sie unterstützen deine Entgiftung.

Worauf musst du verzichten während der Kur:

Ja, das hört sich erstmal viel an. Aber keine Angst, es bleibt genug übrig bzw. du wirst sehen, wie reichhaltig und vielfältig dein Speiseplan wird.

Vier Wochen lässt du folgendes weg:
- Zucker und alle Produkte daraus
- Weißmehl und alle Produkte daraus
- Alkohol
- Fast Food/Junk-Food
- Tiefkühlkost, Dosenkost, Präparate
- Frittiertes
- Koffein
- Nikotin
- zu viel Salz
- tierisches Eiweiß (Fleisch, Wurst, Fisch, Milch, Käse, Quark, Joghurt). Tierische Fette in Form von Butter oder Sahne in guter Bioqualität kannst du verwenden

Was kannst du schon besorgen für die vier Wochen?

Ich habe dir im Buch keine kompletten Wochenpläne notiert (im Onlinekurs schon). Meine Rezepte sollen nur eine Anregung für dich sein. Du kannst bestimmt viele deiner bisherigen Rezepte nutzen und einfach das austauschen, was du weglassen sollst. Statt Zucker süßt du mit Honig, statt Weißmehl nimmst du Vollkornmehl und statt eines raffinierten Fettes ein naturbelassenes. Lege den Schwerpunkt in der Zeit auf viele frische Lebensmittel aus Obst, Gemüse und Vollkornprodukte. Unterstützend kannst du dir besorgen:

- um dein Wasser aufzupeppen z.B. Zitronen, Ingwer, Kurkuma
- Heilerde wirkt positiv auf deinen Darm, entlastet die Entgiftungsorgane und hilft Schadstoffe abzutransportieren
- grobes Meerbadesalz, falls du mit Bädern zum Entgiften arbeiten möchtest
- evtl. eine weiche Körperbürste für Bürstenmassage
- reine Kräutertees wenn du magst (nur Wasser geht auch)
- unbedingt ein leeres Buch für deine Gedanken und Ideen

Und auch deine Seele will sich wohlfühlen. Schöne Musik, ein gutes Buch, Kerzen, Duftöle oder ein Film der dich inspiriert, zum Lachen oder Weinen bringt, dafür ist jetzt die richtige Zeit!

Und – bist du bereit?

Wir starten mit deinem Detox-Tagebuch. Du kannst auch einen einfachen Block nehmen oder leere Zettel und diese einheften. Aber vielleicht hast du Freude daran, dir ein richtig schönes Buch mit leeren Seiten zu kaufen. Ich liebe leere Bücher und es ist etwas Besonderes, diese mit deinen eigenen Gedanken zu füllen.

Und hier kommen die ersten Fragen für dein Buch:

- Warum möchtest du entgiften?
- Warum willst du deine Ernährung umstellen?
- Was sind deine derzeitigen Beschwerden?
- Welches Anliegen hast du an die Kur und an dich?
- Was ist dein Ziel? Was möchtest du in 4 Wochen erreicht haben?
- Was wirst du konkret für deine Gesundheit tun?

Beschreibe deinen neuen Tagesablauf, welche Rituale möchtest du einführen (morgens, abends, in Bezug auf Bewegung, Entspannung, Essgewohnheiten usw.), wo liegen deine Essens- und Zeitprobleme?

Eine gute Begleitung in der Zeit ist dein **Detox-Wochenplan**. Du kannst ihn dir auf meiner Website www.alexandra-eideloth.de (unter "Produkte/Bücher") herunterladen. Hier trägst du täglich ein, was auf deinem Speisezettel steht, wieviel du an Bewegung und Entspannung einplanst und welche Zusatzbausteine du an dem Tag einbeziehen willst. Du füllst den Plan am Abend VORHER für den nächsten Tag aus.

Warum vorher?
Um deinen Schweinehund zu überlisten ☺

Denn sonst wird es viel zu viele Tage geben, an denen du abends über deinem Plan sitzt und feststellst: ups, an Bewegung hab ich gar nicht gedacht und für ein Basenbad oder eine schöne Massage ist es jetzt wirklich schon zu spät.

Du planst also VORHER, was am nächsten Tag in deinen Alltag passen würde. Jeder hat einen unterschiedlichen Tagesablauf, einen anderen Rhythmus, manche jeden Tag denselben, bei anderen wechselt er ständig.

Von daher gebe ich dir keinen Plan vor, sondern du gestaltest es dir so, dass es genau zu dir passt.

Ein Beispieltag:
Wie könnte jetzt so ein Detoxtag aussehen? Ich gebe dir ein Beispiel des Ablaufes an die Hand:
- du stellst deinen Wecker 20 Minuten früher und beginnst den Tag in aller Ruhe mit dir selbst, z.B. mit schöner Musik und einer Kerze und schreibst in dein Detox-Tagebuch, was du dir für diesen Tag wünschst. Oder du machst eine kleine Meditation oder eine Atemübung oder Yoga (= **Morgenritual**)
- beim Duschen kannst du mit Wechselduschen abschließen (= ein **Zusatzbaustein**)
- dann trinkst du ein Zitronenwasser und zum **Frühstück** isst du ein vitalstoffreiches selbstgemachtes Müsli oder mixt dir einen Smoothie
- am Vormittag kannst du eine 5-Minuten-Pause einlegen und z.B. eine Atemübung oder eine Qi-Gong-Übung ausführen oder dich auch einfach nur strecken und dehnen (= **Entspannung**)
- beim **Mittagessen** achtest du darauf, was du vermeiden sollst, isst am besten viel frisch und roh oder kochst dir ein leckeres Vollwertgericht. Wenn du in einer Kantine essen „musst", halte dich an das Salatbuffet, bringe dir deine Salatsoße mit oder mach dir gleich zuhause eine leckere Lunchbox
- am Nachmittag kannst du dir in deinem Arbeitszimmer eine Duftlampe mit einem feinen Duft aufstellen, z.B. Zitrone zur Konzentration oder Grapefruit für ein bisschen mehr Leichtigkeit (= **Zusatzbaustein**)
- am Abend oder auf dem Weg nach Hause benutzt du z.B. das Fahrrad oder nimmst dir vor, wenn du zuhause angekommen bist, noch eine Runde zu laufen (= **Bewegung**)
- zum **Abendessen** isst du eine Brotzeit mit Vollkornbrot, Aufstrichen, Rohkost oder falls du mittags noch nicht gekocht hast, bereite dir am Abend etwas Feines zu
- den Abend beschließt du z.B. mit einem Fußbad mit beruhigenden Ölen und legst dich mit einem Leberwickel ins Bett (= **Zusatzbaustein**), lässt deinen Tag Revue passieren und trägst noch ein paar Gedanken in dein Tagebuch ein oder füllst deine Planung für den nächsten Tag aus (= **Abendritual**)

Und – wie hört sich das an?
Lass dich nicht abschrecken, das ist jetzt ein nur Beispiel, wie es nach vier Wochen aussehen kann. Du änderst nicht alles vom ersten Tag an, sondern wir gehen Schritt für Schritt voran und führen nach und nach die verschiedenen Elemente ein. Am Anfang braucht es vielleicht noch ein bisschen Übung, aber du wirst sehen, deine kleinen Rituale und Auszeiten werden schnell zur Gewohnheit werden und du willst sie bestimmt nicht mehr missen.

Dann starten wir zusammen mit WOCHE 1!

Woche 1 - Weglassen

Deine erste Woche steht unter dem Motto: **WEGLASSEN**

Und zwar starten wir mit den zwei wichtigsten Punkten:

- **Koffein** (Kaffee, Energydrinks, Cola, schwarzer Tee)
- **Fabrikzucker** jeglicher Art (Süßigkeiten, Fast Food und verpackte Produkte die Zucker enthalten, Marmeladen, Softdrinks usw.)

Je nachdem, wieviel du bisher davon konsumiert hast, wirst du die ersten Tage mit Entzugserscheinungen zu kämpfen haben. Das heißt, in dieser ersten Woche geht es nur darum, dich gut um dich selbst zu kümmern, da du dich vielleicht schlapp und müde fühlen wirst durch den Entzug.

Darum beginne am besten an einem Freitag, dann kannst du das Wochenende nutzen, viel zu ruhen und ausgleichende Maßnahmen durchzuführen, die dir gut tun.

Was du ab jetzt täglich machst:

- Schreibe dir am Abend auf, was du dir für den nächsten Tag vornimmst.
- Praktiziere ein kleines Morgen- und Abendritual.
- Bewege dich täglich – das können jetzt in der ersten Woche, je nach deiner Konstitution, erstmal nur 5 Minuten sein, z.B. Liegestütze so viele du schaffst (auch wenn es nur eine einzige ist! Mach es trotzdem!), 5 Minuten hüpfen, 10 Minuten tanzen – was immer dir Spaß macht und so lange es geht. Im Moment geht es nur darum, deinen Körper daran zu gewöhnen, dass er sich bewegt und Spaß daran findet.
- Entspanne dich täglich - hier gilt dasselbe, wie bei der Bewegung: auch wenn es nur 5 Minuten sind, in denen du nur die Augen schließt und atmest. Dein Körper soll lernen, sich in dieser Zeit zu regenerieren, durchzuschnaufen. Wenn du das täglich machst, wird es spätestens nach diesen vier Wochen zur Gewohnheit geworden sein.
- Versuche so frisch und vitalstoffreich wie möglich zu essen.
- Esse nur drei Mal am Tag (und esse dich da satt! Das ist ganz wichtig!)
- Verzichte auf alles, was dir schadet.

Kühlschrank-Check:

O.k. - das wird jetzt vielleicht nicht so einfach für dich, aber wir gehen nun in deine Speisekammer und schauen in deinen Kühlschrank! Am einfachsten machst du dir deine Detox-Kur, wenn du Nahrungsmittel, die dir schaden, gar nicht im Haus hast.

Räume alles auf deinen Küchentisch, von dem du denkst, dass es Zucker enthalten könnte. Lies dazu vorher noch einmal die Zuckerlektion durch (siehe Seite 55), in der die verschiedenen Namen von Zucker aufgelistet sind und die vielen Pseudo-Alternativen, die es gibt.

Voraussichtlich wirst du jetzt einen riesigen Berg an Produkten vor dir haben und deine Regale werden leer sein. Keine Angst, wir füllen sie mit Besserem wieder auf. ☺

Wenn dir deine Gesundheit wichtig ist, wirf alles weg oder bring es zur Tafel oder zu anderen Stellen, wo es gebraucht wird (wobei ich eigentlich niemandem dieses Fabrikzeug zumuten möchte). Denke daran: wenn du die Sachen nicht in den Mülleimer wirfst, dann wird dein Körper der Mülleimer dafür sein!
Geschafft?
Prima, dann hast du einen großen Schritt Richtung Gesundheit getan!

Ein paar Anregungen für deinen Speiseplan:

Für deinen Speiseplan gibt es nur wenige Regeln:
- Lass alles weg, was stark säurebildend ist (Zucker, Fleisch, Milch).
- Lass alles weg, was dir schadet (Koffein, Alkohol, Fast Food, Fertigprodukte).
- Lege den Schwerpunkt auf viel Salat, Gemüse, Rohkost.
- Verwende gute Fette und Öle.
- Trinke ausreichend reines Wasser.

Das musst du nicht alles bereits in der ersten Woche umsetzen, starte sanft. Wir gehen Schritt für Schritt vor. In dieser Woche probierst du aus, alle Produkte wegzulassen die Zucker enthalten, diese zu ersetzen und alternativ zu süßen (mit Honig oder süßen Früchten oder Trockenfrüchten). Von daher kannst du weiterhin viele deiner Rezepte verwenden, tausche einfach aus, was nicht dazu passt. Wie du das machst, wird bei den jeweiligen Themen (Zucker, Mehle, Fette) erklärt. Ich gebe dir jede Woche ein paar Ideen, die dich anregen sollen, selbst kreativ zu werden. Die Rezepte sind sehr einfach und schnell, weil:
Gesunde Küche soll leicht sein.

Fragen für dein Detox-Tagebuch in dieser Woche:

- Warum brauchst du in diesem Moment Zucker? Ist es eine Belohnung? Zuwendung? Langeweile? Stressminderung?
- Welche Gefühle kommen hoch, wenn du versuchst in dem Moment keinen Zucker zu essen?
- Wofür steht die Süße in deinem Leben?
- Wonach sehnst du dich wirklich, wenn du Schokolade isst?
- Wonach suchst du?
- Wie kannst du dir diese Geborgenheit/Anerkennung anderweitig holen als durch Essen?
- Dasselbe gilt für Koffein (egal in welcher Form): in welchen Momenten greifst du zu dem aufputschenden Getränk? Ist es Gewohnheit, Gesellligkeit? Bist du müde, gestresst? Schreibe alle deine Gefühle auf, die dir dazu einfallen.

Ideen für deine Zusatzbausteine:

Die Zusatzbausteine sind dafür gedacht, dass du deine Entgiftung noch unterstützt. Ob mit Bädern, Massagen, Düften, Ölen, Auflagen oder Qi-Gong, Yoga und Meditation - deiner Phantasie sind keine Grenzen gesetzt. Ich gebe dir jede Woche ein paar Ideen zum Ausprobieren und Testen was dir gut tun könnte.

Bei den Entgiftungsorganen (siehe Seite 23) findest du noch mehr Anregungen, wie du deinen Körper unterstützen kannst. Du könntest auch jeden einzelnen Tag einem anderen Organ widmen und z.B. Montag einen Lebertag einlegen, Dienstag einen Tag für deine Nieren, Mittwoch unterstützt du deine Haut usw.

Suche dir jetzt in der ersten Woche nur einen Baustein pro Tag aus, damit du dich nicht überforderst mit zu vielen Änderungen am Anfang. Später kannst du mehrere Dinge machen bzw. an Tagen an denen du mehr Zeit hast, z.B. am Wochenende.

Lebermassage
Mit einer Lebermassage regst du deine Entgiftung an. Lege dich dazu gemütlich ins Bett oder auf eine Decke/Yogamatte. Lege beide Hände untereinander auf deinen rechten Oberbauch und kreise mit ihnen 30-mal im Uhrzeigersinn bis zur Höhe von deinem Bauchnabel. Währenddessen kannst du gute Gedanken zu deiner Leber schicken. Lass deine Hände zum Abschluss auf deinem Bauch ruhen.

Leberwickel:

Um die Leber zu entlasten und zur besseren Durchblutung unterstützt dich ein Leberwickel. Fülle eine Wärmflasche mit heißem (nicht kochendem!) Wasser. Dann nimmst du ein Leintuch und tauchst es in heißes Wasser, gut auswringen und auf die Leber legen (unterhalb des rechten Rippenbogens). Die Wärmflasche zum Warmhalten auf das feuchte Tuch, ein trockenes Handtuch darüber und nun für 20 Minuten ruhen. Natürlich kannst du in das heiße Wasser noch zusätzlich ätherische Öle zum Unterstützen geben oder dir ein Massageöl mischen und vorher in die Leberregion einmassieren, z.B. mit Sesamöl und Wacholder, Rosmarin oder Lavendel (Infos zu den Aromaölen siehe Seite 196)

Fußmassage

Du kannst dir auch wunderbar selbst die Füße massieren. Setze dich dazu am besten auf einen Stuhl oder auf den Boden an eine Wand. Nimm deinen Fuß in beide Hände und massiere deine Fußsohle, die einzelnen Zehen, sowie die Knöchel kräftig durch. Benutze ein entspannendes oder entgiftendes Massageöl, welches du dir selbst mischen kannst (siehe Seite 186)

Bäder

Entspannung ist beim Detoxen das A und O. Bei der Kur geht es nicht nur um die Entgiftung des Körpers – auch die Sinne sollen von Ärger und Stress befreit werden. Ein heißes Wannenbad ist da genau das Richtige.

Meersalz-Bad:

Aus deinem Entspannungsbad kannst du ganz leicht auch ein Entgiftungsbad machen, indem du Meersalz verwendest. Durch das heiße Wasser öffnen sich die Poren deiner Haut und Schadstoffe können ausgeschieden, gleichzeitig Nährstoffe und Mineralien aufgenommen werden. Es unterstützt die Entsäuerung und führt zu einem ausgeglichenen pH-Wert. Verwende zum Entgiften ein Totes-Meersalz, es ist reich an Spurenelementen wie Chrom, Eisen, Zink, Selen und Mineralstoffen, wie z.B. Natrium, Chlor, Kalium und Magnesium.

Bei einem Salzbad wird die Haut nicht ausgetrocknet, sondern das Salz lagert sich in der äußeren Hornschicht der Haut ein und bindet dort die Feuchtigkeit. Dadurch bleibt die natürliche Schutzschicht der Haut erhalten. Das Badewasser sollte eine Temperatur von ca. 37 ° haben. Du brauchst ca. 500 g – 1 kg Salz. Die Badedauer liegt bei ca. 20 – 30 Minuten. Danach unbedingt hinlegen und nachruhen.

Vor dem Bad kannst du eine Bürstenmassage zur Vorbereitung durchführen (siehe Seite 153). Um den Entspannungseffekt zu verstärken, zünde dir ein paar Kerzen an, lege eine sanfte Musik auf oder höre eine geführte Meditation (du findest sehr schöne über youtube).

Dein Detoxbad kannst du nach Belieben abwandeln z.B. als

Ingwer-Bad:
Fange mit einer kleinen Menge an (1-2 Eßlöffel) bis zu einer halben Tasse frisch geriebenen Ingwer. Ingwer aktiviert den Stoffwechsel und wirkt stark erwärmend, deine Schweißproduktion wird angeregt, was wiederum hilft, die Giftstoffe abzutransportieren.

Apfel-Essig-Bad:
1 Tasse Bio-Apfelessig
Apfelessig hilft, die Giftstoffe gut heraus zu schwitzen und bringt den pH-Wert deiner Haut ins Gleichgewicht.

Heilerde-Bad:
½ Tasse Heilerde
Die Heilerde in einer kleinen Schüssel mit etwas Wasser glatt rühren, dann ins warme Badewasser geben. Sie verbessert die Durchblutung, hilft den pH-Wert ins Gleichgewicht zu bringen und entgiftet.

Was ist Heilerde?

Heilerde ist ein reines Naturprodukt ohne Zusätze und besteht ausschließlich aus eiszeitlichem Löss (Sedimentablagerungen), der wiederum über viele Mineralien und Spurenelemente verfügt. Auch in Deutschland gibt es natürliche Vorkommen des Mineralpulvers.

Heilerde ist sehr gut für die Haut und Hauterkrankungen wie z.B. Akne. Sie hilft bei Magen-Darm-Erkrankungen, Reizdarm und unterstützt die Entgiftung. Sie wirkt im Darm wie ein Filter und bindet giftige Stoffe, wie z.B. Schwermetalle (Blei, Quecksilber, Cadmium), sowie Bakterien und giftige Stoffwechselprodukte und schleust sie mit dem Stuhlgang aus dem Darm. Damit wird die Darmflora sanft wieder aufgebaut.

Das Pulver wird 2-mal täglich eingenommen. Du rührst 1-2 Löffel davon in Wasser oder Tee und trinkst es – ja, das schmeckt nicht lecker... nach Erde.... Du nimmst sie morgens nüchtern und abends vor dem Schlafengehen. Inzwischen gibt es aber auch Heilerde-Kapseln, was es einfacher macht.

Aromaöl-Bad:
Du kannst auch mit Aromaessenzen die Entgiftung unterstützen. (Infos über Aromatherapie siehe S. 196).
Wichtig bei diesem Bad ist es, einen Emulgator einzusetzen. Verwende dazu Meersalz, Sahne oder Honig. Verrühre ca. 5-8 Tropfen der Aromaessenz mit dem Emulgator in einer Tasse und gebe es in dein Badewasser. Zu den Stoffwechsel aktivierenden Ölen gehören z.B. Wacholder, Lavendel, Rosmarin, Zypresse, Myrte usw.

Du kannst daraus folgende Mischung ansetzen:
3 Tr. Wacholder, 2 Tr. Lavendel fein, 1 Tr. Zitrone bio, 1 Tr. Grapefruit bio
Die Aromaessenzen in einer Tasse Sahne oder Meersalz emulgieren und zum Badewasser geben.

Kräuter-Bad:
In dein Meersalz kannst du zusätzlich frische Kräuter mischen, passend wären z.B. Lavendel zum Entspannen, Rosmarin als Wachmacher, Thymian oder Salbei zur Immunstärkung usw.

Nach dem Bad trockne dich nur leicht ab, wickle dich in ein Handtuch und lege dich ins Bett zum Nachruhen. Am besten ist es, das Bad als Tagesabschluss zu zelebrieren, dann kannst du gleich liegenbleiben und wirst tief und fest schlafen.

Bürstenmassage:
Vor dem Baden oder Duschen kannst du deinen Stoffwechsel und die Entgiftungsorgane anregen durch Bürstenmassagen. Deine Haut wird davon streichelzart und dein Kreislauf kommt in Schwung (nicht am Abend vor dem Schlafengehen anwenden).

Dazu mit einer weichen Körperbürste mit leichtem Druck und in kreisenden Bewegungen zur Körpermitte hin streichen. Beginne am rechten Bein bei den Füßen, dann Unterschenkel, Oberschenkel an der äußeren Seite hinauf und an der Innenseite des Beines wieder nach unten zur Ferse. Weiter am rechten Arm bei der Handinnenfläche beginnen, an den Innenseiten nach oben kreisen zur Schulter und an der Außenseite wieder zurück zur Handaußenfläche. Dasselbe auf der linken Seite.

Den Bauch im Uhrzeigersinn bürsten, die Brüste zart in Form einer liegenden Acht. Den Po nicht vergessen! Für den Rücken gibt es z.B. Massagebürsten mit einem langen Stiel oder du lässt dich von deinem Partner verwöhnen.

Schlafen:
Entgiftung findet sogar in der Nacht statt, fehlt dir permanent Schlaf, kann auch deine Entgiftung nicht funktionieren. Du übersäuerst damit deinen Körper durch Schlafmangel. Darum ist für dich Entspannung im Alltag so wichtig! Der Nachtschlaf sollte mind. 7 Stunden betragen, besser wäre noch länger. Achte also v.a. in deiner Detox-Zeit auf genügend Schlaf und Erholungsphasen. (Im Online-Stresskurs behandle ich das Thema Schlaf in einem ganzen Modul).

Lebensmittel, die deine Entgiftung unterstützen:
Während der Entgiftungswochen kannst du gezielt auf Obst und Gemüse achten, die deine Entgiftung unterstützen. Generell ist jedes Obst/Gemüse gut durch den Vitalstoffreichtum. Folgende Lebensmittel regen noch zusätzlich deinen Stoffwechsel an.

Hier eine kleine Auswahl an Obst und Gemüse und ihre Wirkungen:
- **Ananas**: enthält das Enzym Bromelain, was die Verdauung gut unterstützt, schädliche Bakterien abtötet und für ein gutes Immunsystem sorgt. Enthält Vitamin C + E, Eisen, Zink, Kalium, Jod

- **Apfel + Birne**: enthalten Pektin welches Schadstoffe bindet; seine organischen Säuren stärken die Leber, die Verdauungsarbeit des Darmes wird angeregt, die Darmschleimhaut beruhigt

- **Bananen:** fördern die Bildung von Serotonin im Gehirn, dämpfen den Heißhunger auf Süßes, wirken beruhigend, liefern Power fürs Gehirn, enthalten u.a. Kalium, Magnesium, Mangan, B 6

- **Beeren:** Beeren enthalten unzählige Vitalstoffe, die u.a. die Nierentätigkeit unterstützen

- **Chicorée:** enthält viele Bitterstoffe, Mineralstoffe, Vitamine, z.B. Kalium, Phosphor, Vitamin C, B1, B2 usw. Er wirkt entwässernd, entlastet die Leber und beschleunigt den Transport von Nahrungsmitteln durch den Darm

- **Fenchel**: ist reich an Ballaststoffen, die im Darm Giftstoffe binden, er unterstützt die Nierentätigkeit

- **Granatapfel:** enthält viele sekundäre Pflanzenstoffe, die die Filterarbeit der Nieren fördern

- **Grünkohl:** unterstützt die Entgiftung deines Körpers und fördert die Verdauung, enthält Vitamin C + K, Eisen, Kalium, Antioxidantien und Omega-3-Fettsäuren

- **Hülsenfrüchte:** wirken durch ihre Ballaststoffe positiv auf die Verdauung, enthalten viel Eiweiß

- **Ingwer:** die Ingwerknolle hilft unterstützend bei der Entgiftung, stärkt das Immunsystem, wirkt antibakteriell und antioxidativ und wirkt positiv auf deinen Stoffwechsel, enthält Eisen, zahlreiche Vitamine (Vitamin C + B6), Calcium, Kalium, Natrium, Phosphor, Gingerol (entzündungshemmend, schmerzlindernd)

- **Kartoffel:** fördert die Verdauung, sehr basisch, hilft den Nieren besser Giftstoffe auszuscheiden, wirkt beruhigend, entspannend, sättigt lange, enthält u.a. Kalium, Magnesium, Spurenelemente Zink, Jod, Nickel

- **Knoblauch:** enthält viel Selen, das den Stoffwechsel von Leber und Galle anregt, fördert die Verdauung, senkt die Blutfettwerte, wirkt beruhigend, schlaffördernd, fördert die Freisetzung von Serotonin, gut für die Darmflora

- **Kohl** (jeglicher Art) wirkt sättigend, regt die Darmtätigkeit an, enthält u.a. Vitamin A und C (Weißkohl enthält z.B. über 50 verschiedene Bioaktivstoffe)

- **Koriander:** unterstützt die Darmflora, bei Blähungen, Entzündungen, stärkt den Magen, enthält wertvolle Antioxidantien, hilft die Leber zu entgiften, enthält Kalium, Calcium, Eisen, Magnesium, Vitamin C, A, K

- **Kurkuma (Gelbwurz):** unzählige Einsatzmöglichkeiten, hilft die Leber zu entgiften, das Immunsystem zu stärken, krampflösend, cholesterinsenkend, bei Verdauungsbeschwerden usw.

- **Mohrrüben:** enthalten Pektine, die den Magen beruhigen, unterstützen den Aufbau einer gesunden Darmflora, schützen die Zellen vor freien Radikalen (Cartinoide), stärken das Immunsystem, enthalten Vitamin A, B1, B2, C, Folsäure, Eisen, Magnesium, Calcium, Phosphor. Das Möhrengrün enthält mehr Vitamin A als die Möhre selbst und kann im Smoothie verwendet werden.

- **Orange/Zitrone/Grapefruit:** der hohe Vitamin-C- und Cumarin-Gehalt unterstützt die Leber.

- **Paprika:** enthält viel Vitamin C, regt die Verdauungssäfte an und die Bildung von Enzymen

- **Rettich:** die enthaltenen Glucosinulate kurbeln die Entgiftung der Leber an

- **Rote Bete**: enthält den sekundären Pflanzenstoff Betain, der die Gallenblase kräftigt und die Gallengänge frei von Ablagerungen hält. Die Blätter mitverwenden, sie enthalten sehr viel mehr Vitamin C und Vitamin A als die Knolle selbst.

- **Rucola:** Bitterstoffe und Senföl-Glykoside haben eine verdauungsfördernde und harntreibende Wirkung

- **Sellerie:** regt den Gallenfluss an, gut für die Verdauung, stoffwechselanregend

- **Süßkartoffel:** die Spurenelemente Mangan und Eisen unterstützen die Entgiftungsprozesse des Körpers

- **Tomaten:** wirken anregend, aufmunternd, fördern die Serotoninproduktion, krebsvorbeugend durch Lycopen; P-Cumarin und Chlorogensäure verhindern, dass sich im Körper krebserregende Nitrosamine bilden, enthalten viele Vitamine (A + C), Mineralstoffe, Spurenelemente

- **Zwiebel:** Schwefelverbindungen wie Sulfide regen die Leberfunktion an, stärkt das Immunsystem, regt die Verdauung an, bei Darminfektionen

Rezeptideen für die erste Woche:

Zitronenwasser
Saft einer 1/2 Zitrone und 1 Tr. Aromaessenz Zitrone (siehe Seite 196) in 1/2 Liter warmes Wasser geben und mit 1 TL Honig verrühren.

Gleich morgens nach dem Aufstehen trinken. Das regt deinen Stoffwechsel und die Entgiftung an. Außerdem enthält Zitrone viel Vitamin C, Antioxidantien und bindet freie Radikale!

Ingwerwasser
1 TL geschälten Ingwer in einer Thermoskanne mit kochendem Wasser aufgießen, 15 Minuten ziehen lassen.

Ingwertee:
2 Liter Wasser, 2 Eßl. Ingwer in Stückchen schneiden, Saft von 1 Orange, nach Geschmack Akazienhonig, nach Belieben: 1 Tr. Aromaessenz Ingwer und 1 Tr. Orange

Wasser mit Ingwer ca. 10 Minuten kochen lassen, Ingwer abseihen, mit dem Saft, Honig und den Aromaessenzen abschmecken.

Mango-Smoothie:
1 Mango, 1 Banane, 1 Orange, 1 Apfel, 2 Datteln mit so viel Wasser pürieren bis die gewünschte Konsistenz erreicht ist.

Mandelmilch:
150 g Mandeln (geschält)
600 ml Wasser
evtl. 3-4 Datteln zum Süßen

Die Mandeln über Nacht in Wasser einweichen, am nächsten Morgen enthäuten. Die geschälten Mandeln mit 600 ml Wasser in einen Mixer geben und pürieren. Nach Belieben Datteln dazugeben. Die Masse durch einen Nussmilchbeutel oder ein sehr feines Tuch (Mullwindel) drücken. Im Kühlschrank aufbewahren. Du kannst die Mandelmilch auch mit Mandelmus zubereiten (ca. 3 Eßl. Mus auf ½ Liter Wasser)

Kurkuma-Milch („Goldene Milch")

400 ml Mandelmilch
1 Eßl. Kurkumapulver oder ca. 1 cm Kurkumawurzel
1 Stück Ingwerwurzel, 1/4 Tl frisch gemahlener Pfeffer
1 Eßl. Honig
1 Tl Kokosöl
Gewürze nach Belieben, z.B. Zimt, Koriander, Vanille

Die Wurzeln schälen und fein reiben, alle Zutaten mit einem Schneebesen verrühren und auf dem Herd zum Köcheln bringen. Durch ein Sieb gießen und mit etwas Zimt bestreut servieren. (im Sommer kannst du es auch kalt mit Eiswürfeln mixen und genießen).

Fruchtsalat (je nach Jahreszeit wandelbar)

1 Orange
ein großes Stück Honigmelone
1 Birne
1 Banane
1 Msp. Zimt
2 EL Apfelsaft
ein paar Mandeln oder Haselnüsse

Obst in kleine Stücke schneiden, die Banane mit einer Gabel zerdrücken, mit Zimt und Apfelsaft vermischen und über die Früchte geben, Nüsse darüber streuen.

Avocadocreme:

1 reife Avocado
100 g Schmand oder Creme fraiche
1 Tl Zitronensaft
½ Tl Meersalz, unjodiert
1 Msp. Pfeffer
1 kleine Zwiebel, fein geschnitten
Schnittlauch, Basilikum frisch

Das Avocadofleisch mit einem Löffel aus der Schale heben, mit den übrigen Zutaten pürieren, mit den Kräutern garnieren. Passt gut zu Pellkartoffeln oder aufs Brot!

„Frischkorn-Müsli" (für 3 Personen)

Pro Person 3 Eßl. Getreide, grob schroten (z.B. Dinkel, Weizen oder eine Kornmischung). Schrot in wenig Wasser zu einem Brei verrühren und 5-12 Stunden bei Zimmertemperatur abgedeckt stehen lassen. Ausnahme bildet Hafer der sofort weiterverwendet werden kann, er wird bei zu langer Einweichzeit bitter.

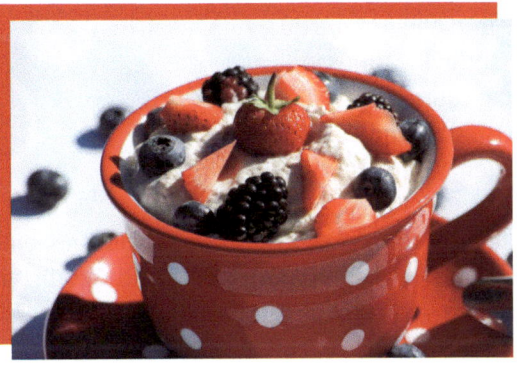

2 Bananen, püriert, 1-2 Äpfel, fein reiben
Obst nach Jahreszeit, in Stückchen
200 ml Sahne, geschlagen
Geschlagene Sahne, Banane und Apfel unter den Getreidebrei rühren, Obst unterheben. Mit Sahne und Obst garnieren, Nüsse darüber streuen.

Gemüsebrühe (zum Würzen)
1 kg Gemüse/Gemüsereste
250 g Meersalz unjodiert

Das Gemüse roh fein pürieren und mit dem Salz vermischen. Durch den hohen Salzanteil ist das Gemüse konserviert und hält sich lange. Einfach in Gläser abfüllen und kühl stellen. Du kannst den Gemüsebrei aber auch in einen Trockenautomat geben, dünn auf die Bleche ausstreichen und trocknen.

Gemüse-Basen-Suppe:
300 g Karotten, 150 g Petersilienwurzel
150 g Fenchel, 80 g Lauch, 1 Zwiebel
100 g Knollensellerie, 100 g Stangensellerie
2,5 Liter Wasser
½ Bund Petersilie,1 Lorbeerblatt, Pfefferkörner
2 Tl Meersalz unjodiert

Das Gemüse in kleine Würfel schneiden, ins Wasser geben, einmal aufkochen lassen, dann die Hitze regulieren und 90 Minuten auf kleiner Hitze köcheln lassen. (das Gemüse kann je nach Jahreszeit nach Belieben abgewandelt werden).

Feiner Waldorfsalat
300 g Knollensellerie
2 säuerliche Äpfel, 200 g Ananas, frisch
1 Handvoll Walnüsse
100 g saure Sahne, 1 Tl Senf
2 Msp. Koriander, 2 Tl Honig
Pfeffer, Meersalz unjodiert

Sellerie und Apfel grob reiben, Ananas in kleine Stückchen schneiden, Nüsse hacken. Die saure Sahne mit Senf, Honig und Gewürzen verrühren (evtl. etwas flüssige Sahne zum korrigieren). Alle Zutaten vorsichtig miteinander vermischen.

Fenchelsalat mit Orangen:
2 Fenchelknollen, 1 Apfel, 2 Orangen
Saft 1 Zitrone, gehackte Nüsse

Soße:
200 g Sauerrahm
2 Eßl. kaltgepresstes Öl,
2 Tl Honig, etwas frischer Meerrettich
Salz, Pfeffer, Estragon

Fenchel in feine Streifen schneiden, Apfel in Würfel, Orangen in kleine Stücke. Alle Zutaten mischen und mit Zitrone beträufeln. Saure Sahne mit Öl verrühren, Meerrettich und Estragon unter die Soße mischen, mit den anderen Zutaten abschmecken, vorsichtig mit dem Salat vermengen und mit den Nüssen bestreuen.

Gute-Laune-Gemüse:

Gemüse aller Art, z.B. Auberginen, Zucchini, Paprika, Pilze, Fenchel etc.
50 ml Olivenöl oder ein anderes gutes Öl
1 Tl Meersalz unjodiert, 1 Knoblauchzehe
2 Tl Gute Laune Gewürzmischung (Fa. Sonnentor) oder andere getrocknete Kräuter
Öl zum Bestreichen des Bleches

Gemüse in Scheiben schneiden (die Auberginen vorher salzen, 20 Minuten ruhen lassen, dann abtupfen). Auf einem geölten Blech ausbreiten.
Die übrigen Zutaten miteinander verrühren, unter das Gemüse mischen und im Backofen bei 190 ° ca. 15- 20 Minuten backen.

Chili-Kartoffeln:

1 kg festkochende Kartoffeln
1-2 Chilischoten gehackt
¼ Tl Zimt
1 Tl Honig
1 Tl Meersalz unjodiert
6 Eßl. Olivenöl, 2-3 Tr. Capri oder Zitrone bio

Kartoffeln in Spalten schneiden. Aus Chilis und Gewürzen eine Soße rühren und mit den Kartoffeln vermischen. Auf einem leicht geölten Blech ausbreiten und bei 200 ° ca. 30 Minuten backen.

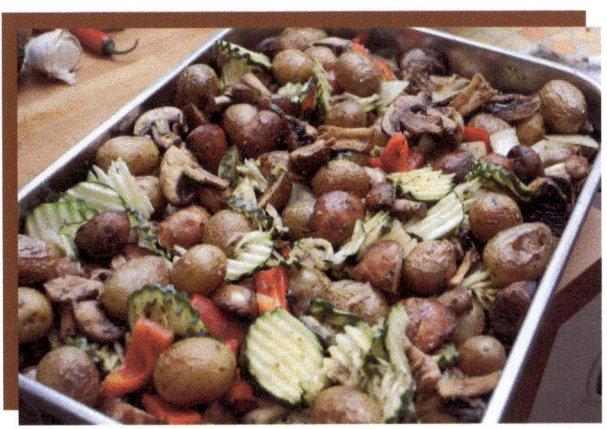

Woche 2 - Innehalten

Toll – die erste Woche hast du geschafft!
Inzwischen dürfte es dir schon viel besser gehen: die Entzugserscheinungen lassen nach, du hast dich an deinen Wochenplan gewöhnt und sicher bereits den ein oder anderen Zusatzbaustein gefunden, der dir so richtig gut tut.

Die nächsten Tage wirst du merken, wie du mehr Energie bekommst. Durch deine neue Ernährungsweise wird dein Blutzuckerspiegel nicht mehr Achterbahn fahren und du wirst nicht mehr von Heißhungerattacken geplagt. Er ist konstant und versorgt dich mit genug Energie für deine Aufgaben.

Deine Verdauung wird sich regulieren und obwohl du dich zu jeder Mahlzeit satt isst, kann es sein, dass du an Gewicht verlierst, wenn es nötig ist. Alleine das Weglassen von Fabrikzucker und Weißmehlprodukten und das Einhalten von drei Mahlzeiten am Tag, bringen einen geregelten Ablauf in deine Körpervorgänge. Das wird dir richtig gut tun und nebenbei für dein Idealgewicht sorgen.

Das Wochenmotto lautet diesmal: INNEHALTEN

Fragen für dein Detox-Tagebuch:
- Was ist dir die ersten Tage an deinem Essverhalten aufgefallen?
- Hat dir etwas gefehlt? Wenn ja, was genau?
- Wie schwer war es für dich, auf Zucker und Koffein zu verzichten?
- Merkst du vielleicht, dass es dir jetzt besser geht ohne? Dass du vitaler bist? Wacher?
- Wie fühlst du dich?

Aufgabe für deine zweite Woche:
In deiner zweiten Woche gelten weiterhin die Aufgaben der ersten Woche: du verzichtest selbstverständlich weiterhin auf Zucker und Koffein. Deine täglichen Aufgaben (siehe Seite 148) gelten für die ganze Kur.

Jetzt gehen wir das nächste Thema an, d.h. in dieser Woche versuchst du **Weißmehl und Weißmehlprodukte** aus deinem Essensplan zu streichen und achtest darauf, nur **naturbelassene Fette und Öle** zu verwenden. Die ausführlichen Informationen zu diesen Themen findest du auf Seite 75 und Seite 87. Lies dir die entsprechenden Kapitel dazu genau durch.

Außerdem bekommst du folgende Hausaufgabe in dieser Woche:

- achte darauf WO du isst, WIE du isst und WARUM du in dem Moment Essen zu dir nimmst. Schreibe dir deine Erkenntnisse in dein Tagebuch. Diese drei Komponenten haben einen großen Einfluss auf deine Gefühle und v.a. auch auf dein Gewicht! Oft essen wir nämlich nicht aus Hunger, sondern aus emotionalen Gründen wie Langeweile, Frust, Belohnung, Ärger usw. Das Essen nebenbei wirkt sich negativ auf dein Wohlbefinden und deine Verdauung aus.

- Nimm dir Zeit zum Essen, kaue ausführlich und langsam. Dein Gehirn braucht 20 Minuten bis es „satt" melden kann. Wenn du in 10 Minuten schon einen riesigen Berg Spaghetti verdrückt hast und längst satt bist, langst du schon zum zweiten Teller, bevor dein Gehirn Stopp rufen kann. Auch wird dein Essen viel besser verdaut, wenn du langsam isst und gut kaust, die Nährstoffe werden besser vom Körper aufgenommen.

- Erhöhe deinen Frischkostanteil! Versuche zu deinen drei Mahlzeiten jeweils Salat, Rohkost oder Obst zu essen. Reine Frischkostmahlzeiten wären noch positiver.

- Setze dir ein konkretes Ziel für diese Woche, z.B. „In dieser Woche esse ich eine Mahlzeit am Tag nur roh" oder „Ich mache täglich 15 Minuten Yoga" oder „Ich werde jeden Abend eine geführte Meditation zum Tagesabschluss anhören".

Damit das gut gelingt, hilft es dir Ziele zu setzen!

Deine Ziele

Ziele helfen dir, deinen Weg zu finden. Sie sind wie ein Navigationsgerät. Wenn du kein Ziel in dein Unterbewusstsein eingibst, wirst du zwar täglich aktiv sein und viele Dinge tun, aber diese führen dich nicht unbedingt dahin, wo du hin willst. Vielleicht kennst du das schon. Deine Gewohnheiten, die dich seit Jahren begleiten, haben einfach die Überhand und ganz schnell wirst du vergessen, was eigentlich dein Plan war.

Dein Unterbewusstsein kannst du jedoch programmieren, es braucht Erfahrungen. Die sammelst du am besten, indem du dir Rituale aneignest und diese täglich durchführst.

Das ist wie Zähneputzen, du musst nicht mehr darüber nachdenken, du kannst am Morgen noch im Halbschlaf ins Bad gehen und greifst automatisch zur Zahnbürste und reinigst deine Zähne. Das ist tief in deinem Unterbewusstsein verankert, weil du es täglich, immer zur selben Zeit, am selben Ort machst. Genauso kannst du deine Ziele manifestieren. Überlege dir, welche Handlung du gerne in deinen Alltag einbauen würdest, es aber bis jetzt nicht geschafft hast.

Beispiele:

- du würdest den Morgen gerne in Stille beginnen und 10 Minuten einfach nur für dich alleine sitzen, aber du glaubst, dass du nicht noch früher aufstehen kannst
- eigentlich wäre dein Wunsch, einen Mittagsschlaf zu machen, aber die Kinder, der Alltag, der Haushalt lassen es nicht zu
- du wolltest schon immer gerne Yoga lernen, aber du glaubst, du hast dazu nicht die Zeit
- dein Frühstück ist verbesserungswürdig, statt Kaffee und Brötchen sehnst du dich nach einem leckeren Müsli oder einem frisch gemixten Smoothie, aber das andere geht einfach schneller

3 Schritte um Gewohnheiten in deinen Alltag zu integrieren

Erster Schritt:
Überlege dir, was du gerne in dein Leben aufnehmen möchtest, was ist dein Ziel? Schreibe es dir groß auf einen Zettel. Formuliere es positiv und freudig und in der Gegenwart, für unsere Beispiele könnte das z.B. so lauten:

- „Ich sitze jeden Morgen 10 Minuten alleine in der Stille und gehe gelassen in meinen Tag"
- „Jeden Mittag entspanne ich 20 Minuten bei einem Mittagsschlaf und stehe voller Energie wieder auf"
- „Jeden Morgen nach dem Aufstehen praktiziere ich 15 Minuten Yoga und starte damit zentriert und gestärkt in meinen Alltag"
- „Mein tägliches Frühstück ist vitalstoffreich, bunt und gibt mir Power für den vor mir liegenden Arbeitstag"

Diesen Zettel hängst du dir gut sichtbar an einen Ort, an dem du ihn mehrmals täglich siehst. Immer wenn du daran vorbeigehst, liest du dir dein Ziel laut vor.

Zweiter Schritt:
Lege Zeit und Ort für dein Ziel fest. Wo möchtest du in Stille sitzen, wo machst du deinen Mittagsschlaf, dein Yoga? Und wo wirst du gemütlich dein Frühstück genießen? Wie kannst du deine neue Gewohnheit im Alltag integrieren? Musst du dafür vielleicht 10 Minuten oder sogar eine halbe Stunde früher aufstehen?

Bereits am Abend vorher kannst du deinen Platz für dein Morgenritual vorbereiten, mach es dir schön mit einer Kerze, deiner Yogamatte, einem Sitzkissen, so dass du am Morgen nur zu deinem heiligen Platz gehen musst und nicht noch mit Überlegungen beschäftigt bist, wo du es machen könntest.

Wo hast du Ruhe dafür? Auch für deinen Mittagsschlaf? Was brauchst du dort? Ein kuscheliges Kissen, eine Decke, einen Wecker. Wenn du Kinder hast, wie können diese sich beschäftigen, solange du liegst? Stell ihnen Spielzeug bereit, Malsachen, Knete o.ä. Vielleicht mögen sie sich in dieser Zeit aber auch hinlegen oder solange eine spannende Märchen-CD anhören.

Suche dir (z.B. im Internet) ein schönes Yogaprogramm, das du praktizieren kannst. Suche dir hier im Buch ein Rezept für dein Morgenmüsli oder einen Smoothie heraus und kaufe entsprechend ein. Egal was dein Ziel ist, bereite es vor, so dass du alles was du dafür brauchst, parat hast.

Dritter Schritt:
Und jetzt musst du es nur noch TUN! Und zwar täglich. Am besten immer zur selben Zeit, am selben Ort. Wenn das von deinem Tagesablauf her nicht geht, dann lege in deinem Wochenplan am Abend vorher fest, wann am Tag du dein neues Ziel praktizieren willst. Es gibt keine Ausreden.

Ausreden sind dein innerer Schweinehund, der es ungemütlich findet, wenn plötzlich etwas anders gemacht wird. Er rebelliert. Aber nimm ihn einfach sanft an die Hand und ziehe deine tägliche Handlung durch. Man sagt, das Unterbewusstsein nimmt eine neue Gewohnheit an, wenn man sie 21 Tage lang täglich durchführt. Dann ist sie fest in deinem Gehirn verankert und du machst sie automatisch.

Nimm dir nicht mehr, als ein oder zwei Handlungen vor, die du neu integrieren möchtest, um dich nicht zu überfordern. Sobald es dir leicht fällt und du es von ganz alleine machst, kannst du dir ein neues Ziel vornehmen.
Und jetzt?
Such dir einen großen Zettel und schreibe dir dein Ziel auf!

Verwendung von Kräutern:

Kräuter und Wildkräuter enthalten sehr wertvolle Inhaltsstoffe. Sie in deine tägliche Ernährung einzubeziehen, kann deinen Speisezettel unglaublich aufwerten. Es gibt viele tolle Kräuterbücher, in denen die Pflanzen beschrieben sind und Rezeptideen anregen, es selbst auszuprobieren. Kräuter solltest du sehr achtsam und nur in Gegenden sammeln, in denen kein Bauer seine Pestizide ausfährt oder stark befahrene Straßen in der Nähe sind.

Anwenden kannst du sie frisch zum Würzen von Salat, Dips, Soßen. Du kannst dein Wasser damit aromatisieren, sie mit in deinen Smoothie geben oder als frischen Kräuterteeaufguss genießen. Genauso kannst du die Kräuter auch trocknen und damit würzen und Tee brühen. Viele Kräuter haben Wirkungen, die dich in deiner Detoxzeit unterstützen können und dies ist eine schöne Gelegenheit, das ein oder andere Kraut kennenzulernen.

- **Bärlauch:** enthält die Aminosäure Aliin, Vitamin C, er unterstützt die Verdauung, regt die Magensäfte an und hilft belastende Stoffe über Leber, Galle und Nieren auszuscheiden. Er wirkt blutreinigend, harntreibend und stoffwechselanregend. Er enthält viel Schwefel, was Schwermetalle binden kann. Einziger Negativpunkt ist sein Knoblauchgeruch. Wer selbst sammelt unbedingt darauf achten den echten Bärlauch zu sammeln und nicht die ähnlich aussehenden Blätter der Maiglöckchen (giftig!), beliebt für Pesto, Dips, Suppen usw.

- **Basilikum:** enthält die Vitamine A, C, D, E und die B-Vitamine! Hilft beim Entwässern, wirkt appetitanregend, fördert die Fettverdauung und hilft bei Magenverstimmung, wirkt entspannend, macht gelassen. Zur Verwendung als Tee, Gewürz oder am besten frisch.

- **Birkenblätter:** enthalten Schleim- und Bitterstoffe, Vitamin C, als Tee wirken sie harntreibend, wodurch Giftstoffe ausgespült werden, Verwendung als Tee oder Frischsaft.

- **Brennnessel:** enthalten Vitamine A und C, Mineralstoffe wie Kalium, Calcium, Magnesium, Kieselsäure, Eisen, Folsäure, Flavonoide usw. Sie wirkt reinigend auf den Verdauungstrakt, auf dein Blut und regt die Nierenfunktion an, so dass vermehrt Wasser ausgeschieden wird und damit Giftstoffe (auch Schwermetalle). Anwendung als Tee, Salat, Gemüse, Smoothie. Die Samen können als Gewürz verwendet werden.

- **Dill:** enthält Kalium, Calcium und Natrium. Beruhigt den nervösen Magen, bei Blähungen entkrampfend, bei Appetitlosigkeit und Schlaflosigkeit, Verwendung als Gewürz oder Tee (das Kraut oder die Früchte).

- **Estragon:** enthält Kalium, Vitamin C, Gerb- und Bitterstoffe, regt die Nierentätigkeit an, stärkt die Verdauung, bei Blähungen, wirkt krampflösend, als Gewürz oder Tee.

- **Giersch:** Giersch ist zahlreich im eigenen Garten zu finden, er enthält sehr viel Vitamin C (mehr als in Zitronen!), Kalium, Magnesium, Calcium, Mangan usw. Er entsäuert den Körper und regt den Stoffwechsel an, wirkt harntreibend und dadurch entgiftend. Anwendung als Tee, für Smoothie, als Gemüse, in Suppen.

- **Gundermann:** Gundermann ist ein tolles Entgiftungskraut, er enthält viele Bitterstoffe, Vitamin C und wirkt regenerierend auf die Leber. Er regt die Tätigkeit der Harnblase an und beseitigt so Gifte aus den Nieren. Auch führt er Schwermetalle wie Blei aus dem Körper. Anwendung der Blätter und Blüten als Gewürz für Salat oder Gemüsegerichte, als Tee oder Kräuterbad.

- **Koriander:** Starkes Entgiftungskraut! Verdauungsfördernd, blähungstreibend. Es kann sogar Schwermetalle wie Quecksilber aus dem Körper schwemmen (das solltest du nur mit einem erfahrenen Arzt oder naturheilkundigen Heilpraktiker durchführen, der sich damit auskennt). Koriander kannst du als Tee, als Kraut in Salat oder anderen warmen Speisen verwenden.

- **Löwenzahn:** Löwenzahnblätter enthalten die Vitamine A, B, C, Zink und andere wichtige Mineralstoffe. Die Bitterstoffe sind gut für Leber und Galle. Die Löwenzahnwurzel hat zusätzlich eine blut- und nierenreinigende Wirkung und wirkt sehr stärkend. Auch die Blüten kann man verwenden, sie enthalten hohe Mengen an Antioxidantien und Flavonoiden, die die Zellerneuerung und die Leber unterstützen. Anwendung: die Blüten 15-20 Minuten in Wasser köcheln lassen für einen Tee oder die Blätter für Salat oder Smoothie verwenden, die Wurzel kann als Tee gekocht werden (Kaltansatz).

- **Mariendistel:** Die Mariendistel ist das bekannteste Kraut zur Entgiftung der Leber. Sie wirkt regenerierend, unterstützt die Galleproduktion und regt die Verdauung an. Anwendung als Tee aus den Samen, für Salate, Suppen usw.

- **Petersilie:** enthält Vitamin A, C, E, Kalium, Eisen, Mangan, Zink. Wirkt krampflösend, harntreibend, bei Verdauungsstörungen und Magenschmerzen. Anwendung als Tee (Blätter, Wurzel, Samen) oder am besten frisch als Gewürz (nicht für Menschen mit erhöhten Wassereinlagerungen bei Herz- und Nierenschwäche und in der Schwangerschaft).

- **Pfefferminze:** Die Minze enthält viele ätherische Öle, hauptsächlich Menthole, die für die kühlende Wirkung verantwortlich sind, Flavonoide und Gerbstoffe, diese steigern den Gallenfluss, hilft bei Verdauungsbeschwerden und bei Krämpfen und sehr gut bei Kopfweh, hier v.a. als ätherisches Öl, nicht als Kraut. Das Kraut ist für Getränke, Salate, Gemüsespeisen sehr gut geeignet.

- **Schafgarbe:** enthält Kalium, Selen, Bitterstoffe, fördert den Gallefluss, gut für die Verdauung, bei Blähungen, Krämpfen, Völlegefühl, Magenschmerzen. Anwendung als Tee oder Heilbad.

- **Thymian:** enthält das ätherische Öl Thymol, Gerbstoffe, lindernde Wirkung bei Magen-Darm-Beschwerden wie Völlegefühl und Blähungen, beruhigend für das Nervensystem und bei Einschlafstörungen, schleimlösend, als Gewürz oder Tee, auch zum Inhalieren oder für Einreibungen (nicht bei schweren Leberschäden oder am Anfang der Schwangerschaft verwenden).

Es gibt natürlich noch unzählige Kräuter mit wunderbaren Wirkungen. Dies hier ist nur ein kleiner Einblick als Anregung für dich, es einmal mit einem frischen Kraut bei Beschwerden zu probieren. Wenn du dich intensiver damit beschäftigen möchtest, empfehle ich dir das Kräuterbuch von Carmen Mayr (siehe Anhang).

Bewegung:

Bist du ein Bewegungsmuffel? Oder glaubst, du hast keine Zeit für Sport? Das kenne ich. Bis ich meinen Glaubenssatz, wie „richtiger Sport" auszusehen hat, einfach entsorgt habe.

Bewegung ist unglaublich wichtig für deinen Körper. Setze Bewegung nicht gleich mit intensivem Sport, womöglich in einem Fitnessstudio – da protestiert dein Schweinehund sofort und findet Ausreden.

Für Bewegung brauchst du weder irgendwo hin, noch spezielle Kleidung. Bewegung findet täglich statt. Bewegung geht immer und überall. Schon morgens im Bett kannst du noch im Liegen die ersten Übungen machen – einfach Decke zur Seite schlagen und in der Luft Fahrrad fahren, das bringt deinen Kreislauf in Schwung und wirkt besser als jede Tasse Kaffee!

Ob Treppensteigen, Radfahren, Kniebeugen, Hüpfen und Tanzen, Spazierengehen oder mit den Kindern Ball spielen. Probiere aus, was dir Spaß macht und bringe deinen Körper auf Trab!

So beweglich wie du bist, so beweglich ist auch dein Darm, deine Lymphe, sogar deine Gedanken..... Bist du träge, sind auch deine Verdauung und deine Lymphe träge. Und auch sonst tut sich nicht viel. Also, fang einfach an und wenn du nur auf der Stelle hüpfst!

Weitere Ideen für deine Bewegung zu Hause:
- Seilspringen
- Kniebeugen
- Musik an und Tanzen, Hüpfen, Springen (das geht auch während dem Kochen oder Putzen!)
- lass deine Hüften kreisen oder beschreibe mit deiner Hüfte eine liegende Acht
- Kauf dir ein Minitrampolin oder einen Crosstrainer und stelle sie ins Wohnzimmer. Während dem Fernsehen kannst du dich zeitgleich sinnvoll bewegen!

Gerade in deiner Detoxzeit solltest du tägliche Bewegung einbauen, um die Entgiftung zu unterstützen. Bewegung – egal welcher Art – senkt einen zu hohen Blutdruck, unterstützt dich, wenn du abnehmen möchtest und baut Stresshormone ab.

Rezeptideen für die zweite Woche:

Entgiftungstee:
1 Eßl. Brennnesselblätter, 1 Eßl. Birkenblätter
¼ Liter kochendes Wasser

Das Kraut mit dem Wasser übergießen und 10 Minuten ziehen lassen.

Eibisch-Tee
2-3 Tl Eibischblätter/Eibischblüten
½ Liter kochendes Wasser

Das Kraut mit dem Wasser übergießen und 10 Minuten ziehen lassen.
Die Schleimstoffe aus dem Eibisch legen sich wie eine Schutzschicht auf die Schleimhäute z.B. von Magen und Darm und beruhigen Entzündungssymptome.

Nuss-Smoothie:
¼ Liter reines Wasser
50 g Haselnussmus
1 Banane
Honig nach Geschmack

Alles miteinander in einen Mixer geben und verrühren.

Gurkenscheiben und Dipp
1-2 Salatgurken bio
1 Becher Schmand, etwas flüssige Sahne
1 Tl Honig, 1 Tl Senf
Kräutersalz, Pfeffer
Zum Bestreuen: Sprossen, Paprika

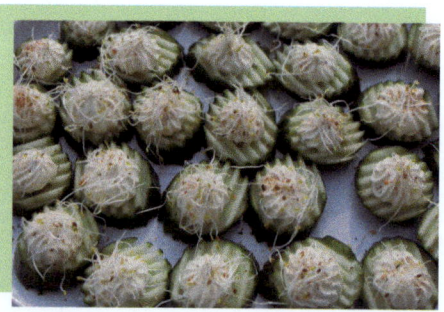

Die Gurke mit Schale mit dem Wellenhöfler in dicke Scheiben schneiden und fächerförmig auf einem Teller anordnen. Die restlichen Zutaten zu einer Creme verrühren und in die Mitte des Tellers geben. Alles mit den Sprossen und den Gewürzen bestreuen. Wenn du Lust hast, kannst du den Dipp auch in einen Spritzbeutel mit großer Spritztülle füllen und auf die Gurkenscheiben spritzen.

einfache Orangenmarmelade

4 Bio-Orangen
Saft einer Bio-Zitrone
3 Eßl. Akazien- oder Blütenhonig
Agar-Agar zum Gelieren nach Packungsanweisung
nach Belieben: 2 Tr. Aromaessenz Vanille oder Orangenzauber (Vegaroma)

Die Orangen schälen, in Stücke teilen, die dicke weiße Haut entfernen und kleinschneiden. Honig, Zitronensaft und die Aromaessenzen verrühren und über die Orangen gießen, ca. 1 Std. ziehen lassen. Danach pürieren, das Agar-Agar überstreuen, kurz zum Kochen bringen und mit dem Schneebesen verrühren, dann abkühlen lassen.

feiner Chicorée-Salat

2 Chicorée, 2 Bio-Orangen
50 ml Sahne flüssig,
2 Eßl. Zitronensaft
2-3 Eßl. kaltgepresstes Öl
2 Tl Senf, 2 Tl Honig
Meersalz, Pfeffer
1 Tr. Aromaessenz Orange bio
Nüsse zum Bestreuen

Chicorée vierteln, den Strunk entfernen, in feine Streifen schneiden, Orangen schälen und in kleine Stücke schneiden. Alles miteinander vermischen. Für die Soße die restlichen Zutaten miteinander verrühren, abschmecken und über den Salat geben, mit Nüssen bestreuen.

Hirsecreme (als Nachtisch oder auch Hauptgericht)

150 g Hirse geschrotet, ½ Liter Wasser mit 1 Prise Meersalz unjodiert
50 g Butter, 50 g Honig
2 Äpfel
50 ml Sahne
Zimt + Vanillegewürz (oder als Aromaessenz)

Die Hirse in das kochende Wasser einrühren, leicht köcheln und dann ausquellen lassen. Dann Butter, Honig, Sahne unterrühren und würzen. Die Äpfel in dünne Spalten schneiden, mit der Hirse abwechselnd in eine Form schichten und bei 180 ° ca. 30 Minuten überbacken.

Kartoffel-Paprika-Gulasch:
400 g festkochende Kartoffeln
1 Zwiebel, 1 Knoblauchzehe
2 rote Paprika, 200 g Zucchini
2 Eßl. Bratöl
1 Eßl. Tomatenmark
¼ Liter Gemüsebrühe
2 Eßl. Sauerrahm
Meersalz unjodiert, Pfeffer, Paprikapulver
frische Kräuter

Zwiebeln und Knoblauch fein würfeln, Öl erhitzen und darin andünsten. Die Kartoffeln und Zucchini in große Würfel schneiden und dazugeben. Nach ein paar Minuten die Brühe angießen und mit den Gewürzen verfeinern. Ca. 20 Minuten auf kleiner Hitze köcheln lassen. Nach 10 Minuten die Paprika in Stücken dazugeben und mit garen lassen. Am Schluss abschmecken, den Sauerrahm unterrühren und mit frischen Kräutern bestreut servieren.

Feine Dattelkugeln:
200 g Datteln, fein gehackt oder püriert
300 g Haselnüsse oder Mandeln, fein gemahlen
100 g Kokosflocken
30 g Kakao
5 Tropfen Aromaessenz Limette bio
Flüssigkeit nach Bedarf (Wasser oder Sahne)
Zum Bestreuen: Kokosflocken, Pistazienkrümel, Kakao etc.

Alle Zutaten miteinander verrühren, kleine Kugeln formen, in Kokosflocken o.a. wälzen und in Pralinenförmchen setzen, kühlen.

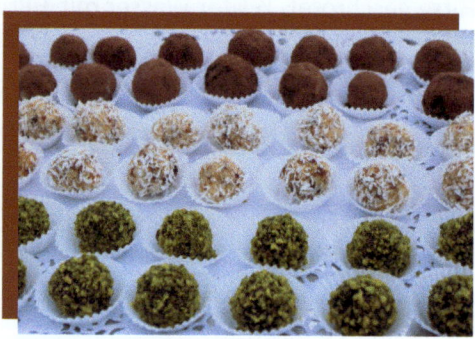

Woche 3 – Tu dir gut!

Wow - und schon startest du in deine dritte Woche! Inzwischen fällt dir vieles schon leichter oder ist sogar zur Gewohnheit geworden.

Deine dritte Woche stellen wir unter das Motto: **TU DIR GUT**

In der Woche verfestigst du noch einmal die Ernährungsthemen, d.h.

- achte auf deinen Zuckerverbrauch, meide ihn wo es nur geht und probiere zuckerfreie (wirklich zuckerfreie!) Rezepte aus
- verwende statt Weißmehlprodukte Vollkorn, z.B. Vollkornmehl, Vollkornnudeln, Vollkornreis und Vollkornbrot. V.a. beim Brot ist es wichtig auf Qualität und Reinheit zu achten, da wir Brot fast täglich essen (siehe Seite 94)
- für deinen Salat verwendest du ein kaltgepresstes Öl, als Streichfett Butter
- parallel versuchst du die tierischen Eiweiße stark einzuschränken bzw. in den vier Wochen wegzulassen. Das sind Fleisch, Fisch, Wurst, Milch, Quark, Joghurt, Käse, Eier
- vermeide stark verarbeitete Nahrungsmittel, Fertigprodukte und Produkte mit Zusatzstoffen

Und weißt du was? Das war es schon mit den Ernährungsregeln. Es kommen keine weiteren hinzu. Wenn du darauf achtest, hast du schon viel für deine Gesundheit getan. Super oder? Das heißt, du machst jetzt weiter wie bisher, optimierst zudem deinen Ernährungsplan und achtest in dieser Woche noch verstärkt auf das Einbeziehen von Zusatzbausteinen für deine Entspannung, Entgiftung und Bewegung!

Fragen für dein Detox-Tagebuch:
- Wie fühlst du dich? Was tut dir gut?
- Welche Zusatzbausteine tun dir besonders gut und möchtest du auch nach der Kur beibehalten?
- Was lässt du gerade alles los? Auf körperlicher, aber auch auf seelischer Ebene? Wo könntest du noch mehr entrümpeln?
- Schreibe dir alle deine Gedanken auf, die dir einfallen, auch wenn es verrückte Ideen sind. Dinge die dich beschäftigen, vergangene Wünsche, die plötzlich wieder auftauchen usw.
- Falls du gerade viel träumst: schreibe dir deine Träume auf, vielleicht wollen sie dir etwas sagen.

Aufgaben für die neue Woche:
Neben den täglichen Ritualen, die du jetzt schon aus Woche 1 und 2 kennst, setze deinen Fokus in dieser Woche auf dein dir **Gut-Tun**!

Aus meiner Erfahrung waren die Teilnehmerinnen in den ersten zwei Wochen so mit der Umstellung der Ernährung beschäftigt, dass die Themen Entspannung und Bewegung vernachlässigt wurden. Bemühe dich in dieser Woche, täglich etwas dafür zu tun, auch wenn es nur kurz und wenig ist. Dein Körper soll sich daran gewöhnen, dass du dir Zeit für ihn nimmst.

Die hast du nicht? Glaubst du wirklich?
Ist es nicht eher so, dass du sie dir einfach nicht nimmst?
Und glaube mir, wenn du dir Zeit für Dich nimmst, zum Entspannen und Auftanken, dann wirst du am Ende viel mehr Zeit haben für andere Dinge. Für deine Familie, für die Anforderungen die an dich gestellt werden, für alles was ansteht. Denn nur ein entspannter Mensch hat Kraft und Energie für andere. Probiere es einfach aus!

Aufräumen im Seelen-Haushalt
Jetzt hast du in den vergangenen Wochen ganz schön viel durcheinandergewirbelt in deinem Alltag. Du isst anders, hast dir neue Gewohnheiten angeeignet, achtest mehr auf dich und deinen Körper. Vielleicht merkt auch dein Umfeld, dass etwas anders ist, dass DU anders bist. Wenn sich in kurzer Zeit zu viel verändert, kann dies Angst machen, entweder dir selbst oder auch deinem Umfeld.

Dein Unterbewusstsein – dein „innerer Schweinehund" - rebelliert und du merkst evtl. gewisse Widerstände. Dass du plötzlich wieder in alte Gewohnheiten verfällst oder dass dein Umfeld dir manche Dinge ausreden möchte. Dich verführen mag, doch einen Kaffee mitzutrinken, die Torte zu probieren, lieber länger im Bett liegenzubleiben, den Abend auf der Couch zu verbringen usw.

Wenn du das bemerkst, halte einfach einen Moment inne und mach dir bewusst, was du schon alles geschafft hast und v.a. dass das nicht schwer war. Lies dir deine Aufzeichnungen aus deinem Detox-Tagebuch durch und welche Gedanken du dort notiert hast. Und auch das Wochenthema „Atmung und Entspannung" hilft dir da weiter.

Vielleicht magst du jetzt noch einen Schritt weitergehen und das Thema „Detox" - das so viel heißt wie „aufräumen, ausmisten" – auch auf dein Umfeld, deine Wohnung und deine Gedanken ausweiten.

Wo hast du das Gefühl, dass du „ausmisten" musst?
Evtl. ganz real in deiner Wohnung? Deinen Kleiderschrank? Den Schreibtisch? Oder haben es ganze Zimmer oder der Keller nötig? Willst du es dir so richtig schön machen, umräumen, neu gestalten?

Oder hast du Gedanken, die dich belasten, die dir das Leben schwer machen? Bist du zu pessimistisch, zu angstvoll, immer am Zweifeln? Würde es dir nicht gut tun, dich mit positiven Bildern und Visionen gut auszurichten auf die beste Möglichkeit, die du dir wünschst?

Wie sieht es mit den Menschen aus, mit denen du zu tun hast? Bist du mit allen gerne zusammen? Macht es Spaß und Freude sie zu treffen? Oder geht es dir bei bestimmten Menschen danach immer schlecht? Oder langweilen sie dich? Möchtest du ein bisschen mehr Schwung in deine Beziehungen bringen? Über andere Themen reden, die dich wirklich beschäftigen? Oder manche Freundschaften sogar beenden?

Oder beschäftigt dich vielleicht der Gedanke, dich beruflich zu verändern? Noch einmal etwas ganz Neues zu beginnen? Oder träumst du schon lange von einer Auszeit?

Nutze deine Detoxwochen auch dafür, dir solche Fragen zu beantworten, zu träumen und zu visionieren. Trau dich einfach groß zu denken, rumzuspinnen, was wünschst du dir aus tiefstem Herzen? Das ist sicher nicht in vier Wochen zu verwirklichen, aber jetzt kannst du den Startpunkt dafür setzen, überhaupt mal innezuhalten und einen Stopp in deinen Alltag zu legen. Dich vielleicht an längst vergessene Träume zu erinnern. Dich nach dem Sinn in deinem Leben zu fragen.

Denn auch das ist wichtig für deine körperliche Gesundheit: glücklich und zufrieden sein, jeden Tag voller Freude zur Arbeit gehen, in einem Umfeld leben und arbeiten, das dich motiviert, dich wohl, geliebt und anerkannt fühlen. Wenn das nicht gegeben ist, kann dich das genauso krank machen. Körperliche Symptome weisen dich dann darauf hin z.B. durch ständige Erkältungen („die Nase voll haben"), Rückenschmerzen („was überlastet dich"), Bluthochdruck („was macht dir Druck"), Herzrhythmusstörungen („was bringt dich aus dem Takt") usw.

Sich mit diesen Themen zu beschäftigen, braucht ein bisschen Mut, kann viel bewegen, durcheinander bringen, auf den Kopf stellen! Aber: letztendlich geht es um dich, dein Leben, deine Gesundheit.
Das solltest du nicht aufschieben! Oder?

Wenn du hier noch mehr Unterstützung und Anleitung brauchst, eine persönliche Begleitung oder auch mal auf ganz anderen, energetischen Ebenen hinschauen möchtest, melde dich gerne bei mir.

Zusatzbausteine:

Atmung:

Atemübungen sind die einfachsten Zusatzbausteine, denn du kannst sie immer und überall anwenden.

Deine Zellen müssen ständig mit Sauerstoff versorgt werden, durch eine richtige Atmung kannst du das unterstützen. Viele Menschen atmen tatsächlich „falsch". Auch ich habe erst im Rahmen von Gesangsunterricht und Stimmbildung gelernt, richtig zu atmen. Normal sollte sich der Bauch beim Einatmen heben und beim Ausatmen senken. Bei mir war es genau andersherum und wirklich ein hartes Stück Arbeit das umzudenken.

Durch eine bewusste Atmung kannst du dich entspannen, in Stresszeiten ruhiger werden und dir in kürzester Zeit zu innerer Ruhe verhelfen. Die Atmung unterstützt auch die Entgiftung. Durch eine gute Bauchatmung wird das Zwerchfell stark bewegt, was deinen Lymphfluss mobilisiert und die Entgiftung beschleunigt.

Probiere es einfach aus. Es langen ein paar wenige Minuten, 2-3-mal am Tag zum Üben. Setze dich bequem und mit kerzengeradem Rücken hin, damit du Platz im Bauch hast, um tief ein- und auszuatmen. Atme durch die Nase tief ein – der Bauch hebt sich – halte kurz die Luft an 4 – 3 - 2 – 1 – und atme dann langsam und indem du die Luft aus dem Mund herauslässt wieder aus 8 – 7 – 6 – 5 – 4 – 3 – 2 – 1 – der Bauch senkt sich. Wiederhole diese Übung ca. 10-mal und du wirst merken, wie du wirklich ruhiger und ausgeglichener wirst und dein Energielevel steigt.

Du kannst auch über die Nase ein- und über die Nase wieder ausatmen, was deine Energie konstant halten lässt. Eine reine Mundatmung nimmt dir Energie.

Wechselatmung
Daumen der rechten Hand leicht an den rechten Nasenflügel anlegen. Durch das rechte Nasenloch einatmen, zudrücken, durch das linke ausatmen. Links einatmen, Zeige- und Mittelfinger der rechten Hand an den linken Nasenflügel legen, Nasenloch zudrücken und über das rechte Nasenloch ausatmen. Rechts einatmen, zudrücken, links ausatmen etc. Mache die Übung 3 Minuten lang.

Kinnverschluss
Durch die Nase einatmen. Luft solange es geht anhalten, Kinn dabei in die Halsgrube drücken. Beim Ausatmen Kopf wieder nach oben. 20-mal.

Kopfdampfbad:
Viele kennen das vielleicht noch aus ihrer Kindheit. Bei Erkältung ging es nicht gleich zum Arzt, sondern es wurde Kamillentee gekocht und inhaliert! Aber nicht nur für Erkältungskrankheiten ist so ein Dampfbad toll, sondern auch für deine Haut oder einfach zum Entspannen.

Dafür in eine große Schüssel mit kochendem Wasser 2 Tropfen ätherisches Öl mit entgiftender Wirkung geben oder was du erreichen möchtest (Entspannung, Hautpflege) und etwa zehn Minuten unter einem Handtuch inhalieren. Das öffnet die Poren und entfernt den Schmutz, lässt Feuchtigkeit tief in die Haut dringen und ist die beste Vorbereitung für ein Peeling gegen abgestorbene Zellen. Aber es hilft auch bei Erkältungen, Husten und befreit die Atemwege. Oder wirkt beruhigend und schlaffördernd am Abend.

Entspannung – ein Miniurlaub für die Seele
In meinen Kursen ist für die Frauen das Schwerste an der Umstellung nicht die Ernährung, sondern tatsächlich die Entspannung. Sich Zeit nehmen für sich, Zeit für „Nichts tun" - das fällt den meisten unglaublich schwer. Oft stecken Glaubenssätze dahinter, die es ihnen nicht erlauben, die Arbeit ruhen zu lassen. Sich für einen Mittagsschlaf hinzulegen (mitten am Tag?), den Garten im Liegestuhl zu genießen (was sollen die Nachbarn sagen??) oder sich eine ungestörte Meditationszeit einzufordern („Mama spinnt").

Aber dein Körper braucht das dringend. V.a. wenn es dir schwer fällt abzuschalten, deine Hände ruhen zu lassen, einfach mal durchzuatmen und das Gedankenfeuerwerk abzustellen. Dazu brauchst du keinen Meditationskurs besuchen, keine speziellen Atemtechniken erlernen oder dich auf den Kopf stellen.

Sondern dich einfach rausnehmen aus dem Alltag, für 5 Minuten, für 10 Minuten oder länger. Mal kurz vom Gas gehen, dich „parken" und Pause machen.

Das kannst du überall, ob zu Hause, bei der Arbeit oder im Büro. Egal wo. Erzähl mir nicht, dass du nicht 10 Minuten Zeit für dich hast. Andere gehen zum Rauchen raus oder zur Kaffeemaschine – du gehst zum Entspannen, Atmen, Meditieren. Das kannst du überall, wo du Ruhe hast. Auf deinem Bürostuhl, bei einem kleinen Spaziergang, sogar auf dem Klo.

Einfach die Augen schließen, TIEF durchatmen und alle Gedanken loslassen. Das geht mit der Zeit immer besser. Das musst du üben, wie alles, was man neu erlernt. Übe mind. 3-mal am Tag. Entweder nur sitzen und atmen oder du machst dir eine ruhige Musik dazu an. Du kannst eine Bewegungsübung wie Qi-Gong oder Yoga ausführen oder du legst dich hin und schläfst. Deinem Körper ist es egal, was du machst. Hauptsache er darf mal zur Ruhe kommen. Ein täglicher kleiner Mini-Urlaub!

Für deine Entspannungsrituale, z.B. deinen Start in den Morgen oder den Rückblick am Abend, kannst du dir zuhause einen „heiligen Ort" schaffen, einen Platz, an dem du ungestört bist, an dem du dich wohl fühlst und loslassen kannst.

Da langt eine kleine Ecke in einem Zimmer mit einer Decke und einem Meditationskissen. Schmücke deinen Platz mit einer Kerze (oder Lichterkette), Blumen, einer schönen Postkarte, Duftöl oder Räucherstäbchen, Schreibzeug – einfach allem, was den Platz zu „Deinem" Platz macht und dir Freude schenkt.

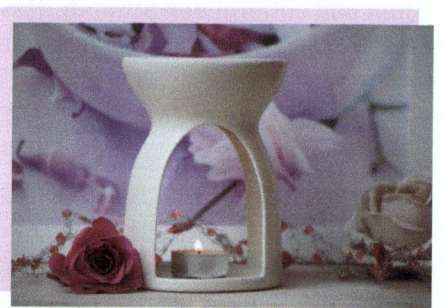

Das geht bei dir nicht? Du hast keine Ecke für dich in deiner Wohnung?
Das glaube ich dir nicht. Und wenn es tatsächlich so wäre, dann wird es höchste Zeit, dass du dir eine Ecke nur für dich erschaffst. Z.B. im Schlafzimmer, Wohnzimmer, erobere das Gästezimmer für dich oder vielleicht kannst du dir im Keller einen Raum renovieren? Wenn es wirklich NIX gibt, dann vielleicht in der Natur? Eine geheime Ecke, die niemand kennt? Oder deine Meditation beim Spazierengehen/Gassi gehen machen, dann hast du die Punkte „Bewegung" und „Sauerstoff tanken" auch gleich mit erledigt! Sei es dir wert ♥

Wie sieht es mit Pflegeprodukten aus?

Du hast deine Haut schon als Entgiftungsorgan kennengelernt (siehe Seite 35). Darum ist es wichtig, welche Pflegeprodukte du verwendest. Womit cremst du dich ein nach dem Duschen, welche Tages- oder Nachtcreme benutzt du, was gibst du dir auf die Lippen? Nicht nur in der Detox-Zeit solltest du Schadstoffe aus Hautpflegeprodukten meiden. Jetzt ist die beste Zeit, um dir deinen Badschrank vorzuknöpfen und zu schauen, was alles drinsteht.

Alles, was in irgendeiner Form auf deine Haut gelangt, landet automatisch in deinem Körper und deinem Blutkreislauf. Wenn es geht, sollten bei Shampoo, Duschgel, Zahnpasta, Cremes, Make-up und Waschmittel so wenig Chemie wie möglich in den Inhaltsstoffen zu finden sein. Herkömmliche Pflegemittel enthalten oft einen Cocktail aus Chemikalien, die als krebserregend oder allergieauslösend gelten. Sie enthalten Stoffe wie Aluminium, Weichmacher, Mineralöle, Silikone, Konservierungsmittel, Farbstoffe usw.
Zertifizierte Naturkosmetik oder Pflegeprodukte, deren Rohstoffe aus kontrolliert biologischem Anbau stammen, stellen eine ausgezeichnete Alternative zur konventionellen Kosmetik dar. Auch im Naturkosmetik-Bereich ist das Produktangebot mittlerweile riesig, so dass du wertvolle und trotzdem kostengünstige Produkte finden wirst.

Ich finde es unglaublich schwer, bei Kosmetikprodukten die Inhaltsstoffe herauszufinden und was sie bedeuten. Das ist bei Nahrungsmitteln doch wesentlich einfacher. Auch bin ich keine Kosmetikerin und kenne mich nicht wirklich damit aus. Mein Kriterium sind die Labels der anerkannten Naturkosmetik. Da siehst du auf einen Blick, dass diese eine strenge Kontrolle hinter sich haben und keine Stoffe enthalten, die dir schaden können. Und ich achte natürlich auf tierversuchsfreie Produkte, was du an dem entsprechenden Label auf dem Produkt erkennen kannst: der Hase mit der schützenden Hand oder das international gültige Siegel mit dem „Leaping Bunny" (siehe: https://utopia.de/ratgeber/kosmetik-ohne-tierversuche/)

Ich achte auf Siegel wie z.B.:
- BDIH – Kontrollierte Naturkosmetik
- Eco-Control/Eco-Cert
- NaTrue (gegründet von Firmen wie z.B. Lavera, Primavera, Weleda usw.)
- Demeter
- EU-Biosiegel
- NCCO – Certified Natural Cosmetics

Rezeptideen für deine dritte Woche:

Möhren-Ananas-Salat:
250 g Möhren, 2 Äpfel, ½ frische Ananas
ca. 3 Eßl. Zitronensaft
ca. 3 Eßl. kaltgepresstes Öl
1-2 Tl Honig
Meersalz, Pfeffer

Möhren und Äpfel raffeln, die Ananas in kleine Stückchen schneiden, die Zutaten für die Soße gut verrühren und mit dem Salat vermischen.

Feiner Gurkensalat:
1-2 Salatgurken, ungeschält
2 Becher Sauerrahm
3-4 Eßl. kaltgepresstes Öl
Saft von ½ Zitrone
1 Zwiebel, 1 Knoblauchzehe
1 Tl Kräutersalz, 2 Msp. Pfeffer
Frische Kräuter wie Dill oder Petersilie

Zwiebel und Knoblauch fein würfeln, die Zutaten für die Soße verrühren, Gurken waschen und in Scheiben höfeln (perfekt dafür ist z.B. ein Wellenhöfler, die Scheiben nehmen dann auch die Salatsoße besser auf). Mit der Soße vermischen.

Kräuter-Sahne-Dressing (Menge auf Vorrat):
10 Eßl. süße Sahne, 1 Becher Sauerrahm (200 g)
10 Eßl. kaltgepresstes Öl
Saft von 1 Zitrone
1-2 Eßl. Honig
1-2 Eßl. Senf
2-3 Knoblauchzehen
3 Tl Kräutersalz
frisch gehackte Kräuter

Alle Zutaten mit einem Schneebesen gut verrühren und abschmecken. In eine leere Glasflasche füllen und im Kühlschrank aufbewahren.

Rote Bete Salat:
2 frische rote Bete (roh)
2 säuerliche Äpfel
Saft von ½ Zitrone
2 Eßl. kaltgepresstes Öl
2 Eßl. saure Sahne
½ Tl Meersalz unjodiert, Pfeffer
nach Belieben ½ Tl Kümmel
Haselnüsse gehackt

Die Rote Bete schälen und grob raffeln oder in kleine Stücke schneiden (Achtung: färbt stark!! nicht auf Holzbrettern oder Plastik schneiden. Ich nehme am einfachsten einen Porzellanteller und verarbeite sie darauf und verwende eine Edelstahlraffel). Äpfel grob reiben. Die Soßenzutaten miteinander vermischen und über den Salat geben, vorsichtig unterheben. Die Nüsse grob hacken und damit bestreuen.

Tomatensuppe:
700 g Tomaten
1 Knoblauchzehe, 1 Zwiebel,
30 g Butter
½ Liter Gemüsebrühe
3 Eßl. Tomatenmark
1 Tl Kräutersalz, 1 Eßl. getrocknete oder frische Kräuter
1 Tl Honig
2 Eßl. Reismehl
nach Belieben: 1-2 Tr. Aromaessenz Basilikum (alternativ: „Kräuter + Co.")
1 Tr. Aromaessenz Zitrone bio

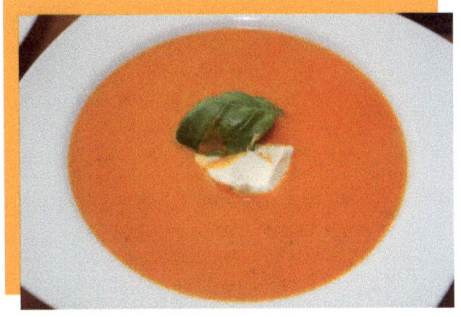

Knoblauch und Zwiebel kleinschneiden und in der Butter andünsten, geviertelte Tomaten, mit der Gemüsebrühe dazugeben und ca. 10 Minuten köcheln lassen, dann pürieren. Mit dem Schneebesen das Tomatenmark, Reismehl, Salz, Honig und Kräuter unterrühren und köcheln lassen bis es andickt. Zum Schluss die ätherischen Öle und das Creme fraiche dazu geben und mit dem Schneebesen oder Pürierstab nochmals cremig schlagen.

Woche 4 – Loslassen und Feiern

Deine letzte Woche bricht an! Ich bin neugierig: wie ging es dir in der Zeit? Worauf hast du verzichtet? Hast du eine Veränderung gespürt?

In meinen Detoxkursen, die ich hier vor Ort leite, haben meine Teilnehmerinnen schon nach kurzer Zeit viele positive Ergebnisse: mehr Energie, ein leichteres Lebensgefühl, sie fühlen sich nicht mehr so gestresst, das ein oder andere Kilo verschwindet, sie schlafen besser, die Haut ist reiner, die Verdauung funktioniert wieder, ihre Beschwerden sind verschwunden usw.

In dieser Woche kannst du alles noch intensivieren, was du bis jetzt gelernt und neu kennengelernt hast. Du kannst noch einmal Gas geben bei deinen Zielen, das ausprobieren, was du bis jetzt noch nicht geschafft hast und natürlich Erfolge feiern!

Darum stellen wir die letzte Woche unter das Motto: **LOSLASSEN UND FEIERN**

Fragen für dein Detox-Tagebuch:

- Was hast du in diesen vier Wochen gelernt?
- Hast du dein WO, WIE und WARUM herausgefunden beim Essen? Welche Erkenntnisse hast du bekommen?
- Was hat dir richtig gut getan?
- Wofür kannst du dich in der Woche feiern?
- Was fehlt dir noch? Worauf würdest du gerne noch deinen Fokus legen?

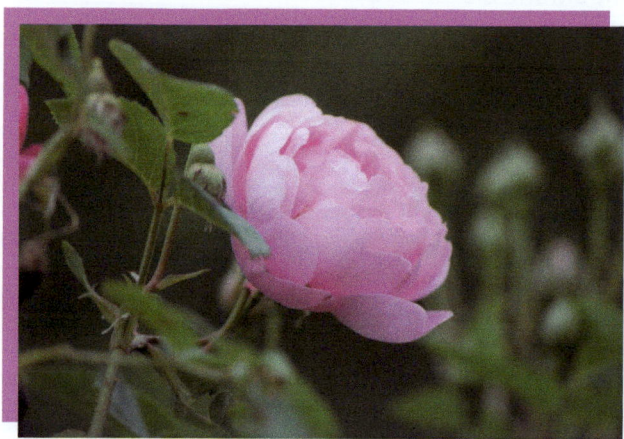

Den Schwerpunkt deiner letzten Woche legen wir auf:

Achtsamkeit und Genuss

Achtsam und bewusst zu essen ist ein wichtiger Punkt in deiner Ernährungsumstellung. Denn Essen soll Genuss sein und genießen kannst du nicht, wenn du dein Essen in dich reinschaufelst oder mit deinen Gedanken woanders bist und schnell nebenher isst, z.B. während der Arbeit am PC, beim Fernsehen, beim Zeitunglesen usw.

Essen, welches du mit Genuss zu dir nimmst, wird im Körper völlig anders verwertet. Die Nährstoffe werden besser aufgenommen, die Verdauung kann schon im Mund beginnen und du lernst wieder dein Sättigungsgefühl wahrzunehmen. Dein Darm dankt es dir!

Wenn du langsam isst, kann dein Körper dich darauf aufmerksam machen, wann du satt bist – dein Gehirn braucht ca. 20 Minuten, um dir ein Sattsignal zu senden.

Achtsamkeit beim Essen hat auch mit einem achtsamen Umgang dir selbst gegenüber zu tun, mit deinem Wohlfühlen, deiner eigenen Wertschätzung und der Wertschätzung der Lebensmittel, die du zu dir nimmst.

Wie oft isst du nebenher, unbewusst, merkst nicht was und wieviel du da isst?
Wie oft isst du, obwohl du keinen wirklichen Hunger hast?
Kennst du das?
Es ist spannend, das zu beobachten, zu hinterfragen - und dann zu verändern.

Genießen kannst du nur, wenn du dir Zeit dafür nimmst, Genuss geht nicht nebenher. Dein Genuss ist höher, wenn du auf die Qualität deiner Lebensmittel Wert legst. Wenn du es nicht sowieso schon machst, dann achte in Zukunft vermehrt darauf, deine Lebensmittel in Bio-Qualität zu kaufen. Damit vermeidest du zusätzliche Schadstoffe und Pestizide, die du deinem Körper zuführst. (siehe Seite 137)

Was steht dem Genuss entgegen?
Meistens **STRESS**!

Stress – und wie du damit umgehst

Wir alle haben Stress, an manchen Tagen mehr, an manchen weniger. Ist Stress nur ein kurzfristiger Zustand, ist das in Ordnung. Wird Stress zur Dauerbelastung, kann das deinem Körper enorm schaden (siehe Seite 127). Ist dein Körper überstresst, sendet er dir erst einmal kleine Signale, z.B. Müdigkeit, Kopfschmerzen, Vergesslichkeit. Du grübelst selbst im Bett noch, was zu Schlafstörungen führt, du hast entweder viel oder keinen Appetit, keine Lust mehr dich mit Freunden zu treffen und schon gar keine Lust mehr auf Sex! Dein „Drogen-Konsum" steigert sich, z.B. der Genuss von Koffein in Form von Kaffee oder Energydrinks, um dich zu pushen oder am Abend von Alkohol, um dich zu „entspannen".

Wenn du diese Signale nicht beachtest, schickt dir dein Körper größere Warnlämpchen, z.B. Migräneattacken, Ohrensausen (Tinnitus), Magen-Darm-Erkrankungen (Durchfall oder Verstopfung, Magenschmerzen), Sodbrennen, Allergien, Herz-Kreislaufbeschwerden, Rückenschmerzen usw. Reagierst du darauf noch immer nicht mit einer Ursachenbehandlung (nämlich dem Abstellen von Stress), sondern machst nur eine Symptombehandlung mit diversen Pillen, kommt irgendwann der „Zaunpfahl" deines Körpers. Er muss dann zu heftigeren Mitteln greifen, um dich „ruhigzustellen", z.B. mit Depression, Burnout oder einem Herzinfarkt.

Der Stress ist hier nicht die alleinige Ursache, sondern hauptsächlich der Auslöser. Ursache dieser Krankheiten liegen in deiner Ernährungs- und Lebensweise. Sind schon Krankheiten wie Depression oder Burnout vorhanden, kannst du diesen sinnvoll entgegenwirken mit einer gesunden Ernährung, um deinem Körper wieder Energie zuzuführen und v.a. Lebensmittel verwenden, die dazu führen, dass die Botenstoffe Serotonin und Dopamin aufgefüllt werden (siehe Seite 129 + 154).

Wie kannst du dem Stress in deinem Leben begegnen?
Ich weiß schon, jeder der Stress hat, sagt dass es nicht anders geht, dass man ihm nichts abnehmen kann, dass das alles gemacht werden MUSS und zwar von ihm selbst. Ich kenne das. ☺

Versuche trotzdem, ein gesundes Stressmanagement in dein Leben einzuführen. Dein Körper braucht tägliche Ruhephasen und im Laufe der Woche längere Auszeiten, z.B. am Wochenende. Wenn du dir diese gibst, erholt er sich relativ schnell. Überstrapazierst du deinen Körper, wird nicht einmal ein 1-wöchiger Urlaub ausreichen, damit er regenerieren kann. Lass es am besten nicht soweit kommen.

Hier ein paar Anti-Stress-Tipps:

- Lerne NEIN zu sagen! Ja, ich weiß, das ist schwer. Aber wenn du dir immer Zuviel auflädst, wenn du immer JA sagst, sieht deine Mitwelt nicht mehr, wo deine Grenzen sind. Achte auf deine eigenen Bedürfnisse, gib wirklich Aufgaben ab. Ob im Haushalt an den Partner und die Kinder, bei der Arbeit an die Kollegen, im Verein an andere Mitglieder oder wo auch immer.

  Wir Frauen haben oft das Gefühl „Ach, das bisschen mach ich doch jetzt schneller selbst, als bis ich jemanden frage oder es erst groß erkläre" - aber auf Dauer wird es dich entlasten. Und deinem Gegenüber die Chance geben, sich einzubringen, ein Erfolgserlebnis zu haben, mitzugestalten. Probier's mal aus!

- Bewege dich genügend! Das Thema hast du in den vier Wochen schon angeschaut und gehört wie wichtig es ist für deine Verdauung, für deinen Lymphfluss, für deine Vitalität. Bewegung ist auch eine Möglichkeit, um Stresshormone in deinem Körper abzubauen. Auch wenn du denkst „Hey, ich hab Stress, wo soll ich mich da noch bewegen?" - nimm dir die Zeit, du wirst merken, dass du wieder mehr Energie bekommst und letztendlich Zeit gewinnst.

- In Stresszeiten essen wir besonders ungesund, weil wir ja keine Zeit haben. Aber gerade in Stresszeiten braucht dein Körper MEHR Vitalstoffe und er verbraucht mehr Vitamine, wie z.B. Vitamin B 1 und B 6, die an deinem Nervensystem beteiligt sind. Esse gerade in solchen Phasen besonders gesund mit viel frischem Obst, Gemüse, Salat, Müsli etc.

- Sorge gut für dich! Sei liebevoll zu dir und verwöhne dich an Stresstagen ganz besonders. Aber natürlich nicht mit Essen, sondern z.B. mit einem tollen Blumenstrauß, einem Treffen mit lieben Freunden, einem entspannenden Bad mit Rosenduft oder einem besonderen Abendritual zum Durchatmen. Lass deinen Frust gezielt bei einem lieben Menschen raus, der dich versteht oder schreib dir alles von der Seele, dann ist der Kopf frei für einen tiefen erholsamen Schlaf!

Wenn du wirklich schon an Stress-Symptomen leidest und es alleine nicht hinbekommst, mehr Ruhe in deinen Alltag zu bekommen, kann dich mein Online-Workshop "Adieu Stress" unterstützen.

Ideen für Zusatzbausteine -
diesmal aus dem Bereich der Aromatherapie:

Die Aromatherapie, die Düfte, sind ein wunderbares Mittel zum Begleiten für deine Entgiftungszeit oder in Zeiten, die dich fordern und die neu sind. Auf Seite 196 findest du ausführliche Informationen, lies dir diese unbedingt vorher durch, bevor du dich an die Mischungen machst.

Natürlich ist es unbedingt für alle Öle empfehlenswert Bio-Qualität zu verwenden, aber bei Zitrusölen besonders, da hier das Öl aus den Schalen gepresst wird, darum habe ich es bei diesen extra nochmal erwähnt. Kaufe deine Öle bei anerkannten altbewährten Firmen und halte dich unbedingt an die Dosierungen. Es gibt Firmen, die viel zu intensive Mischungen empfehlen (und intensiv werben), was auch gefährlich werden kann. Hier gilt nicht „viel hilft viel", sondern es ist eher so, dass sanfte Mischungen stärker wirken.

Duftlampe:
am Morgen zum Aufmuntern:
2 Tr. Zitrone bio, 1 Tr. Orange bio, 2 Tr. Pfefferminze, 2 Tr. Rosmarin

zum Krafttanken:
1 Tr. Angelikawurzel, 2 Tr. Zeder, 3 Tr. Grapefruit

Massageöl:
zum Entschlacken/Celluliteöl:
30 ml Sesamöl, 20 ml Mandelöl,
3 Tr. Grapefruit bio, 2 Tr. Wacholder, 3 Tr. Orange bio, 2 Tr. Zypresse

zum Entgiften:
50 ml Sesamöl, 50 ml Mandelöl
8 Tr. Grapefruit bio, 5 Tr. Wacholder, 4 Tr. Zitrone bio, 3 Tr. Rosmarin, 2 Tr. Lorbeer

Lymphentgiftungsöl:
50 ml Mandelöl, 50 ml Sesamöl
5 Tr. Wacholder, 5 Tr. Lavendel, 5 Tr. Cajeput, 5 Tr. Zitrone bio
Regt den Lymphfluss an bei Lymphstauungen.

Anti-Stress-Massageöl:
30 ml Johanniskrautöl, 20 ml Mandelöl
5 Tr. Lavendel fein
2 Tr. Muskatellersalbei
5 Tr. Orange bio
1 Tr. Vanille

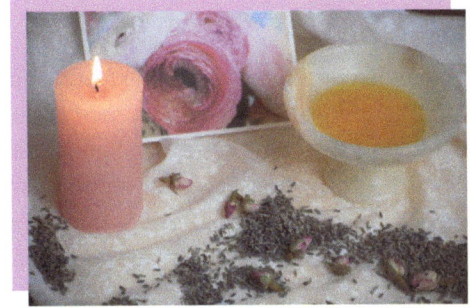

Badezusatz:
Entschlackungsbad:
3 Tr. Wacholder, 2 Tr. Lavendel oder Rosmarin, 1 Tr. Zitrone bio, 1 Tr. Grapefruit bio

Entspannungsbad:
3 Tr. Vanille, 2 Tr. Lavendel, 2 Tr. Orange bio

Mischung jeweils in eine Tasse Sahne oder etwas Honig geben, gut verrühren und ins Badewasser geben. Macht die Haut samtweich und regt den Stoffwechsel an.

Bauchkompresse:

Bei Verdauungsbeschwerden:
½ Liter warmes Wasser, 2 Tr. Koriandersamenöl in 1 Eßl. Meersalz emulgieren, im warmen Wasser auflösen, Baumwolltuch darin tränken, ausdrücken, so heiß wie möglich auf den Bauch legen, mit Handtuch abdecken, Wärmflasche darüber und ruhen.

Detox-Körperpeeling:
50 g Meersalz, 30 ml Mandelöl
2 Tr. Wacholder, 3 Tr. Grapefruit bio, 2 Tr. Rosmarin

Das Peeling 1-2 x pro Woche unter der Dusche einmassieren und danach gut abduschen.

Aromaküche:

Die Aromaküche ist ein besonders duftendes Erlebnis. Hier musst du sehr vorsichtig und sparsam würzen, da die Öle sehr intensiv sind und bereits 1 Tropfen mehr oder weniger den Geschmack deiner Speise hervorheben oder verderben kann. Die Öle sind nicht wasserlöslich, sie brauchen Emulgatoren oder Trägerstoffe wie z.B. ein natives Öl, Sahne, Butter, saure Sahne, Honig, Salz, Essig, Sojasauce. Da sie flüchtige Stoffe sind, gibt man sie bei warmen Speisten erst kurz vor dem Servieren an die Speise (bei kalten können sie sofort dazu). Beim Backen wird daher etwas höher dosiert, damit der Geschmack bis zum Ende des Backvorgangs erhalten bleibt (in meinem Backbuch „Süße Träume" gibt es viele leckere gesunde Kuchen und Torten, die mit den Ölen aromatisiert sind, siehe Anhang).

Am einfachsten ist es sich Würzöle, aromatisierte Honige oder Salze anzulegen. Gib anfangs die ätherischen Öle nie direkt in die Speise, sondern zuerst auf einen Löffel und dann in die Speise, bis du dich an das Handling und wie schnell (oder langsam) die Tropfen kommen gewöhnt hast. (Zitrusöle tropfen sehr schnell aus der Flasche!)

Auch hier ist beste Qualität natürlich unabdingbar. Lies dir vorher die Informationen über die Aromaöle auf Seite 196 durch. Für die Aromaküche gibt es spezielle Öle die lebensmittelzertifiziert sind über die Fa. Vegaroma (siehe Anhang)

einfachste Methode: Schneidbrettmethode:
3-5 Tr. Zitrusöl oder 1-2 Tropfen von einem anderen Öl (Kräuteröle) auf ein Küchenbrett geben und verreiben, darauf die frischen Kräuter schneiden, Zwiebeln oder Gemüse etc.

Würzöle:
Native, kaltgepresste gute Öle nehmen, auf 50 ml Basisöl 5 – max. 15 Tr. der Essenz (Zitrusöle evtl. bis 20 Tr.) in das Basisöl tropfen, einige Male hin- und herdrehen. Evtl. frische Kräuter mit in die Flasche einlegen. Zuerst die gereinigten Kräuter, dann das Öl, dann die Essenz. Die Kräuter müssen vollständig vom Öl bedeckt sein sonst fangen sie an zu schimmeln. Die Öle brauchen einige Reifezeit, ca. 1-2 Wochen stehen lassen.

Würzöl für Gemüse:
50 ml Olivenöl, 2 Tr. Rosmarin, 2 Tr. Orange bio, 1 Tr. Thymian
In eine schöne Flasche füllen und reifen lassen.

Würzöl für Salat: 50 ml Olivenöl, 5 Tr. Orange bio, 5 Tr. Zitrone bio (oder Capri)

Würzsalz:

50 g Meersalz, unjodiert, 7 – 10 Tropfen Aromaöl z.B. Orange, Kräuter oder 1-2 Tr. Rose 10 % (bei Rose langen weniger Tropfen, sie ist sehr intensiv)
Die ätherischen Öle in ein Schraubglas träufeln und das Glas so lange drehen bis die Glaswand benetzt ist. Dann Meersalz in das Glas füllen, gut schütteln, einige Tage ruhen lassen bis zur Verwendung.

Würzhonig:

100 g Bio-Akazienhonig, ca. 7 – 10 Tropfen Aromaöl z.B. Lavendel, Orange, Zimt etc.)

Zitronen-Limonade

(aus meinem Buch: "Lavinja die kleine Baumfee", siehe Anhang)
400 ml Apfel-Direktsaft,
100 ml Zitronensaft
80 g Akazienhonig
3 Tr. Zitrone bio (oder 2 Tr. „Capri")
frische Zitronenmelisse
1 Liter Mineralwasser, Eiswürfel

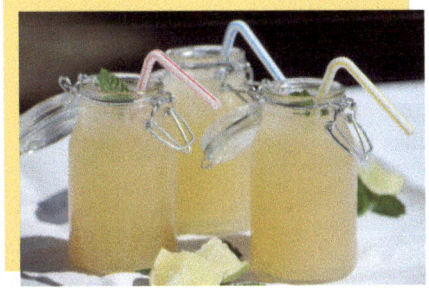

In einen Glaskrug erst die Aromaessenz und dann die Säfte geben, danach den Honig mit einem Schneebesen einrühren, bis er sich gelöst hat. Zitronenmelisse dazugeben und mind. 1 Stunde kühl stellen. Vor dem Servieren das Mineralwasser zur Limonade geben und in Gläser mit Eiswürfeln füllen

Orangendrink:

500 ml Orangensaft, 200 ml Apfelsaft
2 Tr. Bergamotte bio, 1 Tr. Vanille, 1 Tr. Orange bio
Die Aromaessenzen in 2 Eßl. Honig emulgieren und mit den Säften verrühren

Würzbutter:

250 g weiche Bio-Butter
5 Tr. Zitrone bio, 1 Tr. Koriandersamenöl
frische Kräuter wie Zitronenmelisse, Minze, Basilikum

Die Kräuter fein schneiden, die Butter cremig rühren, mit den Kräutern und den Aromaessenzen vermengen und abschmecken. Die Butter in ein Pergamentpapier rollen und kühlen. Bei Würzbutter sehen Blüten sehr schön aus. Du kannst z.B. eine Rosenbutter mit Rosenblüten und Rosenöl anrichten (siehe Foto Seite 83).

Abschluss:

Alles, was dich jetzt vielleicht noch hindert am Dranbleiben und Weitermachen, das ist dein innerer Schweinehund, der bequem auf der Couch liegt und ein bisschen Angst bekommt, ob der Veränderungen die da auf ihn zukommen. Aber auch dem kannst du auf die Beine helfen mit meinem „Schweinehund-Öl", was ich extra für die Detoxzeit entwickelt habe:

Mein Schweinehund-Öl:
30 ml Basisöl, z.B. Mandelöl
5 Tr. Lorbeeröl, 5 Tr. Grapefruit bio, 1 Tr. Angelikawurzel oder 3 Tr. Zeder

Massiere das Öl täglich am Morgen und am Abend in deinen Solarplexus und am unteren Rücken ein. Die Zeder gibt dir Kraft für alle Widerstände in dir oder die von außen kommen. Das Lorbeeröl hilft dir durchzuhalten und die Grapefruit verleiht dir einen Schuss Leichtigkeit und Lebensfreude!

~~~~~~~~~~~~~~~~~~~~~~~~~~~~~~~~~~~

Herzlichen Glückwunsch – du hast es geschafft!

Du hast vier Wochen deiner Gesundheit gewidmet!
Du hast dich wertgeschätzt und wichtig genommen!
Manche Tage waren vielleicht nicht einfach, aber du hast die Hürde genommen und nicht aufgegeben!
Darauf kannst du stolz sein!

Viel hat sich verändert in dieser Zeit und ich bin mir sicher, dass es dir im Moment so richtig gut geht!

Du hast den Startschuss für ein neues Lebensgefühl gelegt – jetzt bleibe auf jeden Fall dran! Vertiefe dein Wissen mit entsprechenden Büchern (im Anhang habe ich einige Empfehlungen für dich), führe dein Detox-Tagebuch weiter, es wird dir eine schöne Begleitung sein. Und nimm dich selbst so wichtig, dass du deine neuen Rituale und Gewohnheiten beibehältst.

Schreibe dir jetzt noch einmal in dein Buch, wie du dich gerade fühlst, was in dir vorgeht und was deine Ziele sind für die nächsten Monate. Der Alltag lässt einen manchmal schnell vergessen, was gerade wichtig war. Aber wenn du es notierst und immer wieder durchliest, ist es besser in deinem Unterbewusstsein verankert.

Deine Gesundheit ist das Wertvollste, was du hast!
Jeder kleine Schritt den du dafür gehst, lohnt sich!
Sorge gut für dich!
Sei dir selbst der allerwichtigste Mensch in deinem Leben!
Denn du bist einzigartig, genauso wie du bist!

Wenn du noch Fragen hast oder dir eine tiefere Begleitung wünschst, bin ich gerne für dich da.

Ich wünsche dir von Herzen alles Gute auf deinem Weg,

Alexandra

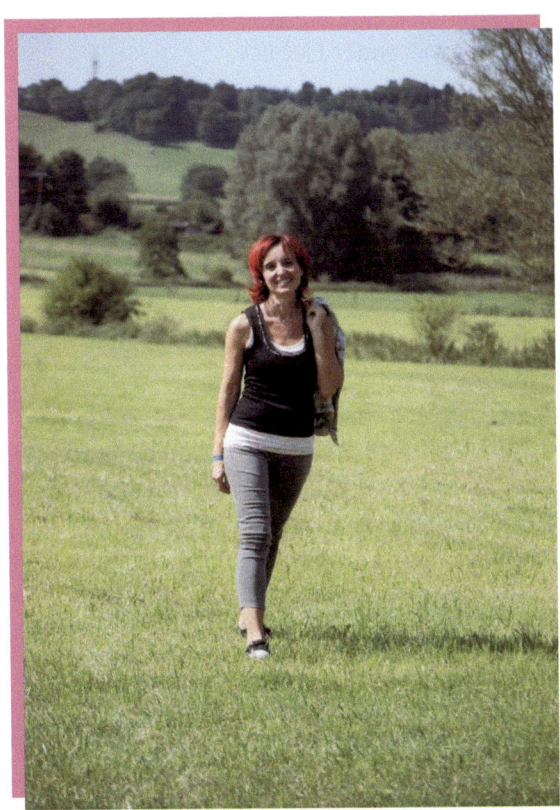

ANHANG

Teilnehmerstimmen:

Meine Detoxkurse für Gruppen, die ich vor ein paar Jahren hier regelmäßig abgehalten habe, gingen über 4-5 Wochen, in denen wir uns wöchentlich gesehen haben. (Inzwischen gibt es diesen Detoxkurs als Onlineversion, wo du 5 Wochen mit meiner Begleitung zuhause detoxen kannst). In der kurzen Zeitspanne sind von den Teilnehmerinnen viele Erfolge zu verzeichnen. So verschieden wie die (meist) Frauen sind, so verschieden ist ihr Anliegen, weswegen sie da sind. Aber eines vereint sie alle: der Wunsch nach Gesundheit, mehr Vitalität und Leichtigkeit. Und im Laufe der Wochen merken sie dann – trotz verschiedener Lebensentwürfe und völlig anderem Alltag – dass wir doch alle so gleich sind in unseren Zweifeln, Unsicherheiten und Wünschen. Und es ist so schön zu sehen, wie jede in der Zeit aufblüht, sich wichtig nimmt und etwas für sich verändert – die einen im ganz Kleinen, andere im Großen. Jeder Schritt ist wundervoll!

Ich habe die Frauen gebeten mir eine Rückmeldung zu ihren Detoxerfolgen zu geben, nachfolgend ein kleiner motivierender Einblick:

Catrin, 51 Jahre:

Beschwerden vorher:
Erschöpfung, Übergewicht, Stress

Gewohnheiten vorher:
1-2 Tassen Kaffee täglich, viel versteckten Zucker verwendet

Was hat sich im Laufe des Kurses verändert:
Die Erschöpfung ließ nach, ich habe 6 kg abgenommen, trinke nur noch 1 Espresso in der Woche (ansonsten Tee oder Lupinenkaffee), ich kaufe jetzt bewusster und kein „unnützes Zeug" mehr ein, vermeide Zucker wo es geht und süße mit Honig. Für mich war das Detoxen ein voller Erfolg, ich überlege, im Herbst noch einmal mitzumachen, um wieder neue Impulse zu bekommen. Die Erkenntnisse aus diesem Kurs haben mein Leben und meine Ernährungsgewohnheiten nachhaltig verändert.

Wie lange ist der Kurs her, was konntest du beibehalten?
Der Kurs ist 5 Monate her, ich achte nach wie vor auf die Inhaltsstoffe, kaufe nur noch Vollkornprodukte, das Gewicht schwankt zwischen 1-2 kg rauf und runter, hält sich aber im Rahmen, ich achte mehr als zuvor auf meine Ernährung, der Ordner mit den Unterlagen steht griffbereit in meiner Küche!

Gaby, 53 Jahre:

Beschwerden vorher:
Hitzewallungen, Kopfweh, Wadenkrämpfe an beiden Beinen, zuviel Gewicht

Gewohnheiten vorher:
viel Süßigkeiten, viel Zucker verwendet, 4-5 Tassen Kaffee am Tag (am Wochenende noch mehr)

Was hat sich im Laufe des Kurses verändert?
Die Hitzewallungen haben sich drastisch reduziert, Kopfweh war nach 2 Wochen komplett weg, habe 3,5 kg abgenommen, meine Verdauung hat sich verbessert und ich hatte plötzlich regelmäßig Stuhlgang. Ich brauche fast keinen Zucker mehr, Süßigkeiten sind gestrichen (mit seltenen Ausnahmen), Kaffee gibt es nur noch sonntags oder bei Einladungen, ich esse viel bewusster, kaufe nur noch Vollkornbrot und verwende Vollkornmehl, nehme mir ab und zu auch Zeit für mich.

Wie lange ist der Kurs her, was konntest du beibehalten?
Der Kurs ist fast 2 Jahre her, ich esse immer noch sehr reduziert Zucker und Kaffee, nur wenig Fleisch, mir langen drei Mahlzeiten am Tag und kaufe viel bewusster ein. Der Kurs war für mich sehr lehrreich, ich arbeite weiterhin daran, dass ich meine Ernährung noch besser umstelle, ich bin froh dass ich mitgemacht habe.

Gabriele, 53 Jahre

Beschwerden vorher:
Gelenkschmerzen, Gewichtszunahme durch Cortison

Gewohnheiten vorher:
Täglich 1 Tasse Kaffee

Was hat sich im Laufe des Kurses verändert:
Während dem Kurs keinen Kaffee mehr getrunken, wieder bewusst weniger Zucker verwendet, bewusstes Essen, Reduzierung von Fleisch/Wurst, zwar keine Gewichtsabnahme (durch Cortison), aber auch keine Zunahme, ich bin achtsamer mit mir und meinem Körper

Wie lange ist der Kurs her, was konntest du beibehalten:
Der Kurs war vor 2 Jahren, ich achte beim Einkauf auf Frische und gesunde Zutaten, esse mehr Gemüse und Salat.

Sigrid, 45 Jahre

Beschwerden vorher:
Ich fühlte mich unwohl, ausgelaugt, starke Müdigkeit, hatte ein paar Kilo zuviel, Magenschmerzen, wollte einfach etwas für mich tun.

Gewohnheiten vorher:
6 Tassen Kaffee am Tag mit jeweils 3 Löffel Zucker!

Was hat sich im Laufe des Kurses verändert?
Ich trinke KEINEN Kaffee mehr, ich bin nicht mehr so matt, fühle mich wohler, esse bewusster und langsamer. Habe keine Magenschmerzen und Kopfschmerzen mehr, selbst wenn ich meine Periode habe geht es mir viel besser. Es gibt nur noch 1-2-mal pro Woche Fleisch, ich habe 7 kg in der Zeit abgenommen, esse keine Gummibärchen mehr oder Chips, nehme mir Zeit zum Essen, mache mir einen Wochenplan.

Wie lange ist der Kurs her, was konntest du beibehalten?
Der Kurs ist fast 1 Jahr her, ich ernähre mich viel gesünder, esse keinen Zucker mehr, keine Weißmehle, trinke keinen Kaffee. Mein Entspannungslevel vorher war sehr gering, jetzt habe ich gelernt, mir öfters mal eine Pause zu gönnen, das tut gut. Ich bin froh, dass ich den Kurs gemacht habe, „nicht jammern, einfach was verändern". Mir geht es saugut! Danke!

Anne, 45 Jahre

Beschwerden vorher / Anliegen:
Ich habe 1 Jahr lang ein Medikament genommen und wollte meinen Körper entgiften.

Gewohnheiten vorher:
Habe vorher auch schon wenig Zucker verwendet, 3 Tassen Kaffee in der Woche, wenig Zeit für Entspannung

Was hat sich im Laufe des Kurses verändert?
Ich merkte, wie ich innerlich immer ausgeglichener wurde, habe mir während dem Kurs meine tägliche Auszeit genommen, auch wenn es nur 5 Minuten waren, habe fast täglich Sport gemacht, habe 2 kg abgenommen

Wie lange ist der Kurs her, was konntest du beibehalten?
Der Kurs ist bei mir 1,5 Jahre her, mein Bewusstsein für Gesundheit, Achtsamkeit, Bewegung hat sich verändert, ich habe viel auf Bio umgestellt, das ein oder andere Mittagessen ist tierisch-eiweißfrei, das morgendliche Frischkornmüsli ist fest im Alltag integriert.

Das Einkaufen ist „anstrengender", da ich viel lesen muss, was drin ist, dafür esse ich mit einem besseren Bauchgefühl. Sogar meinen Kindern ist die Herkunft unserer Speisen wichtiger geworden. Der Kurs war eine sehr schöne und lehrreiche Erfahrung, die ich nicht missen möchte, in der Gruppe (die wirklich toll war!) ist es sehr leicht gefallen.

Sylvia, 55 Jahre

Beschwerden vorher:
Verdauungsprobleme, Mattigkeit, Konzentrationsschwierigkeiten, wenig Ausdauer beim Laufen

Gewohnheiten vorher:
Nicht bewusst zu essen, z.B. Zeitung lesen während dem Essen, im Stehen essen, zwischen Tür und Angel. Wenig Abwechslung im Speiseplan.

Was hat sich im Laufe des Kurses verändert:
Bewussteres Einkaufen, noch mehr Saisonales, ich lese die Inhaltsstoffe. Umstellung auf "komplett zuckerfrei" für die gesamte Familie.

Wie lange ist der Kurs her, was konntest du beibehalten:
Der Kurs war vor knapp 3 Jahren, ich detoxe und entgifte seit da jährlich, d.h. keinen Kaffee und Alkohol für 6 Wochen. Einbau von Zusatzbausteinen in mein tägliches Gymnastikprogramm, keine Verwendung von Zucker.

Aromatherapie – Einführung in die Welt der Düfte:

Sicher kennst du Duftöle, das sind Aromaessenzen für die Duftlampe als Raumduft. Aber die kleinen Fläschchen können noch viel mehr als gut riechen. Sie sind eine Begleitung für alle Lebenslagen und können dich auch in deiner Detoxzeit natürlich unterstützen, sowohl beim Entspannen, als auch beim Entgiften. Die Anwendungsmöglichkeiten sind vielfältig, nicht nur für die bekannte Duftlampe, du kannst dir Körper- und Massageöle mischen, Wickel und Auflagen damit unterstützen, Bademischungen oder Riechfläschchen ansetzen und sie sogar zum Kochen verwenden.

Wichtig ist es, ein paar Qualitätsmaßstäbe unbedingt zu beachten!

- Zur Anwendung kommen nur 100 % naturreine ätherische Öle, die sicher und kontrolliert sind. Am besten, du kaufst sie von anerkannten Firmen, die schon viele Jahre damit arbeiten. No-Name-Öle im Supermarkt oder auf dem Weihnachtsmarkt lass bitte stehen, v.a. wenn sie sehr billig sind. Diese sind synthetisch hergestellt, haben nicht die Wirkweise und können dir v.a. auch schaden.

- Die Herstellung von Aromaessenzen ist eine Kunst für sich, jedes Öl verlangt ein anderes Handling. Der Erntezeitpunkt ist wichtig, z.B. ob am frühen Morgen geerntet wird (wie bei der Rose) oder in der Mittagshitze (wie beim Thymian). Die Dauer der Destillation ist ausschlaggebend, ob die heilenden Wirkstoffe im Öl enthalten sind oder auch die vorherige Lagerung der Pflanzen. Das ist aufwendig und erklärt den Preis mancher Öle. Billig sind nur synthetische Öle herstellbar.

- Ätherische Öle sind vorsichtig und sparsam zu verwenden und auf die genauen Anleitungen zu achten. Die Aromaessenzen bitte nie pur anwenden, sondern immer in einem Basisöl (ein fettes Öl wie Mandelöl, Sesamöl o.ä.) oder einem Emulgator (Sahne, Honig, Meersalz, Zitronensaft) gemischt. Es gibt nur ein paar wenige Ausnahmen die pur auf die Haut dürfen (wie z.B. Lavendel).

- Gibst du das Öl in eine Duftlampe bitte unbedingt die Schale mit Wasser füllen! Die Tropfenanzahl richtet sich nach der Zimmergröße und auch danach, wer in dem Zimmer ist. Bei Babys oder Kleinkindern langen oft schon 1 oder 2 Tropfen! Hier unbedingt vorher nachlesen, welche Öle NICHT für Kinder geeignet sind! (siehe unten)

- Bei einem Massageöl gibst du die Tropfen direkt in das fette Öl und wendest es 1-2-mal täglich an. Du kannst den ganzen Körper damit einmassieren. Für eine psychische Wirkung reicht es aus, den unteren Rücken und den Solarplexus einzureiben.

- Für das Badewasser die Öle in einen Emulgator geben, das Badewasser einlaufen lassen und danach die Mischung dazugeben. (Pfefferminze NIE für ein Badewasser verwenden, es kühlt durch die enthaltenen Menthole aus und es besteht Verbrühungsgefahr). Auch bei Badewasser gilt für Kinder nur eine sehr geringe Tropfenanzahl zu verwenden.

- Auf den Fläschchen siehst du oft Gefahrenhinweise, die darauf hindeuten, dass manche Öle hautreizend wirken (darum nur mit einem Trägeröl verwenden) bzw. es gefährlich ist, wenn ein Fläschchen in Kinderhand gerät und der Inhalt verschluckt würde. Darum haben sie auch einen Kinderverschluss, aber verwahre sie trotzdem sicher und unerreichbar für deine Kinder auf.

Manche Öle sind generell für Babys, Kleinkinder oder Schwangere verboten! Das betrifft jetzt zwar nicht den Inhalt des Buches und das Thema Detox, aber dass du es für andere Anwendungen weißt.

Verboten für Kinder:
Pfefferminze (**bis zum 6. Lebensjahr absolut verboten),** jegliche Kampfer- und Eukalyptusarten, Lavandin, Rosmarin, manche Thymianarten, Salbei.

Für Schwangere verboten sind:
Kampfer, Eisenkraut, Nelke, Ingwer, Zimt, Thymian, Majoran, Rosmarin, Ysop, Lavandin, Koriander

---

Allgemeine Dosierungsrichtlinien:
- **Duftlampe:** 5-10 Tr. in eine Duftlampe je nach Zimmergröße
- **Gesichtsöle:** ca. 5 Tr. auf 30 ml Basisöl
- **Körperöle:** 10-12 Tr. auf 50 ml Basisöl
- **Waschungen:** 2-4 Tr. Ätherisches Öl oder 1-2 Eßl. Hydrolat
- **Vollbad:** Achtung: immer in einen Emulgator geben wie Sahne, Honig, Meersalz! ca. 6-8 Tropfen für ein Vollbad (bei Kindern entsprechend weniger)
- **Fußbad:** 4-5 Tr. im Emulgator
- **Wickel/Umschläge:** ca. 3-5 Tropfen auf 1 Liter Wasser
- **Inhalationen:** je nach Öl langt meist 1 Tropfen
- **Saunaaufgüsse:** 3-5 Tr. pro Saunakelle, die Öle werden pur in die mit <u>Wasser gefüllte</u> Saunakelle gegeben, Tropfen nie pur auf die Steine, sie könnten sich entzünden!
- **Zum Kochen und Backen:** sehr sparsam verwenden, am besten auch in einem Emulgator, siehe beim jeweiligen Rezept und Infos auf Seite 188. Lebensmittelrechtlich zertifizierte Öle gibt es bei der Fa. Vegaroma.

Die Wirkung:
Wie funktioniert die Wirkung der Düfte?
Die Hauptwirkung läuft über dein Riechsystem. Wenn du einen Duft einatmest, laufen in deinem Körper innerhalb von hundertstel von Sekunden zahlreiche Körpervorgänge ab. In deiner Riechschleimhaut (diese sitzt an der Nasenwurzel) befinden sich 20-30 Millionen Riechzellen mit Rezeptoren, an denen der Duft andockt, umgewandelt wird in eine elektrische Information und weitergeleitet wird zum limbischen System, deinem Urhirn. Hier sind deine Gefühle, Emotionen, Erinnerungen gespeichert.

Kennst du das? Du riechst einen Duft und sofort ist ein Bild da von früher? Ein Gefühl? Das ist dein Urhirn, das dir diese Information schickt.

Gleichzeitig wird auch deine Atmung kontrolliert, dein Appetit und deine Verdauung, deine Immunsystem und sogar deine Herzfunktion. Es ist dafür verantwortlich, dass Neurotransmitter ausgeschüttet werden, wie z.B. die Glückshormone der Endorphine, das beruhigende Serotonin oder das anregende Noradrenalin. Du kannst mit den Düften deine Konzentration fördern, entspannen und Stress reduzieren oder es gibt sogar sexuell stimulierende Öle. Die Öle wirken entzündungshemmend, durchblutungsfördernd, verdauungsfördernd, anregend oder entspannend usw.

Die Anwendungsweisen sind vielfältigst, es gibt viele wunderbare Bücher darüber mit den Wirkungen und Einsatzmöglichkeiten (siehe Anhang).

Jetzt in deiner Detox-Zeit können dir die Aromaessenzen hilfreich zur Seite stehen. Sie können nicht nur den Entgiftungsprozess effektiv unterstützen, sondern z.B. psychisch kräftigend wirken und einen Veränderungsprozess mit begleiten. Denn bei der Veränderung von Gewohnheiten kommt ganz schnell dein Schweinehund ins Spiel, der das Ganze sabotieren will. Da helfen dir kräftigende und stärkende Öle sehr gut. Auch für das Thema Entspannung und Loslassen gibt es viele passende Öle.

Anwenden kannst du sie durch Massageöle, so dass sie durch das Kreislauf- und Lymphsystem zu allen Bereichen des Körpers gelangen, durch Inhalation, durch Bäder oder durch eine Duftlampe über die Atemwege. Als fette Basisöle kannst du ein neutrales Mandelöl nehmen, oder auch Öle, die eine zusätzlich entgiftende Wirkung haben wie z.B. das Sesamöl.

Öle die deine Entgiftung unterstützen:

Ich habe dir hier eine kleine Auswahl an Ölen zusammengestellt, um dir einen ersten Einblick in das Thema Aromatherapie zu geben.

Dies sind fast alles Pflanzen die du zusätzlich unterstützend als Lebensmittel verwenden kannst, z.B. als Zitronenwasser, Grapefruitsaft, Koriander und Wacholder ins Essen, Rosmarin zum Würzen usw.

Zitrone – Citrus limonum
„Die Konzentrierte" (Kopfnote)

Vorsicht bei Zitrusölen allgemein: Bei Sonnenbestrahlung kann das Öl auf empfindlicher Haut Reizungen verursachen.

Bei deiner Detox-Kur hat Zitrone eine gute immunstärkende Wirkung, sie regt den Zellstoffwechsel und den Lymphfluss an, aber auch den Kreislauf. Sie wirkt entwässernd, verdauungsfördernd, regt die Durchblutung an, hilft Fettgewebe abzubauen und ist generell gut für Leber, Magen und Verdauung.

Für die psychische Seite regt Zitrone die Noradrenalinproduktion an, was aktivierend und stimulierend wirkt, sie gibt Fröhlichkeit und Gelassenheit!

Grapefruit – Citrus paradisii:
„Die Fröhliche" (Kopfnote)
Ähnlich wirkt die Grapefruit, auch sie regt den Lymphfluss an, fördert die Fettverbrennung, wirkt durchblutungsfördernd, hautstraffend und ist gut bei Cellulite.

Für die psychische Seite bringt sie einen Schuss Übermut mit, Lebenslust und Selbstvertrauen.

Orange, Citrus sinensis
„Die Selbstbewusste" (Kopfnote)
Die Orange hat einen positiven Einfluss auf die Durchblutung, sie regt den Lymphfluss an, wirkt hautstraffend, entwässernd auf das Gewebe.

Für unsere Psyche gibt sie Selbstvertrauen, gut bei Stress und Unruhe, sie richtet auf, fördert die Dopaminproduktion und bringt damit Freude und Gelassenheit.

Wacholder, Juniperus communis:
„Der Belebende" (Kopfnote)
Wacholder ist bekannt für seine entwässernde und harntreibende Wirkung, dadurch wirkt er entgiftend, innerlich reinigend, stoffwechselanregend, schleimlösend, entzündungshemmend, durchblutungsfördernd, festigt das Bindegewebe.

Ansonsten wirkt Wacholder kräftigend und aufbauend, auch für deine Psyche!

Angelikawurzel – Mut-, Angst- und Kraftöl, Angelika archangelica
„Die Beschützende" (Herznote)
(Vorsicht: bei Sonnenbestrahlung Hautreizungen)

Die Angelika hilft die Giftstoffe abzutransportieren, wirkt durchblutungsfördernd, lymphflussanregend, stärkt die Abwehrkräfte.

Die Angelika wirkt v.a. auf psychischer Ebene als Mut-, Angst- und Kraftöl, hier leistet sie große Dienste, vermittelt Zuversicht und Mut und unterstützt in Zeiten, wo es um Veränderungen geht und du mehr Power brauchst. Wenn dich das Durchhaltevermögen verlässt, dann nutze die Angelika!

Rosmarin verbenon:
„Der Erfrischende" (Kopfnote)
Der Rosmarin unterstützt stark die Leberfunktion, regt die Gallensaftproduktion an, kurbelt die Fettverbrennung an, wirkt blutreinigend, verdauungsfördernd.
Vorsicht: kann den Blutdruck erhöhen!

Er macht dich munter, vitalisiert und ist gut für deine Nerven (ausgleichend).

Zeder – Cedrus atlantica Atlaszeder
„Die Starke" (Herz-Basisnote)
Die Zeder wirkt entgiftend, harntreibend, regt den Lymphfluss an, zellregenerierend, schleimlösend.

Für die psychische Seite gibt sie Kraft und Stärke für neue Gewohnheiten und wirkt beruhigend.

Koriandersamen – Coriandrum sativum
„Der Belebende" (Kopf-Herznote)
Koriander unterstützt die Verdauung, die Sekretion der Enzyme und Verdauungssäfte im Magen wird gesteigert und dadurch die Verdauung und Peristaltik angeregt, wirkt Blähungen entgegen, appetitanregend, leitet Gifte aus.

Er wirkt erfrischend und belebend, gut bei Müdigkeit und stärkt Körper und Seele.

Lavendel fein – Lavandula officianalis
Der Klärende (Herznote)
Die Serotoninproduktion wird angeregt und dadurch wirkt der Lavendel tief entspannend bei Stress und harmonisierend, er hilft dir bei Einschlafproblemen oder am Abend „runterzufahren" (z.B. im Fußbad oder als Duft im Schlafzimmer), fördert den Lymphfluss.

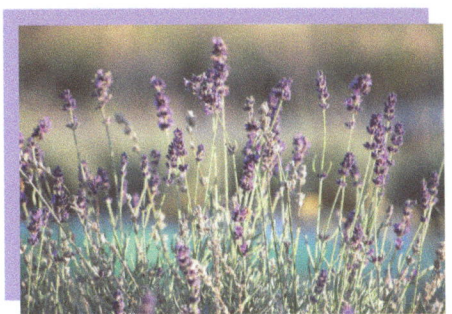

Ernährungsbedingte Zivilisationskrankheiten:

Jede Krankheit hat eine Ursache. Dr. Max Otto Bruker, Ganzheitsarzt und Gründer der Gesellschaft für Gesundheitsberatung, hat diese in drei große Ursachengruppen eingeteilt:
- ernährungsbedingte Erkrankungen
- lebensbedingte Erkrankungen
- umweltbedingte Erkrankungen

Er strebte eine ursächliche Heilbehandlung an und behandelte nicht nur die sich zeigenden Symptome. Fälschlicherweise werden diese Krankheiten oft als „Alterskrankheiten" bezeichnet. Aber das Alter macht dich nicht krank, sondern nur Fehler in der Lebensführung über viele Jahre hinweg. Die Entstehung der ernährungsbedingten Erkrankungen dauert oft viele Jahre bis Jahrzehnte, was einen Zusammenhang verschleiert. Die Ursache dieser Erkrankungen sind die in diesem Buch beschriebenen stark verarbeiteten Nahrungsmittel und ihre Wirkung auf deinen Körper.

Zu den nachweislich ernährungsbedingten Zivilisationskrankheiten gehören:

- Zahnkaries, Parodontose, Gebissverfall
- Erkrankungen des Bewegungsapparates, sog. rheumatische Erkrankungen, Arthrose, Arthritis, Wirbelsäulen- und Bandscheibenschäden
- alle Stoffwechselkrankheiten wie Fettsucht, Diabetes, Leberschäden, Gallensteine, Nierensteine, Gicht etc.
- die meisten Erkrankungen der Verdauungsorgane wie Verstopfung, Leber-, Gallenblasen- und Bauchspeicheldrüsenerkrankungen, Dünn- und Dickdarmerkrankungen, Verdauungsstörungen
- Gefäßerkrankungen wie Arteriosklerose, Herzinfarkt, Schlaganfall, Thrombosen
- mangelnde Infektabwehr, die sich in immer wiederkehrenden Katarrhen und Entzündungen der Luftwege, den sog. Erkältungen, in Nierenbecken- und Blasenentzündungen äußern
- sog. Allergien, Neurodermitis, Hautausschläge
- manche organische Erkrankungen des Nervensystems
- auch bei der Entstehung von Krebs spielt die Ernährung eine große Rolle

Quellenangaben:
Die Quellenangaben von Zitaten und Textpassagen sind im Text kursiv angeführt
Dr. M.O. Bruker „Unsere Nahrung, unser Schicksal"
Hans-Ulrich Grimm „Garantiert gesundheitsgefährdend"
Peter Jennrich „Entgiften leicht gemacht"
Ilse Gutjahr/Dr. Jung „Vegan – Vegetarisch - Vollwertig"

Meine Onlinekurse:
"Detox for you" – Onlinekurs über 5 Wochen mit 19 Lektionen, über 5 Stunden Videos, 5 Rezepte-Ebooks, mein Buch "Der Nahrungs-WAHN-SINN" als Paperback plus meine persönliche Begleitung per Email für deine Fragen

"Adieu Stress – Happy Alltag" – Online-Workshop mit 14 Lektionen, über 5 Stunden Videomaterial, 6 ausführliche Workbooks, Audio EFT-Anleitung, Meditation

Ausführliche Infos auf meiner Website: **www.alexandra-eideloth.de**

Mein Podcast:
"Deine Gesundheit ist Deine Entscheidung" – mein Podcast für Deinen Healthy Lifestyle für Körper, Geist + Seele.
Du findest ihn auf meiner Website und bei allen gängigen Podcastformaten wie Spotify, Amazon Music, Apple Podcast, Google Podcast oder youtube

Empfehlenswerte Bücher:
A. Eideloth / K. Müller „Süße Träume" Vollwertbackbuch
A. Eideloth "Lavinja die kleine Baumfee und der Zuckerräuber", Märchenbuch
A. Eideloth Kartenset „Wohlfühlbox – 70 Karten für deine Gesundheit"
Dr. M. O. Bruker „Unsere Nahrung unser Schicksal"
Dr. M. O. Bruker „Cholesterin, ein lebensnotwendiger Stoff"
Prof. Hartenbach „Die Cholesterinlüge"
Hans-Ulrich Grimm „Chemie im Essen"
Hans-Ulrich Grimm „Garantiert gesundheitsgefährdend"
Hans-Ulrich Grimm „Vom Verzehr wird abgeraten"
Rüdiger Dahlke „Peace Food"
Rüdiger Dahlke "Krankheit als Weg"
Heinz Knieriemen, „E-Nummern"
Carmen Mayr „Köstliche Wildpflanzen und Beeren"
Annette Heimroth „Vegan und Vollwertig genießen"

Barbara Rütting „Vegan und Vollwertig"
Stefanie Reeb „Wellcuisine"
Katharina Zeh „Handbuch Ätherische Öle"
Ingeborg Stadelmann „Bewährte Aromamischungen"
Maria M. Kettenring „Ätherische Öle ganzheitlich anwenden"

Ätherische Öle bekommst du hier:
Firma Primavera, Oy-Allgäu, www.primavera.de
Firma Vegaroma, www.vegaroma.de (lebensmittelzertifizierte Öle)
Firma Neumond, Raisting, www.neumond.de

Unterstützende Darmprodukte mit effektiven Mikroorganismen:
Familienbetrieb "Eußenheimer Manufaktur" www.em-ug.de
10-%-Code für deine Erstbestellung: 8304-abe4u

Empfehlenswerte Links:
Zusatzstoffe/E-Nummern-Liste:
https://utopia.de/ratgeber/lebensmittel-zusatzstoffe-e-nummern-liste/

Zusatzstoffdatenbank und wertvolle Infos: www.food-detektiv.de
www.foodwatch.de
www.lebensmittelklarheit.de

Ein interessantes Video (12:00 Minuten) über **Glyphosat in Backwaren**:
https://www.youtube.com/watch?v=l1s98jbvdEo

Video (45:00 Minuten) über die **Herstellung von industriellen Backwaren**:
https://www.youtube.com/watch?v=ll_T_WWa7Go

Interessante Daten und Fakten im Fleischatlas von 2016:
https://www.bund.net/fileadmin/user_upload_bund/publikationen/massentierhaltung/massentierhaltung_fleischatlas_regional_2016.pdf

Petitionen gegen Massentierhaltung, Glyphosat, TTIPP etc.:
www.campact.de

Auswirkungen von Milch: www.provegan.info.de / Studien Milch
Deutsches Zusatzstoffmuseum Hamburg, www.zusatzstoffmuseum.de

Danke

Um dieses Buch fertigzustellen, haben am Ende viele fleißige Hände mitgeholfen!
Ich danke ganz herzlich meiner Schwester Kornelia Müller für viele Nächte Korrekturlesen ♥, Sabine Herm und Sabine Pramoda für ihre wertvollen Tipps und Ramona Jakob für ihre Zeit und Korrektur des Vor-vor-Exposés ☺

Danke v.a. meinem Mann Matthias für seine Unterstützung, seine Anregungen, Ideen und Korrektur, dafür dass er mir den Rücken freigehalten und mich mit Tee und Powermüsli versorgt hat. ☺ Und meiner Tochter Felicia für ihr Mutmachen zum Dranbleiben, ihr Interesse und ihre konstruktiven Vorschläge. ♥

Und vielen Dank an meine Detox-Teilnehmerinnen, für eure Offenheit und euer Vertrauen. Dass ihr den Mut hattet, euch für ein paar Wochen auf diesen Weg mit mir einzulassen, der eben nicht der übliche ist, sondern eine Veränderung im Innen und Außen nach sich zieht, hin zu Lebendigkeit und Lebensfreude! ✿
Und Danke, dass ihr Alle mein Buch so fleißig gekauft habt, für eure schönen Rückmeldungen und eure Erfolge, die mich in den letzten Jahren motiviert haben für weitere schöne Angebote, die euch unterstützen auf Eurem Weg, wie der Podcast und die Onlinekurse! ♥

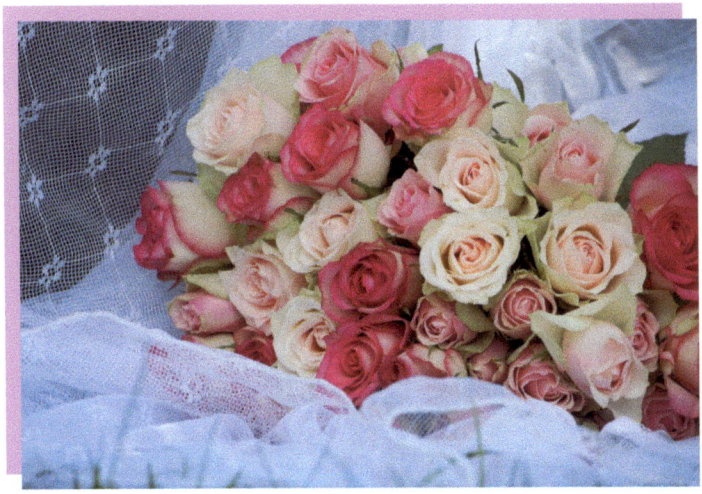

Alexandra Eideloth, geb. 1969, ist seit über 25 Jahren als Ganzheitliche Gesundheits- und Ernährungsberaterin in eigener Praxis tätig.
Nach ihrer Ausbildung 1985 als Arzthelferin, folgten Ausbildungen als Gesundheitsberaterin (bei Dr. Max Otto Bruker), zur Aromaexpertin, als Fachberaterin für Holistische Gesundheit, zur Darmberaterin und zahlreiche Fortbildungen im Bereich Gesundheit, Ernährung und Aromatherapie (Massage, Psychoaromatherapie etc.). Durch weitere Ausbildungen als spiritueller Coach kann sie in ihrer Arbeit viele Möglichkeiten anbieten, wie du deinen Alltag erleichtern und wirkliche Veränderung bewirken kannst.

Seit 1996 ist sie als freiberufliche Gesundheitsberaterin selbständig tätig und zeigt ihren KundInnen Wege auf, dass es einfach ist gesund zu leben und wie sie wieder eine Wertschätzung und Liebe ihrem eigenen Körper gegenüber bekommen.

Weitere Informationen und Kontakt über:

Website: www.alexandra-eideloth.de
Instagram: alexandra_eideloth_holistisch
Facebook: Holistische Gesundheitspraxis Alexandra Eideloth

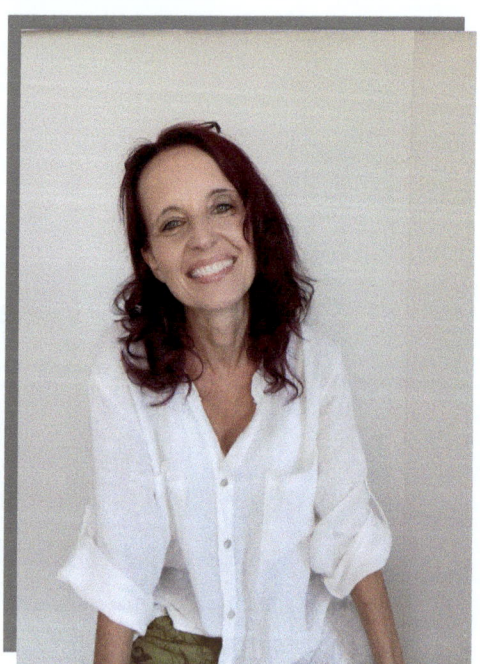

Weitere Veröffentlichungen:

Vollwertbackbuch „Süße Träume"

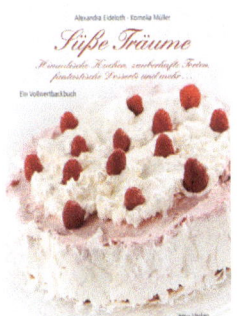

Himmlische Kuchen, zauberhafte Torten, fantastische Desserts und mehr....
144 Seiten, gebunden, mit zahlreichen farbigen Abbildungen und Tipps zur gesunden Ernährung, emu-Verlag Lahnstein, 19,80 €

„Lavinja die kleine Baumfee – und der Zucker-Räuber"

Ein Ernährungsmärchen für große und kleine Kinder mit wunderbaren Illustrationen und leckeren Rezepten!
Märchengeschichte für Kinder von 3 – ca. 11 Jahren, 15 leckere Rezepte mit Foto, 36 Seiten, 14,80 €

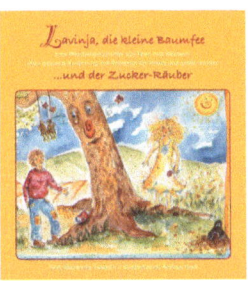

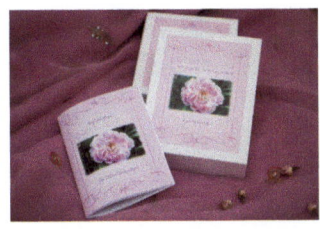

Kartenset „Wohlfühlbox"

70 Karten für deine Gesundheit aus dem Bereich Ernährung, Bewegung, Entspannung, Körper, Seele
DIN A 6, abgerundete Ecken, in Schachtel mit Begleitheft, 18,00 €

Bestellung unter: **www.alexandra-eideloth.de**

Onlinekurs „Detox for you" - 5 Wochen Detox-Begleitung online

Begleitender Kurs zu diesem Buch
„Der Nahrungs-WAHN-SINN"
5 Wochen, 19 Lektionen, 5 Stunden Videomaterial, Rezepte-Ebooks, mein Buch als Paperback + ebook, Meditationen u.v.m.
Plus meine persönliche Bgleitung in dieser Zeit für deine Fragen per Email.

Ausführliche Infoseite über meine Website oder direkt hier:
https://kursraum-alexandra-eideloth.coachy.net/lp/detox-for-you

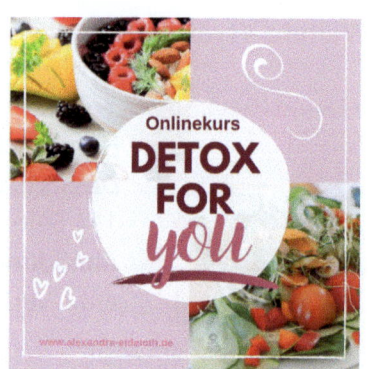

Online-Workshop „Adieu Stress – Happy Alltag"

Lerne einfache und praktische Tools, um deinen Stress in den Griff zu bekommen und deinen Alltag leichter zu machen.
6 Module, 14 Lektionen, über 5 Stunden Videomaterial, 6 ausführliche Workbooks als PDF, Ebook mit stressfreien Rezepten, EFT-Anleitung als Audio, Meditation usw.

Ausführliche Infoseite über meine Website oder direkt hier:
https://kursraum-alexandra-eideloth.coachy.net/lp/workshop-adieu-stress/

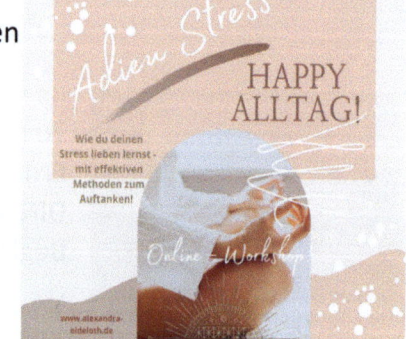